W0087857

Kai-Uwe Frank

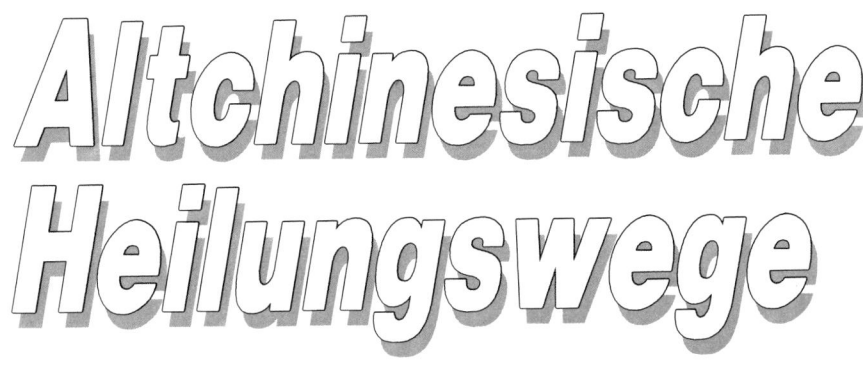

Das Handbuch der fernöstlichen Naturheilkunde

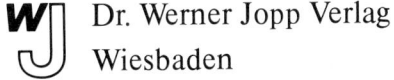 Dr. Werner Jopp Verlag
Wiesbaden

Die Deutsche Bibliothek – CIP-Einheitsaufnahme

Frank, Kai Uwe:
Altchinesische Heilungswege : das Handbuch der fernöstlichen Naturheilkunde /
Kai Uwe Frank. – Wiesbaden : Jopp, 1991
ISBN 3-926955-29-5

Zeichnungen: Rolf Dähler, Bad Schwalbach, und Autor
Fotos: Gabriele Friedrich, Waldbreitbach; Fotostudio Lamberz, Linz

Umschlaggestaltung: Kreativ Design Gerd Aumann, Wiesbaden
Satz: Marianne Breuer Verlag, Wiesbaden-Erbenheim
Druck und Bindearbeiten: Druckerei J. A. Koch
Printed in Germany
ISBN 3-926955-29-5

C – D – E

Inhaltsverzeichnis

Einführung

Gesundheit – ein wichtiger Schlüssel im Leben der chinesischen Gesellschaft

Die Krankenversorgung

Bis vor wenigen Jahren gab es in Zentralchina nur in großen Städten Krankenhäuser, Ärzte und eine geregelte Krankenversorgung; auf dem Lande war man es gewöhnt, sich im Falle einer Krankheit wie vor Tausenden Jahren selbständig durch therapeutisches Kochen mit Heilkräutern und Nahrungsmitteln zu helfen und nur in ernsten, schwerwiegenden Fällen zu professionellen Heilern in die Städte zu gehen. Der Grund dafür lag einerseits in den großen Entfernungen zwischen den Städten – China ist ein Land mit einer Fläche von nahezu 10 Millionen Quadratkilometern und einer Bevölkerung von mehr als 1 Milliarde Menschen aus 56 Nationalitäten –, andererseits in der Armut der bäuerlichen Bevölkerung; denn Medizin, ob westlicher oder chinesischer Art, ist noch heute, gemessen am Einkommen der Bevölkerung, recht teuer.

Ein Interview

So ist es gar nicht verwunderlich, daß ein 89 Jahre alter, gesund aussehender Mann vom Land in einem TV-Interview auf die Frage nach seinem Lebensalter und speziellen Gesundheitstips antwortete: „Immer wenn ich Bauchschmerzen hatte, habe ich das Mittagessen ausfallen lassen, und wenn der Schmerz auch am Abend andauerte, habe ich das Abendessen auch ausfallen lassen. Medikamente habe ich keine genommen, unsere Familie hatte kein Geld dafür".
Diese einfachen Worte des alten, vitalen Mannes verdeutlichen, daß es bis heute noch keine Wundermittel gegen Krankheiten und gegen den Alterungsprozeß gibt,

11

außer ein bedachtsames, regelmäßiges Leben zu führen. Doch zeigt auch die Frage des Fernsehreporters das Anliegen vieler Menschen, ein einfaches Rezept zu finden, das ein gesundes und langes Leben ermöglicht. Gerade das altchinesische Denken beschäftigte sich mit der Idee, die Lebensspanne zu verlängern, die Widerstandskräfte gegenüber Krankheiten zu erhöhen und die geistigen und physischen Möglichkeiten zu erweitern.

Ganzheit

Gesund zu sein und den Körper zu schützen, war ein Anliegen, das durch die Lehren des Konfuzius vor 2000 Jahren entwickelt wurde. „Du solltest nichts tun, was deinen Körper verletzen könnte, nicht einmal deinem Haar oder deiner Haut, denn du bekommst ihn von Vater und Mutter", lautete die Frömmigkeit, die in der damaligen Erziehung weitergegeben wurde.

Zu dieser Zeit entwickelte sich der Glaube von einer Gesamtheit des Menschen, der sich im Altertum darin äußerte, daß eine Todesstrafe durch Vergiften und Erhängen eine mildere Methode der Hinrichtung war als das Vierteilen. Heutzutage äußert sich dieses Verständnis noch manchmal in der chirurgischen Abteilung chinesischer Krankenhäuser, wo Körperteile, die durch einen Unfall operativ entfernt werden müssen, sei es ein Tumor, Blinddarm oder eine Extremität, aufbewahrt werden, damit sie den sterblichen Überresten nach dem Tod beigefügt werden können.

Während sich diese Beispiele auf den physischen Körper beschränkten, erkannte die chinesische Medizin sehr früh, daß es Beziehungen zwischen Körper, Geist und Seele, ausgedrückt als Form (Jing), Funktion (Qi) und Geist (Shen), gab, die alle drei gleichermaßen durch eine krankmachende Störung beeinflußt werden.

Medizin, ein Hobby

Obwohl das Interesse an Gesundheit im Alltag von den einzelnen Altersgruppen und dem dortigen Bildungssystem regionaler Bezirke abhängt, wurde Medizin in China immer schon gerne als Hobby ausgeübt. Diese Neigung hat ihre Wurzeln in der Geschichte; man ahmte das Ideal eines weisen Mannes nach (wie er schon im alten, ehrwürdigen Orakelbuch „I Ging" beschrieben wurde), der jedesmal in der inneren Ruhe der Meditation und Selbstbetrachtung verharrte, wenn er eine Entscheidung zu fällen hatte. Dazu sagt ein chinesisches Sprichwort: „Der kluge Mann bewegt erst seine Gedanken im Kopf und im Herzen, bevor er sie der flinken Zunge anvertraut".

Die Menschen, die diesem Ideal nacheiferten, studierten oft das Wissen der Heilkunde als eine Form von Lebenskunst und behandelten sich selbst, ihre Familienmitglieder, Freunde und Notbedürftige, ohne nach Bezahlung zu fragen. Oft wurde auch ein Rezeptbuch mit den wichtigsten Behandlungsmaßnahmen allgemeiner Krankheitsbilder von Generation zu Generation weitergereicht.

Medizin in China – heute

Heutzutage ist dieser Gedanke recht selten zu finden. In der jüngeren Generation sieht man den Erhalt der Gesundheit als eine Notwendigkeit, den geforderten Lebenserwartungen physisch und psychisch standzuhalten, wie die Untersuchungen von dort heimischen Soziologen ergaben. Dabei ist zu berücksichtigen, daß die Chinesen in Zentralchina, Taiwan und Hongkong in den letzten Jahren sehr unterschiedliche gesellschaftliche Entwicklungen durchgemacht haben.

In der VR China gibt es durch den Sozialismus noch keinen Leistungsdruck und weniger Krankheiten, die durch Streßfaktoren verursacht werden. Auch der Lebensstandard ist weit geringer als in Taiwan oder Hongkong. Bei den momentanen politischen und wirtschaftlichen Aussichten in China richtet der Zentralchinese sein Augenmerk eher auf Unterhaltungsgüter als auf Gesundheitspropaganda, wie sie in den letzten Jahren durch die Regierung in Peking verbreitet wurde. So zählen gesundheitsfördernde Bewegungsformen wie Tai Chi Chuan oder Qigong zum Unterrichtssystem in der Schule. Doch freiwillig, ohne Schuldruck, wird dieses Wissen nur im hohen Alter, durch Krankheiten motiviert, wieder aufgegriffen.

Dies ist nur ein Beispiel dafür, daß viele Traditionen medizinischer Heilmethoden durch die materielle Entwicklung des Landes sehr schnell in Vergessenheit geraten können. Es ist um so wichtiger geworden, die Theorie und die Praxis der altchinesischen Heilweisen festzuhalten; denn eine Kombination chinesischer und westlicher Medizin zeigt in den Krankenhäusern beste Resultate. Da die chinesische Medizin bei der Diagnose und Behandlung den ganzen Körper betrachtet und die westliche Medizn sich an Parameter hochtechnisierter Apparaturen und biomolekulare Theorien hält, erscheint eine Vereinigung beider eine ideale Ergänzung zu sein. In chinesischen Krankenhäusern hat die westliche Medizin schon lange ihren Einzug gehalten und wird zu 80 % vorherrschend ausgeübt.

Die Nachbarstaaten Vietnam und Korea haben diese Vereinigung traditioneller und moderner Medizin symbolisch durch ein Yin-Yang-Emblem mit einer Kanülenspitze durch beide Hälften dargestellt und sogar verfassungsrechtlich verankert. Auch europäische, speziell deutsche Ärzte haben nach anfänglicher Skepsis die Wirkungsweise der Akupunktur bestätigt; doch sollten sich die Ärzte und Heilpraktiker weiterhin den vielen noch vorhandenen Behandlungstechniken, der Ernährungslehre, der Pharmazie und dem Ideengut der traditionellen chinesischen Medizin öffnen. Denn chinesische Medizin ist mehr als nur Akupunktur.

Viele Jahre lang wurde die chinesische Medizin mit ihren merkwürdigen Rezepturen und Techniken als Aberglaube und Dämonenkult verbannt; selbst die einfach gehaltene, ganzkörperorientierte Diagnose wurde mißverstanden und verurteilt, zumal sie nicht dem westlichen Qualitätsmaßstab von Exaktheit, Objektivität und Überprüfbarkeit standhielt. Die traditionelle chinesische Medizin hat sich aber von einer Altertumsmedizin zu einer professionellen Gelehrtenmedizin weiterentwickelt. Vielleicht kann dieses Buch dazu beitragen, umfassend über die Wurzeln und die Methoden dieser immer noch neuartigen Gedankenwelt zu informieren und ihr den richtigen Stellenwert beizumessen.

Die Kunst der Vorbeugung

Jede Form von Medizin hat ihre Schattenseiten und ihre Probleme. Wenn der Mensch sich von einer technisierten und überspezialisierten Medizin im Westen unverstanden fühlt, da die Behandlungsweisen oft kompliziert, einseitig, passiv und voller Nebenwirkungen sind, kann die chinesische Medizin, die als eine holistische, ganzheitliche Medizin verstanden wird, eine sinnvolle Alternative und Ergänzung sein, da sie bemüht ist, die Wurzel der Krankheit und die Konstitution des Patienten zu behandeln. Dieser Anspruch, vorbeugend zu behandeln, das heißt Krankheitsherde aufgrund einzelner geringer Symptome und Körperzeichen zu erkennen und als eine organische Schwäche zu deuten, hilft Krankheiten frühzeitig vorherzusehen und verhindert, sie erst zu behandeln, wenn sie sich in schmerzhaften körperlichen und geistigen Symptomen geäußert haben.

Diese Kunstfertigkeit feinster Diagnose wurde schon im ältesten medizinischen Werk, dem *Nei-jing Su-wen,* beschrieben: *„Die Weisen behandelten nicht die, die vollständig krank waren; sie lehrten denen, die noch nicht krank waren. Sie wollten denen, die widerspenstig waren, keine Vorschriften geben, sondern die führen, deren Krankheit im Einfachen war; denn Medizin zu verschreiben für Krankheiten, die schon entwickelt sind, ist vergleichbar mit der Gewohnheit von Menschen, die beginnen, nach einer Quelle zu graben, nachdem sie durstig geworden sind, oder solcher, die beginnen, Steine zu werfen, nachdem sie schon im Krieg verwickelt sind. Sind diese Handlungen nicht zu spät?"*

Kaiser und Medizin

· Die ersten Chinesen, die sich mit der Astrologie und den Kräften und Rhythmen der Erde und des Kosmos beschäftigten, waren Kaiser oder weise Männer. Sie übertrugen die Prinzipien des Kosmos auf den Menschen. Es entstand eine Heilkunde, die sich stark an den Naturkräften orientierte und uns zuweilen als okkult erscheint. Doch ein Herrscher wie der Gelbe Kaiser galt nicht nur als ein Regierender, sondern zugleich als Vermittler zwischen Himmel und Erde, zwischen Gott und den Menschen. Wenn die Menschen eine reiche Ernte eingebracht hatten und gesund waren, galt dies als ein positives Zeichen des Himmels, und die Bevölkerung war zufrieden mit der Herrschaft des Kaisers; kamen statt Segnungen aber Epidemien, Überschwemmungen oder andere Naturkatastrophen, galt dies als schlechtes Omen, und die Legitimation des Kaisers war umstritten. Deshalb war dieser ständig bemüht, mit Beratern und durch das Studium der Astrologie und Astronomie, anstehende Katastrophen, die damals hätten mißverstanden werden können (z. B. eine Sonnenfinsternis), frühzeitig zu erkennen.

Gesundheit, ein Lebensrecht?

Noch heute gilt die Gesundheit in China als ein Lebensrecht und nicht als ein Privileg, und die Regierung bemüht sich, dieses übergroße Land hinreichend medizinisch zu versorgen. Jedoch scheinen während des sozialistischen Wandels die Präventivmaßnahmen in Vergessenheit geraten zu sein. So gibt es in vielen großen Städten sehr wenige Bäume bei hoher Umweltbelastung oder ausreichend Grünanlagen und Erholungsstätten; die viel gerühmten chinesischen Parks verwandeln sich immer mehr in armselige, laute Rummelstätten, in denen immerhin die Kinder einen Platz finden, sich auszutoben. Es ist sehr traurig zu sehen, wie in wenigen Jahrzehnten die chinesische Kultur und das taoistische Gedankengut verlorengegangen sind. In der Schule werden die taoistischen Klassiker nicht mehr gelesen, die selbst großartige deutsche Schriftsteller zu vielen Werken inspirierten; selbst die Tempel verfallen und weichen grauen Betonklötzen, ähnlich denen unserer sozialistischen Nachbarstaaten. In vielen Stadtteilen gibt es kein fließendes Wasser, sondern nur zentrale gemeinschaftliche sanitäre Anlagen, die weit unter dem Maßstab einer allgemeinen Hygiene liegen.

Rechte Lebensführung

Man sollte bedenken, daß es immer schon nur ein winzig kleiner Prozentsatz der Bevölkerung war, sowohl in China als auch im Westen, der die Kunst einer rechten Lebensführung verstand. Während in China ein Mangel an Lebensstandard für die jetzige Situation verantwortlich ist (schwere körperliche Arbeit, unzureichende Schulbildung, unwürdige Lebensbedingungen), hindert im Westen das Gegenteil, der Überschuß an Lebensstandard und der Mangel an Qualität, die Menschen daran, ein einfaches, gesundes und bewußtes Leben zu führen.

Taoismus

Shong Jen — der heilige Mensch

Die chinesische Religion wird üblicherweise in drei große Religionen aufgeteilt: Taoismus, Konfuzianismus und Buddhismus; zwar ist solch eine Dreiteilung wirklichkeitsfremd; denn der Buddhismus sowie das Christentum und der Islam waren ursprünglich in China nicht zu finden. Genausowenig kann man den Taoismus und den Konfuzianismus als Religionen bezeichnen. Der letztere war keine Religion, sondern eine Staatsphilosophie, und der Taoismus entwickelte sich aus dem populären Volksglauben heraus und wurde unter den verehrten Persönlichkeiten Laotse und Tschuangtse, zwei Schriftstellern des Taoismus, im 4. Jahrhundert n. Chr. ständig verfeinert. Beide beschäftigten sich mit dem Sinn und dem Leben des Menschen. Sie betrachteten das Wirken des Menschen aus vielseitigen Perspektiven und gaben Anweisungen, das Ideal eines Menschen anzustreben.

Dieser Idealmensch (Shong Jen oder auch „Buddhanatur") kann als Heiliger bezeichnet werden und befindet sich im Einklang mit der „Mutter aller Wesen", dem Tao, was man mit Gott, Sein, Vernunft, Weg und anderen Begriffen übersetzen könnte.

Die Attribute, die diesen innerlich wachsenden Menschen kennzeichnen, sind Klarheit und Weisheit, die sich in einer unbedingten Liebe und Güte zu allen Wesen äußert; dieser sich selbst bewußte Mensch versucht, die Kräfte seiner niederen Natur (Leidenschaften), die durch Vererbung und Inkarnation einerseits und durch Verhaltensmuster und Reflexe andererseits fremdbestimmt werden, nun durch Wachsamkeit zu läutern.

Auf der Grundlage eines gesunden physischen Körpers, der gemäß den Prinzipien des Taiji in Harmonie mit Ablauf der Tages- und Jahreszeiten gepflegt wird, um das Qi (die Vitalität) für ein langes Leben zu erhalten, wandelt der Mensch in Achtsamkeit und Gewahrsein und wird eins mit dem Weg des Alls, dem Tao.

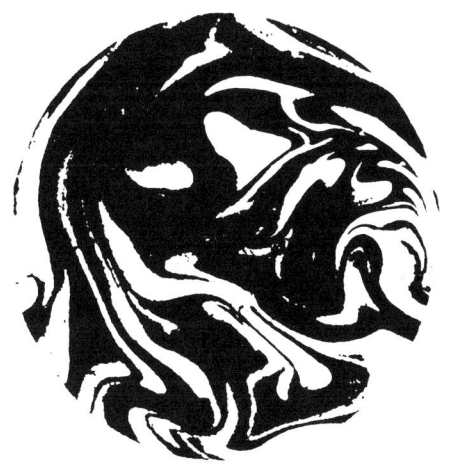

Häufige Abbildung des Tao: „Tao ist leer und wird in seinem Wirken nicht gefüllt".

Das 15. Kapitel des Tao Te King

Das 15. Kapitel des Tao Te King (das Buch vom Sinn des Lebens) beschreibt in seinen poetischen Bildern, wie der Shong Jen, manchmal auch als Berufener oder Heiliger bezeichnet, dieses LEBEN in sich verkörpert.

„Der alte Mensch des Tao war fein, nachgiebig und kindlich. Tief im Verborgenen war er eins mit den unsichtbaren Kräften. Ihre unergründliche Einsicht läßt sich nur mit Mühe äußerlich beschreiben.

Zögernd und wachsam, wie er im Winter einen Fluß überschreitet.

Aufmerksam und bewußt, wie er von allen Seiten Angriffe erwartet.

Ruhig und zurückhaltend, als ob man ein Gast sei.

Zergehend und gebändigt, wie Eis, das am Schmelzen ist.

Einfach und unscheinbar, wie der unbehauene Block.

Offen und empfangend, wie ein weites Tal, was nach oben weist.

Allumfassend und bescheiden, wie trübes Wasser.

Wie ist es möglich, alle Unreinheiten aufzunehmen und fleckenlos zu bleiben?

Durch Stille, wie sich trübes Wasser klärt, wenn es sich beruhigt.

Wie kann man diese Stille und Frieden bewahren?

Indem man Bewegung zuläßt, wie kleine Wellen im Wasser, das zur Ruhe kommt.

Wer das Geheimnis des Tao bewahrt, lebt nicht über seine Bedürfnisse und ist zufrieden mit dem, was er hat und was er ist. "

Die beiden Urstoffe

Die Weisen des Altertums integrierten das dynamische Wechselspiel von Yang und Yin, der beiden Urstoffe, die aus dem Tao, dem Urgrund hervorgingen, in ihren Lebensfluß. Sie erkannten, daß der Körper (Yin) ohne Geist (Yang) verhungert und stirbt und daß das Bewußtsein die Gestalt braucht, um seinem Denken Ausdruck zu verleihen. Nur in der ständigen rhythmischen Ergänzung von Tag und Nacht, Einatmen und Ausatmen kann sich das Leben zum höchsten Bewußtsein entfalten und im gleichen Moment erhalten.

Shou – Langes Leben

Der alte Mensch in China

Als Mao Tse-tung sich während seiner Regierungszeit öffentlich präsentierte, grüßten die Mengen ihn und wünschten ihm ein 10 000 Jahre währendes Leben. Schon immer galt in China ein langes Leben als eine Segnung des Himmels. Mit dem Alterungsprozeß verbinden die Chinesen Tugenden wie Weisheit, Erfahrung oder das Bild eines weisen Lehrers. Durch die große Zahl von Alterskrankheiten und ihre mentale Störungen hat ein alter Mensch im Westen seinen Ruf, Beruf und seine Achtung verloren. Mit dem Erhalt der Rente erscheint das Alter als unflexibel, starr, intolerant und unfähig zu arbeiten, so daß viele Menschen im Westen sich schämen, alt zu werden.

Taoistisches Gedankengut

Wie kamen die Chinesen zu dieser so unterschiedlichen Einstellung?
In China wurde die Bedeutung des Schriftzeichens Shou für „langes Leben" in verschiedenen Künsten und Symbolen, aber auch in Mythen und Märchen dargestellt. Gerade in der Malerei, der Kalligraphie und in der Porzellanherstellung taucht die Bedeutung des „langen Lebens" immer wieder auf. Diese Idee, ein langes und gesundes Leben zu führen, hat eine sehr alte Tradition und wurde besonders durch die Taoisten verbreitet, die zahlreiche Techniken erfanden, um die Gesundheit zu för-

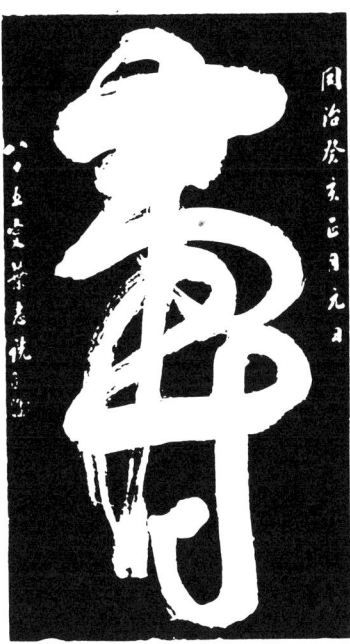

Das Schriftzeichen Shou in der Grasschrift-Kalligraphie (1863)

dern und damit die Lebensspanne zu verlängern. Zu ihren vorbeugenden Maßnahmen zählten Atemtechniken, Massage, Diät, Meditation, Tai Chi Chuan, Qigong, Sexualität und allgemeine Gesundheitsvorsorge.
Mit der Verlängerung des physischen Lebens dachte der Taoist zugleich auch an die Möglichkeit, vermehrt zu meditieren und Übungen zu erfinden, die es ihm erlaubten, sich mit dem höchsten Bewußtsein oder dem Geist des Tao zu vereinigen. Dies war der Versuch, ein harmonisches, ausbalanciertes Leben zu schaffen, damit sich das sanfte Wesen der Seele hervortun konnte, feine Tugenden zu entwickeln, die ein gemeinschaftlich glückliches, erfülltes Leben erst ausmachen — eine Verbindung des Menschen mit den kosmischen, göttlichen Qualitäten.

Sehnsucht nach Unsterblichkeit

In dieser Sehnsucht des Menschen nach Unsterblichkeit erfanden die alten Chinesen Elixiere, mineralische und tierische Produkte, die über Ginseng und Gold bis zu potenzsteigernden Mitteln reichten. Sie alle dienten, durchdrungen von viel Mystik, dem geistigen und körperlichen Gesundheitswohlstand, aber auch der Abwehr zahlreicher krankmachender Einflüsse.

Diese Praktiken wurden durch Rituale, Geldgeschenke und das Rezitieren von Gebeten ergänzt. Noch immer beten viele Chinesen in Tempeln und wünschen sich Gesundheit, Glück und Heilung. Inspiriert von vielen traditionellen Festen wurden die unterschiedlichsten Gesundheitspraktiken in die Aktivität des Alltags integriert.

Westliche Perspektiven

Die westliche und chinesische Lebensweise lassen sich nicht miteinander vergleichen. Je mehr Lebensmöglichkeiten und Aktivitäten in einem Land neu geschaffen werden, um so mehr muß sich der Körper relativ schnell auf neue Situationen und Maßnahmen des Fortschritts einstellen. Seien es Zeitdruck, Streß, Geschwindigkeit oder Klimaveränderung durch Jahreszeiten oder Gebäudewechsel (Klimaanlage), das Körpersystem wird ständig gefordert, anpassungsfähig zu bleiben. Hinzu kommt, daß jeder Mensch von Geburt über eine verschieden starke Konstitution verfügt und nicht jeder sich den manchmal schädigenden Einflüssen der Neuzeit widersetzen kann.

Die taoistische Wahrnehmung der realen Welt unterscheidet sich wesentlich von unserer westlichen. Hier neigt man dazu, in Umrissen zu denken, eine Welt getrennter Dinge anzunehmen. Dies zeigt sich auch in der Denkweise der Schulmedizin, die ständig Parameter, d. h. Werte, vorgibt, wann ein Organ des Menschen krank ist und wann nicht.

Ein Beispiel: Steht ein Patient unter dem Verdacht, eine zerstörte Leber (Leberzirrhose) zu haben, reagieren bestimmte Labortests (Blutsenkungsgeschwindigkeit, Gammaglobulingehalt) positiv, so heißt dies, daß die Leber des Patienten krank ist. Eine solche Betrachtungsweise ist äußerst fragwürdig, denn sie setzt einerseits voraus, daß die Organe aller Menschen gleich sind, andererseits mißachtet sie andere Einflußfaktoren und gesteht einem Menschen zu, erst dann krank zu sein, wenn es für eine leichte Heilung meist zu spät ist.

In dieser Hinsicht unterscheidet sich die Betrachtungsweise der chinesischen Medizin. Für sie sind alle Teile des menschlichen Körpers eine organische Einheit. Sie erfaßt große Zusammenhänge, aus denen sie, gestützt auf zahlreiche Beobachtungen und Erfahrungen, ihr praktisches Vorgehen ableitet, während der westliche Mediziner über Analysieren und Messen zum Verständnis der Gesamtheit vorzustoßen hofft. Somit geht er genau den umgekehrten Weg.

Andererseits hätte man in China niemals so teure kostspielige medizinische Geräte eingeführt, wenn niemand einen Nutzen darin gesehen hätte. Denn viele Erkrankungen, z. B. Erbkrankheiten, lassen sich durch die chinesische Heilkunde nicht diagnostizieren und heilen.

Man sollte auch nicht vergessen, daß die Patienten in China und im Westen an den gleichen Beschwerden leiden und gleiche Symptome zeigen. So ist also anzuraten, die westliche und die traditionelle chinesische Heilkunde nicht zu vergleichen und zu kritisieren, sondern ihre gemeinsamen Kenntnisse dem Allgemeinwohl des Patienten zukommen zu lassen.

Chinesische Medizin — eine asiatische Naturheilkunde

Die traditionelle chinesische Medizin ist eine asiatische Naturheilkunde. Und jede Naturheilkunde ist ökologisch, d. h., sie betrachtet den Menschen in einer Beziehung zu anderen Menschen, Pflanzen, Tieren und seiner Umwelt. In einem ökologischen System arbeiten alle miteinander, unterstützen ihre Aktivität, da sie voneinander abhängig sind. Nur der Mensch hat dies in den letzten Jahrzehnten mißachtet, indem er sich von den natürlichen Beziehungen zur Mutter Erde löste und Qualität gegen Quantität austauschte. Der Wunsch nach Lebensstandard mit seinen unerwünschten Nebenwirkungen von Streß und Leistungsdruck geht auf Kosten eines natürlichen Lebensrhythmus und einer gesunden Lebensweise. Das, was zu einer fortschrittlichen Zivilisation führte, verursachte Begleiterscheinungen, die mit dem gleichen Namen „Zivilisationskrankheiten" betitelt werden.

Langsam orientiert sich der Mensch wieder zur Ökologie und einer ökologischen Ernährung bis hin zu einer ökologischen Medizin. Selbst westliche Mediziner verkünden nun, was die Adepten der Taoisten vor Tausenden Jahren begriffen — die Einheit von Psyche (Geist) und Soma (Körper), verschmolzen zum Begriff der Psychosomatik; manchmal spricht man auch vom Körper-Seelen-Geist.

Die Arbeitsweise einer ökologischen Medizin

Solch eine Ganzheitsmedizin betrachtet den Menschen nicht isoliert, sondern bezieht die Umwelt mit in die Inwelt des Menschen ein.

Einige Beispiele: Wenn ein Mensch unter einer Erkältung leidet, einem Schnupfen, der seine Atmung behindert, so liegt die Ursache für dieses Übel vielleicht in seiner Umwelt — ein kalter, nasser Regentag oder ein öffentlicher Bus mit ansteckenden nießenden Mitmenschen oder vielleicht eine Schwäche der eigenen Abwehrkraft. Die Umwelt mit ihren bioklimatischen Veränderungen beeinträchtigt die Abwehrkräfte.

Genauso kann ein simpler Stockschnupfen zu vielseitigen anderen Symptomen führen und damit andere Organe in ihrer Funktion stören. Weiterhin wird das Gemüt

und die geistige Leistungsfähigkeit durch den Schnupfen mitbeeinflußt — Psyche und Soma leiden unter dem Schnupfen.
Damit diese Leistungsfähigkeit aber weiterhin aufrechterhalten werden kann, werden die Symptome in einer nichtökologischen Medizin durch harte Medikamente unterdrückt; manchmal so lange, daß ihr Mißbrauch erst in der nächsten Generation sichtbar wird. Eine ökologische Medizin will keine Symptome unterdrücken; sie arbeitet an der Basis, an den ursprünglichen Lebensenergien, die die Abwehr eines Menschen gegenüber Umwelteinflüssen, Emotionen und anderen krankmachenden Einflüssen aufbaut.
In Wirklichkeit führt eine ökologische Heilkunde keinen Kampf gegen den Menschen.
Ein Schriftsteller drückte dies so aus: *„Alles, was Leben besitzt, stirbt. Und der Tod ist das einzige Heilmittel für alle Probleme des Menschen, aber jeder scheint sich gegen dieses Heilmittel zu sträuben".*
Dies widerspricht nur scheinbar dem Gedankengut der Taoisten, ein „langes Leben" (Shou) zu führen. Denn für die Taoisten bedeutete ein langes Leben die Möglichkeit, die Gesetze der Natur, die die Gesetze des Universums sind, genauestens zu studieren, um wachsamer, aufmerksamer und bewußter durch die Welt zu gehen und ein größeres Verständnis über Körper, Geist und Seele zu erlangen. Viele große spirituelle Lehrer, ob Buddha, Jesus oder Laotse, leiteten ihre Lehren von Naturgesetzen ab. Leider wurden sie später durch Rituale und Glaubenshaltungen mißverstanden. So mancher Prediger könnte aus der chinesischen ökologischen Naturheilkunde mit ihren zahlreichen Erfahrungen lernen, Lebensprozesse neu zu betrachten, die zu Gesundheit und Frieden im Inneren (Inwelt) und im Äußeren (Umwelt) führen könnten. Die geistige Haltung beeinflußt die körperliche Gesundheit, und niemand sollte dies ignorieren. Dazu ein chinesisches Sprichwort: *„Ein Mensch, der mit dem Kopf in den Wolken lebt, kann nicht das Gute unter seinen Füßen sehen".*

Wichtige Grundbegriffe

Yin und Yang

Heutzutage werden die Zeichen

Yin

⌒ヂ = heute

ℒ = Wolke

β = Berg

Yang

日 = Sonne

㓦 = strahlen

β = Berg

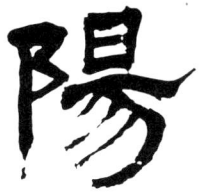

YIN

YANG

etwas vereinfacht mit Frau und Mann übersetzt, obwohl es eines der grundlegenden Prinzipien der altchinesischen Philosophie war. In einem klassischen Werk heißt es: *„Yin und Yang sind die Gesetze von Himmel und Erde, das Konzept eines jeden Dings, die Eltern des immerwährenden Rhythmus und die Wurzel und der Anfang von Leben und Tod. "*
Betrachtet man die einzelnen Ideogramme, aus denen die Schriftzeichen Yin und Yang zusammengesetzt sind, bedeutet Yin soviel wie „bedecktes Wetter auf der Bergseite" und Yang „Sonnenseite eines Berges". Gemeint war, daß Yang die beleuchtete Seite eines von der Sonne angestrahlten Gegenstands ist, Yin dessen Schattenseite.
Im allgemeinen sind Yin und Yang sich ergänzende Gegensätze, die sich verbinden, um ein Ganzes zu bilden, so wie Licht und Schatten, Wurzel und Blätter, Sommer und Winter: Eine Pflanze benötigt sowohl die Nährstoffe aus dem Erdreich als auch die Blätter, die das Sonnenlicht aufnehmen und in Energie umwandeln. Ein ständiger Prozeß der Ergänzung, der allein das Leben erzeugt und erhält.

In der chinesischen Medizintheorie verwendet man die Begriffe Yin und Yang zur Kennzeichnung einer Unterfunktion (Hypoton) oder Überfunktion (Hyperton) eines Organs oder eines ganzen Systems, z. B. des Herz-Kreislauf-Systems. Um eine Krankheit zu beschreiben, war es meist aber zu ungenau, nur zu sagen, die Krankheit sei eine Yin- oder eine Yang-Krankheit. Man wußte weder etwas über Ursache und Art des krankheitsbringenden Einflusses noch über die Verfassung des Patienten. Die Heilkundigen blieben den gegensätzlichen Prinzipien (Yin und Yang) treu und ergänzten weitere Beschreibungen, um das Ungleichgewicht, das zur sogenannten „Krankheit" führte, genauer einzugrenzen.

Die 8 Leitkriterien

Daher wurde die Vieldeutigkeit von Yin und Yang durch 3 Gegensatzpaare ersetzt, die man zusammen mit Yin und Yang die „8 Leitkriterien" nennt:

Yin	Yang
innen	außen
Kälte	Hitze
Leere	Fülle

Diese einfach gehaltenen Begriffe beschreiben, ob die Erkrankung innerlich ist oder nur die Oberfläche (Muskeln, Haut, Sehnen) angegriffen hat, ob es sich um eine Entzündung oder eine „Erkältung" eines Körperteils handelt und ob die Aktivität der Erkrankung sich durch Kraft oder Schwäche äußert. Zusammen mit der Körper- und Organdiagnostik erhält man ein präzises Krankheitsbild, dessen Ursache und Energiezustand in einem groben, aber auch exakten Bild beschrieben wird.

Polarität von Yin und Yang

Überall in der Natur finden wir die Polarität von Yin und Yang, hier einige Beispiele:

Yin	Yang
Erde	Himmel
Nacht	Tag
unten	oben
Winter	Sommer

passiv   aktiv
dunkel   hell

Wer bei dieser Aufzählung den Kurzschluß zieht, daß das Weibliche dunkel und pas-
siv, das Männliche dagegen aktiv und hell sei, irrt sich gewaltig. Yin und Yang sind
Wandlungsphasen, wie die Jahreszeiten auch; man kann sie nicht bewerten und z. B.
sagen, der Sommer sei besser als der Winter. Beide sind Teil eines universalen
Gesetzes, und beide enthalten Qi, die Lebenskraft.
Auch die Körperstrukturen weisen diese Polarität auf.

Yin	Yang
Bauch	Rücken
Beine	Arme
Speicherorgan	Hohlorgan
Venen	Arterie
Blut	Energie
Parasympathikus	Sympathikus
sensible Nerven	motorische Nerven

Wie man aus der Tabelle erkennt, hängt die Zugehörigkeit von Yin und Yang von der
persönlichen Betrachtungsweise ab. Unter dem Begriff Yin versteht man Zustände,
die sich nach innen richten, die Kraft aufnehmen und sammeln: Die beiden Jahreszeiten Herbst und Winter zählen nach dieser Betrachtung zur Wandlungsphase Yin,
da die Bäume zu dieser Zeit das Laub abwerfen und ihre Kräfte in den Wurzeln sammeln. Das Yang dagegen expandiert nach außen und nach oben, neigt eher dazu,
sich zu erschöpfen. Ähnlich präsentieren sich der Frühling und der Sommer (oder
auch der Tag im Gegensatz zur Nacht): Die Kräfte der Natur regen und entfalten
sich, alles beginnt zu sprießen und zu blühen, und auch die Menschen zeigen sich
aktiver.
Eine gute Methode, das Prinzip von Yin und Yang und den ständigen Wandel von
Gesundheit und Krankheit zu verstehen, ist das Tai-Chi-Symbol.

Tai Chi – das Zusammentreffen von Materie und Energie

Der Kreis selbst repräsentiert das Tao, die große Einheit, der Ursprung aller Phäno-
mene. Der Farbunterschied, hell und dunkel, zeigt das Yin und das Yang, und die
verschlungene Fischblasenform erinnert an den Prozeß des ständigen Wandels. Nie
ist etwas nur ganz Yin oder Yang, die Verhältnisse wechseln ständig und gleichen
sich aus, bis sie ein *dynamisches Fließgleichgewicht* erreicht haben.

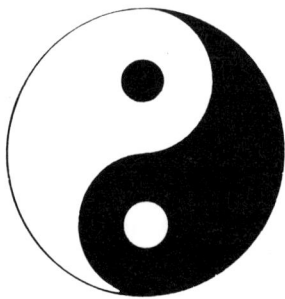

Nehmen wir z. B. kochendes Wasser, das wild brodelt. Dieser Zustand ist sehr energetisch, ist sehr Yang und kann die Form von Nahrungsmitteln verändern; dagegen ist gefrorenes Wasser ein Yin-Zustand der Stille, der seine dynamische Art in eine konservierende, aber nicht kraftlose verwandelt hat und Nahrungsmittel so über Jahre erhalten kann.

Was bedeutet Krankheit?

Im ältesten Klassiker der chinesischen Medizin, dem *Nei-jing Su-wen,* heißt es: *„Eine Fülle an Yin führt zu einer Schwäche des Yang, und eine Fülle an Yang führt zu einer Schwäche an Yin, ...".*

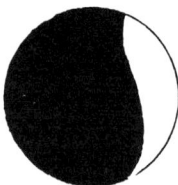 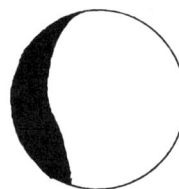 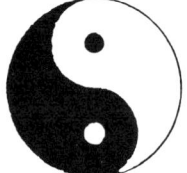

Fülle an Yin	*Fülle an Yang*	*Gleichgewicht*
Mangel an Yang	*Mangel an Yin*	

Im menschlichen Organismus sind viele Reaktionen und Abläufe aneinander gekoppelt und somit auch voneinander abhängig, z. B. die Herz- und Atemfunktion. Dieses Phänomen ist in der obigen Abbildung dargestellt: Ein Zuviel an Yang (z. B. Muskelbewegung) führt in einem harmonischen System auch zu einem Mangel an Yin (z. B. Körperflüssigkeit in Form von Schweiß). Die Therapie anhand dieses Beispiels wäre, das Yang zu beruhigen, indem man sich weniger bewegt, oder das Yin aufzubauen, indem man den Durst, als Ausdruck einer Yin-Schwäche, löscht und die Körperflüssigkeit ergänzt.

Das, was wir als Gesundheit bezeichnen, ist in Wirklichkeit ein komplizierter Vorgang von zahlreichen Regelmechanismen. Der Körper versucht ständig, seinen Stoffwechsel (Abbau, Umwandlung und Erneuerung von Körperbestandteilen) zu regulieren. Fehlt z. B. ein Hormon, Vitamin oder Mineral im Körper, kommt es zu fehlgesteuerten Vorgängen bei der Stoffaufnahme oder -abgabe. Zunächst will der Körper diesen Mangel ausgleichen und zeigt dies in einer leichten Symptomatik, bis der Mangel so schwerwiegend geworden ist, daß die Körpersubstanz angegriffen wird.

Weitere Regelmechanismen biochemischer Natur finden wir bei der Aufrechterhaltung der Körpertemperatur, des Blutzuckerspiegels oder beim pH-Wert des Blutes. Eine der bekanntesten Stoffwechselkrankheiten ist die Zuckerkrankheit (Diabetes mellitus). Entscheidend beeinflußt durch Überernährung und Bewegungsmangel, schafft es das Hormon der Bauchspeicheldrüse (Insulin) nicht mehr, den Zuckerspiegel im Blut zu senken, woraufhin dieses Organ noch mehr Insulin produziert, bis die totale Erschöpfung der hormonproduzierenden Zellen eintritt. Die ersten Symptome, die an erhöhten Blutzucker denken lassen, sind vermehrter Durst und große Urinmengen.

In diesem Krankheitsfall führt eine Überproduktion des Hormons (Fülle an Yang, Aktivität) zu einer Erschöpfung des Organs und Verlust an Körperflüssigkeit (Leere des Yin). Am Ende kann das physiologische Gleichgewicht nur noch durch äußere Zufuhr des Hormons (Injektionen) aufrechterhalten werden.

> *Der Gesundheitszustand eines Individuums hängt vom Gleichgewicht seiner biologischen Funktionen ab.*

Stärkende und schwächende Faktoren

Es gibt einige Einflüsse, die die Konstitution des Yang (Vitalkräfte, Funktion) und diejenige des Yin (Körperflüssigkeit, Körpersubstanz) stärken und schwächen können.

Die *stärkenden Faktoren* sind Atmung (Bewegung), Ernährung und die Geburtsanlagen. Je besser die Qualität dieser Faktoren ist, um so widerstandskräftiger wird der Körper sein.

Die *schwächenden Faktoren* sind bioklimatische Einflüsse, Emotionen, falsche

Ernährung und mangelhafte Körperbewegung. Klimafaktoren und Emotionen können sehr schnell die Widerstandskraft des Körpers schwächen, während Ernährung und Bewegung viel langsamer, oft über Jahrzehnte, auf den Körper einwirken. Da sie aber auch zu den stärkenden Faktoren zählen, besitzen die Ernährung und die Atembewegung eine wichtige Sonderrolle und werden in diesem Buch ausführlich beschrieben.

Die 5 Wandlungsphasen (Wu Xing)

Yin- und Yang-Organe

Nach Ansicht der chinesischen Medizintheorie haben wir im Körper 10 Organe und 2 Funktionen (Stoffwechsel und Kreislauf). Sie werden in 2 Organgruppen eingeteilt: die Yin-Organe und die Yang-Organe.

Die *Yin- oder Speicherorgane* (Parenchym) besitzen eine passive Funktion und haben die Aufgabe, Qi (Funktion, Energie), Blut und Körperflüssigkeiten zu „speichern" und zu kontrollieren. Diese Organe besitzen bis auf das Herz ein Gewebe (Parenchym):

- Das Lungengewebe speichert Sauerstoff und reguliert die Atemfunktion,
- die Niere kontrolliert die Wasserrückresorption (letztlich besteht der Körper zu 70 – 80 % aus Wasser),
- die Milz speichert freiwerdendes Eisen der Blutzellen und Blut,
- die Leber speichert Zucker und Blut.

Die *Yang- oder Werkstattorgane*, meist mit einer Muskulatur ausgestattet, wie Magen, Blase, Gallenblase, Dünn- und Dickdarm, haben eine aktive Funktion: Sie sollen Stoffe weiterleiten. Sie helfen dabei, Nahrungsmittel zu zerkleinern, aufzunehmen und auszuscheiden und gehören bis auf die Blase zum Verdauungssystem.

Die Speicher- und Werkstattorgane (oder auch Hohlorgane genannt) werden den 5 Wandlungsphasen (Elementen) zugeordnet; jeweils eines von ihnen bildet ein Organpaar, die über ein Netzwerk von Blut-, Lymph- und Nervenbahnen zu den gekoppelten Geweben verlaufen. Die Erkrankung eines Organs kann sich daher in dem mit ihm gekoppelten Organ oder im zugeordneten Gewebe oder Sinnesorgan zeigen.

Beispiel: Erkrankung der Lunge durch eine Erkältung. Die Nase „läuft" (vermehrte Schleimabsonderung) oder ist verstopft und beeinträchtigt den Geruchs- und Geschmackssinn; die Körperhaare richten sich durch die Neigung zum Frieren auf,

Beziehungen zwischen Organ, Gewebe, Sinnesorgan und Körpersäften

Wandlungs-phase oder Element	Organ Yin/Yang	Gewebe	Sinnes-organ	Körper-säfte
Holz	Leber/ Gallenblase	Sehnen, Muskulatur	Auge	Tränen
Feuer	Herz/Dünndarm	Blut, Blutgefäße	Zunge	Schweiß
Erde	Milz + Bauch-speicheldrüse/ Magen	Muskelfleisch, Bindegewebe	Mund	Lymphe
Metall	Lunge/Dickdarm	Haut und Körperhaar	Nase	Schleim
Wasser	Niere/Blase	Knochen	Ohr	Speichel

und die Haut wird bei vielen Lungenerkrankungen (Asthma, Heuschnupfen) durch allergische Reaktionen mitbeteiligt.
Auch bei der Erkrankung eines Körpergewebes, z. B. der Muskulatur durch die westliche Indikation „Krämpfe", würde ein Arzt der traditionellen chinesischen Medizin das Bezugsorgan, die Leber, untersuchen.

5 „Elemente"

Die Chinesen waren der Ansicht, das alle Dinge aus der Veränderung und Wandlung der 5 Materien Holz, Feuer, Erde, Metall und Wasser hervorgingen. Außerdem waren es die Dinge, die sie zum Überleben benötigten: Aus der Erde kam die Nahrung, Holz und Feuer brauchten sie zum Kochen und im Winter zum Wärmen, das Wasser als Getränk und zum Bewässern, die Waffen und Geräte (Pflug) waren aus

Element	Yin/Yang	Jahreszeit	Entwicklungsstufe
Holz	kleines Yang	Frühling	Keimung
Feuer	großes Yang	Sommer	Wachstum
Erde	Harmonie	Spätsommer	Ruhe
Metall	kleines Yin	Herbst	Aufnahme
Wasser	großes Yin	Winter	Speicherung

Metall. Später beschrieben sie die Natur und das Wesen der 5 „Elemente" und verwendeten dieses Wissen, um die Funktionen der Dinge untereinander zu erklären. Genaugenommen sind die 5 Wandlungsphasen eine Fortführung des Yin-Yang-Konzepts, die man durch die Beobachtung der 4 Jahreszeiten erhielt (s. Seite 29). Im Frühling und Sommer ist die Aktivität (Yang) besonders groß; die Samen beginnen zu keimen, junge Sprößlinge wachsen zum Licht, entfalten sich zu Blüten und erreichen im Sommer ihren Höhepunkt.

Die Erdephase ist der Zeitpunkt des Übergangs vom Sommer zu Herbst und Winter oder der Übergang von Yang zu Yin: ein Stadium des Ausgleichs. Im Herbst fallen Blätter und Früchte, die belebten Kräfte beruhigen sich und konzentrieren sich im Winter in den Wurzeln.

Diesen Rhythmus können wir alljährlich in der Natur der Pflanzen, aber auch in der Natur der Menschen wahrnehmen. Manchmal sind die Übergänge jedoch so langsam oder fein, daß man glauben könnte, diese periodischen Vorgänge in der Natur seien statisch. Alles in der Natur unterliegt einem Wechsel von Aufbau und Abbau, Erneuerung und Zerstörung. Somit ist auch Krankheit der Teilsapekt einer immerwährenden Veränderung.

> *Krankheit ist keine Katastrophe, sondern ein Prozeß!*

Die Zyklen

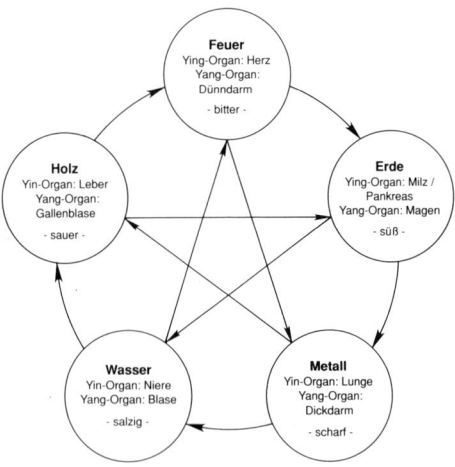

Erzeugender und kontrollierender Zyklus

Der erzeugende Zyklus (Mutter-Kind-Beziehung)

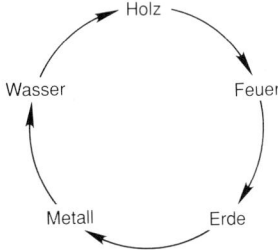

So wie der natürliche Rhythmus des Universums die Jahreszeiten nacheinander erzeugt, nähren und wandeln sich die 5 Elemente. Das *Holz* nährt beim Verbrennen das *Feuer*, welches das Holz zu Asche verwandelt. Die Asche wird zu Humus und neuer *Erde* und läßt *Metalle* und Erze entstehen, die den Morgentau, das *Wasser*, anziehen, das wiederum die Pflanzen, das *Holz*, nährt.

Der kontrollierende Zyklus (die Unterdrückung)

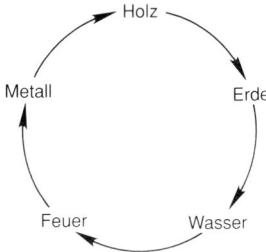

Das *Holz* kontrolliert die Erde, weil die Pflanzen die Erde durchbohren.
Die *Erde* kontrolliert das Wasser, weil sie das Wasser absorbiert.
Das *Wasser* kontrolliert das Feuer, weil es das Feuer löscht.
Das *Feuer* kontrolliert das Metall, weil die Hitze das Metall schmilzt.
Das *Metall* kontrolliert das Holz, weil ein Axt die Bäume fällt.

Außerdem gibt es noch einen *Erschöpfungzyklus* (umgekehrter erzeugender Zyklus) und einen *Bändigungszyklus* (umgekehrter kontrollierender Zyklus), die mit den beiden oben genannten alle Elemente in verschiedenster Weise miteinander verbinden.
Die 5 Elemente stellen – genau betrachtet – die 5 Wandlungszustände einer einzi-

gen Kraft dar und erfahren ihre Veränderung am deutlichsten in den Kreisläufen von Tag, Monat und Jahr.

Da die Elemente den Organen entsprechen, treffen die beiden beschriebenen Zyklen auch auf Krankheitsprozesse zu. Nur sprach man in den Anfängen der altchinesischen Medizintheorie nicht von Indikationen, sondern von Störungen im Element.

Betrachten wir das Element *Holz* (Leber). Es nährt mit seiner Energie das nächstfolgende Element *Feuer* (Herz) und kontrolliert das Element *Erde* (Milz/Bauchspeicheldrüse).

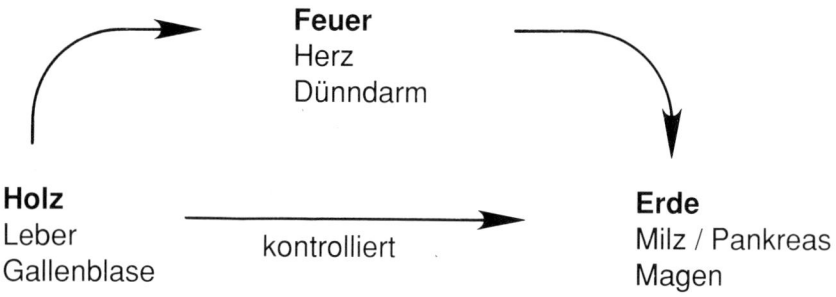

Feuer
Herz
Dünndarm

Holz
Leber
Gallenblase

kontrolliert

Erde
Milz / Pankreas
Magen

Auf ein Krankheitsgeschehen übertragen könnte dies folgendermaßen aussehen: Durch eine dauernde Aggression und Wut könnte das Holzelement aus dem Gleichgewicht kommen, das heißt in bezug zu den Körperstrukturen, die Muskulatur ist angespannt, und die Augen sind wegen mangelnder Tränenflüssigkeit gerötet. Das Gleichgewicht bewegt sich in Richtung einer Überfunktion, die sich auf das zu „fütternde" Organ oder Element überträgt. Die Folge könnte z. B. ein erhöhter Blutdruck sein, der das Herz belastet. Da nun auch die Kontrolle gegenüber Milz/Bauchspeicheldrüse gestört ist, kommt es nachfolgend zu Verdauungsstörungen.

Aus Sicht der westlichen Medizin könnte dies eine Störung im Leberstoffwechsel sein, die zu einem Mangel an Galleflüssigkeit geführt hat und nun die Verdauung durch einen gestörten Fettabbau behindert. Die nicht aufgenommenen Fettsäuren schwimmen im Blut, lagern sich an den Gefäßwänden an und führen zu Arterienverkalkung (Arteriosklerose) sowie Bluthochdruck.

Die 5 Elemente sind in bezug zur Krankheitslehre ein Ausdruck dafür, daß alle Organe und ihre möglichen Leiden untereinander in Verbindung stehen. Bei einer Krankheit erscheinen zahlreiche Symptome, die sich verschiedenen Elementen und Organen zuordnen lassen. Nicht immer muß das Organ selbst erkrankt sein, sondern es kann auch ein Aspekt seines Funktionskreises sein.

Was ist ein Funktionskreis?

Es ist die Beziehung eines Elements zu seinen Organen, seinen Geweben, Sinnesorganen, seinem Aussehen, seiner Körperhaltung, der Art des Sprechens, dem Körpergeruch, Mundgeschmack, Gefühlszustand und vielem mehr.

Anhand dieser vielen Einzelheiten kann man Rückschlüsse auf die Gleichgewichtsstörung eines Funktionskreises ziehen. Neigt ein Mensch zum Beispiel zu häufigen Rückenschmerzen bei ständigem Kältegefühl, niedrigem Blutdruck und angespannter Haltung mit einem ängstlichen Aussehen, wäre der Funktionskreis „Niere" bzw. das Wasserelement betroffen.

Qi – das Energiekonzept

Das Ideogramm Qi besteht aus 2 Teilen: aus den Begriffen Rauch und Reisgarbe.

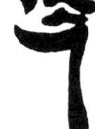
Rauch

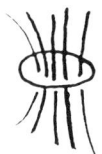 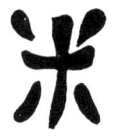
Reisgarbe

Schon früher galt gekochter Reis in China als lebensnotwendiges Hauptnahrungsmittel. Die Chinesen erkannten, daß aus den beiden Urstoffen Materie (Reis) und Feuer (Kochen) Leben entsteht. Erst das Feuerelement (Yang) macht den Reis (Yin) verdaulich und genießbar. Qi entsteht immer dann, wenn die beiden Urkräfte Yin und Yang miteinander verschmelzen und eine lebendige Kraft hervorbringen. Kein Wunder, daß der Begriff Qi vielerlei Assoziationen geweckt hat. Heute wird er je nach Gebrauch mit folgenden Begriffen übersetzt:

Qi =   Atem
       Energie
       Leben
       Kraft
       Vitalität
       Funktion

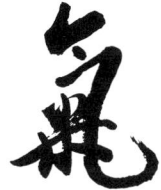

Doch das Qi kann nur bewahrt werden, wenn 2 Aspekte vorhanden sind: eine verformbare Substanz, die das Qi nährt, und ein Bewußtsein, welches das Qi lenkt. Nehmen wir zum Beispiel die Birne einer Lampe. Ihr Qi zeigt sich in der Helligkeit ihres Lichtes. Ihre Energie beruht auf Strom, der das Kraftwerk als Quelle und das Kabel als Träger besitzt. Geführt wird der Strom durch die beiden Pole und durch einen Schalter, der den Energiekreis schließt.

Auf den Menschen übertragen wäre das Qi die Nahrung und die Atmung, die den Körper mit lebensnotwendiger Substanz versorgen (Yin-Aspekt); darüber hinaus benötigt der Mensch eine Kontrollinstanz, die Dinge erkennt, die ihm schaden oder nützen. Dies ist das sich ständig wandelnde, lernende Selbst-Bewußtsein (Yang-Aspekt).

So gilt vom Einzeller bis zum hochorganisierten Lebewesen: Wo kein Geist ist, da ist kein Leben (Qi), und wo keine Struktur ist, da ist kein Leben (Qi).

Die 3 Schätze

Qi ist ein Energieprinzip, das sich sowohl im Funktionieren des Körpers äußert wie in der Bewegung der Gestirne. Es gehört zu den „drei Schätzen" (San Bao) des Körpers:

1. die Essenz und Materie- Jing,
2. das energetische Prinzip-Qi,
3. der Geist- Shen.

Im Japanischen nennt man die Lebensenergie auch „Ki", im Koreanischen „Gi" und im indischen Hindi „Prana", wie es öfter auch im Yogasystem genannt wird.

Wahres Qi

Das Qi im menschlichen Körper heißt „wahres Qi" und wird durch Atmen und Essen genährt. Das Qi der Luft wird über die Lungen aufgenommen, das Qi der Nahrungsmittel durch Magen und Darm ausgeschieden. Im 2. Teil des *Nei-jing Su-wen* heißt es: *„ Wahres Qi ist eine Mischung aus dem, was wir vom Himmel und vom Qi des Wassers und der Nahrung erhalten. Es durchdringt den ganzen Menschen."*

> *Das wahre Qi ist eine Mischung aus Nahrungs-Qi (Gu-Qi) und Atmungs-Qi (Gong-Qi) und versorgt sämtliche Organe mit Lebenssaft (Yin) und Lebenskraft (Yang). Wenn ein Organ optimal funktioniert, dann ist es gesund.*

Nehmen wir z. B. ein Herz: Wenn es kräftig genug ist, das Blut ausreichend zu verteilen, dann hat es ein ausgewogenes Qi. Leidet das Herz dagegen unter einer Insuffizienz (Mangelfunktion), so spricht ein chinesischer Arzt von einer Qi-Schwäche des Herzens (Xin Qi-Xu). Solch eine Qi-Schwäche ist meist die Folge einer Unausgewogenheit zwischen den Yin- und Yang-Kräften, was man in bezug auf das Organ auch als Über- oder Unterfunktion bezeichnen könnte.

Funktionaler Vergleich mit einem Auto

Vergleichbar mit dem Stoffwechsel eines Menschen ist die Funktion eines Autos. Das Auto braucht eine optimale Struktur, hier Karosserie; man bezeichnet sie als *Jing*. Das Jing besteht aus einer Summe verschiedener Materialien (Reifen, Motor, Benzin), die für das Fahrwerk und seinen Gebrauch unbedingt notwendig sind. Fehlt auch nur ein Teil der Struktur, z. B. Benzin, kann man das Auto nicht fahren. Das Jing, eine Ansammlung vieler Yin-Kräfte, ist aber noch nicht aktiv; denn es fehlt eine Kraft, die dem Auto den Lebensatem einhaucht. Dies geschieht im Augenblick der Zündung (Yang Qi). Nun lebt der Wagen, d. h., der Motor atmet, er saugt Benzin und Luft an, verbraucht beides und scheidet die Überreste durch den Auspuff aus. Gleichermaßen braucht der Mensch die Luft und die Nahrung, um am Leben zu bleiben. Im Menschen und im Auto entsteht ein dynamisches Fließgleichgewicht, das dazu dient, den Körper bzw. das Auto zu bewegen. Durch die äußerlich sichtbare Bewegung entsteht Wärme, die wieder gekühlt werden muß – die Geburt eines zusammenhängenden Stoffwechsels.

Doch was nützt das lebendige, „Qi-reiche" Auto (Qi = PS für die Leistung des Autos), wenn niemand da wäre, der es fahren könnte. Der Benutzer ist identisch mit dem *Shen*, dem geistigen Prinzip, das nun das Auto lenkt, führt und zweckgerichtet zum Transport einsetzt. Das Auto benötigt einen Fahrer oder allgemein gesprochen ein Bewußtsein, das der Struktur des Autos (Jing Qi) nicht schadet. Wenn der Fahrer zu schnell fährt, überhitzt sich der Motor. Die Hitze hat einen Yang-Charakter, das heißt im Sinne der chinesischen Diagnostik, der Motor gerät in eine Yang-Fülle (Überaktivität des Motors). Dies macht nichts aus, solange der Motor des Autos belastbar ist. Schmelzen jedoch die Dichtungen oder läuft das Kühlwasser aus (Yin-Leere), dann kommt der Motor samt Auto zum Stillstand. Ein Arzt für traditionelle chinesische Medizin würde sagen: „Die Yang-Fülle hat das Yin geschädigt und verletzt." Das Auto besitzt nun keine Aktivität mehr; es hat eine Qi-Schwäche, die behoben wird, wenn das Yin (die Dichtung und das Kühlwasser) wieder ersetzt wird.

Dieses technische Beispiel zeigt anschaulich, daß Jing (die Ausrüstung, hier die Karosserie des Autos), Qi (das Funktionieren der technischen Ausrüstung) und Shen (der Fahrer) reibungslos ineinandergreifen müssen, um Leben, Fortschritt, ja sogar Evolution erst zu ermöglichen.

Die 4 Kräfte des Körpers

Aufgrund ihrer Entstehung und Funktion werden folgende Hauptarten des Qi unterschieden:

1. Yuan Qi (die ursprüngliche Energie)
2. Jing Qi (die Essenz)
3. Ying Qi (die Nahrungsenergie)
4. Wei Qi (die Abwehrenergie)

Das 1. Qi im Menschen

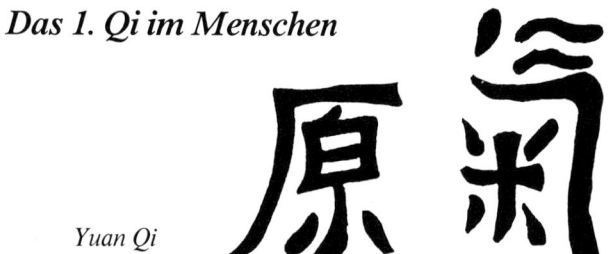

Yuan Qi

Das Schriftzeichen „Yuan" bedeutet Ursprung oder Prinzip. Es wird als ursprünglich bezeichnet, weil jedes Wesen im Moment der Zeugung diese Energie erhält. Wenn die Eizelle der Frau und die Samenzelle des Mannes, das Yin Qi und das Yang Qi, sich vereinigen, entsteht eine Wachstumskraft, die in der Erbstruktur (DNS) als Träger der Erbinformation gespeichert wird. Die vererbten physischen und seelischen Eigenschaften sind spezifisch und individuell ausgebildet.

Im Moment, in dem Eizelle und Samenzelle miteinander verschmelzen, wird eine Art Langzeitbatterie geschaffen, die je nach Geburtsanlagen für bis zu 120 Lebensjahre aktiv bleibt. Diese Batterie entlädt sich während des Lebens und ist identisch mit unserem „inneren Lebensfeuer". Sie kann nicht wieder aufgeladen, sondern nur durch ein ausgeglichenes, harmonisches Leben ohne Krankheiten geschont werden. Jeder Exzeß, Streß, störende Gefühle oder mangelhafte Ernährung schwächen die Abwehrkraft, die aus dem Potential dieser Batterie hervorgeht. Dadurch führen diese Risikofaktoren vermehrt zu Krankheiten und infolgedessen zu einem verkürzten Leben.

Das Yuan Qi, unser Lebensfeuer und unsere Vitalität wird im *Tantian* (der vorzüglichste Ort im Menschen) gespeichert; dieses Zentrum der Kraft, das durch die Taoisten täglich mit Atemgymnastik (Qigong) gepflegt wurde, liegt 3 cm unterhalb des Nabels und erstreckt sich in Form eines Gürtels bis zum Rücken, auch als Gürtelmeridian bekannt. Durch das Tantian werden zwei wichtige Akupunkturpunkte miteinander verbunden: *Qihai* (das Meer des Qi) und *Mingmen* (das Tor des Lebens).

> *Das Ursprungs-Qi ist also ein Lebensfeuer, das im Tantian und in der Yang-Niere (organisch die Nebenniere) gespeichert wird und die Aufgabe hat, den Körper zu erwärmen und die Körpertemperatur zu regulieren, um Abwehrkraft (äußerlich) und Willenskraft (innerlich) aufrechtzuerhalten.*

Wer einen Mangel an Persönlichkeit, natürlicher Ausstrahlung und physischer Kraft hat, besitzt entweder seit Geburt ein schwaches Yuan Qi oder hat es durch Ausschweifungen geschwächt. Damit es nicht schnell aufgezehrt wird, sollte es über Atmung (Taiji-Qigong) und persönlich ausgewogene Ernährung gepflegt werden. Nur so läßt sich ein gesundes und mit Lebensfreude angefülltes Alter erreichen.

Die Essenz des Lebens

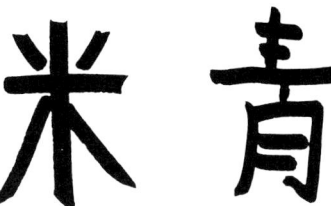

Jing Qi

„Jing" bedeutet Lebensessenz; ihre Sammelstelle sind ebenfalls die Nieren, diesmal die „Yin-Niere". Auch Jing wird während der Zeugung von beiden Elternteilen übertragen. Man unterscheidet nach der Herkunft 2 Arten von Jing:
1. die angeborene Essenz und
2. die erworbene Essenz

Angeborene Essenz

Sie bildet die Erbanlage des Menschen und formt die ursprüngliche Struktur für die embryonale Entwicklung und den Aufbau des Menschen; denn während der Zeit der Schwangerschaft werden Knochen, Gewebe, Blutbahnen und Organe bereits ausgebildet. Zum Jing zählen weiterhin das Blut und die Körpersäfte, die zwar schon angelegt sind, aber ständig erneuert werden müssen

Erworbene Essenz

Sie stammt aus der Verarbeitung von Nahrungsmitteln und Getränken; denn die Lebensaktivität der Organe und die Möglichkeit ihres Wachstums entspringen der Versorgung mit fester und flüssiger Nahrung, die im Magen zu flüssiger, feinstofflicher Materie umgewandelt und über die Blutflüssigkeit verteilt wird. Damit wird sie zur materiellen Grundlage der Funktionen der verschiedenen inneren Organe. Würde nicht ständig neues Blut durch die Umwandlung von Nahrung gebildet, würde sich das angeborene Jing schnell erschöpfen, und der Mensch müßte sterben, wie dies bei manchen schweren Blutkrankheiten auch geschieht.

Je stärker die angeborene Essenz ist (d. h. die vererbten Kräfte von Vater und Mutter), desto stärker ist auch die Konstitution des geborenen Kindes. Daraus wird ersichtlich, wie wichtig es ist, daß sich die Mutter während der 9monatigen Schwangerschaft mit qualitativen Nahrungsmitteln versorgt − *„Neun Monate Mühe bewirken zwanzig Jahre Ruhe"* (s. Kap. „Ernährung, ein Stück Lebenskunst").

Das angeborene Jing verbraucht sich während der gesamten Lebensdauer allmählich und wird durch das erworbene Jing (nährstoffreiche Blut- und Körpersäfte) ständig ergänzt. Die körperliche Entwicklung und der danach folgende Alterungsprozeß hängen von der Art der Ernährung ab, werden aber nur verzögert.

Das Jing Qi verändert sich alle 7 Jahre bei der Frau und alle 8 Jahre beim Mann.

Die Entwicklung der Frau (Auszug aus dem Nei-jing)

Mit 7 Jahren wachsen die Haare sehr stark, und die Milchzähne werden gegen die bleibenden ausgetauscht.

Mit 14 Jahren erwacht der „Tau des Himmel" (Menstruation), und die Menses kommen regelmäßig.

Mit 21 Jahren ist das Wachstum und die Pubertät abgeschlossen, und die Weisheitszähne beginnen zu wachsen.

Mit 28 Jahren ist die Frau in „voller Blüte"; Sehnen, Knochen und Haare sind voll entwickelt.

Mit 35 Jahren läßt das Jing Qi nach: Das Gesicht wird dunkler, und erste Falten zeigen sich.

Mit 42 Jahren vermehren sich die Falten, die Haare werden grau und fallen allmählich aus.

Mit 49 Jahren trocknet „der Tau des Himmels" aus; die Wechseljahre treten ein, und der Körper wird schwächer. Der Alterungsprozeß wird von nun an beschleunigt.

Die Nahrungsenergie des Menschen

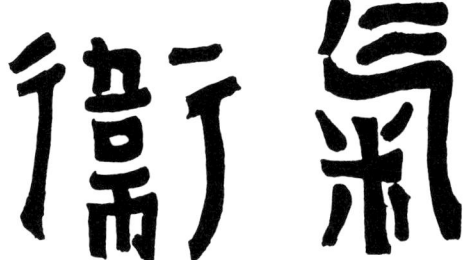

Ying Qi

„Ying Qi" heißt übersetzt Nahrungs-Qi. Es ist verantwortlich für die Funktion aller Organe, indem es die Kraft, die aus der Nahrung verstoffwechselt wird, über ihre Leitbahnen (die Meridiane) transportiert. Dadurch entsteht in den Meridianen ein Fütterungskreislauf.

Das Ying Qi verweilt in jedem Organ für 2 Stunden, so daß es nach 24 Stunden sämtliche Hohl- und Speicherorgane durchlaufen hat. Während dieser 2 Stunden ist die Aktivität des Organs am stärksten und erreicht zur „Komplementärzeit", d. h. 12 Stunden später, ihr tiefstes Niveau während des ganzen Tages. Man nennt diesen Biorhythmus in der chinesischen Medizin *Organuhr*.

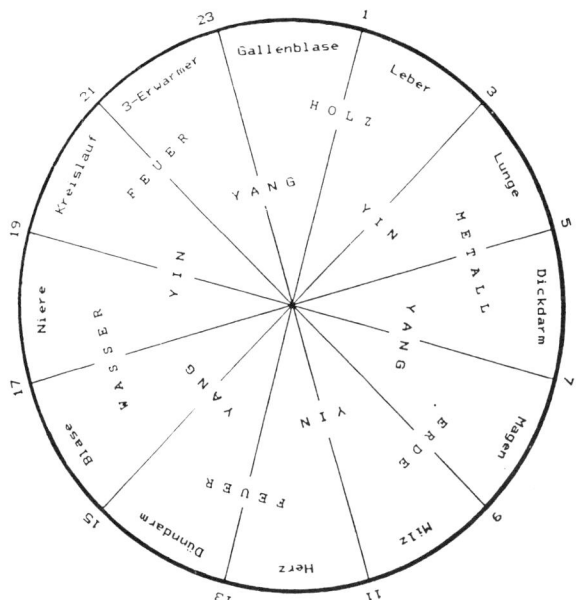

Wie auf der Zeichnung zu sehen ist, folgt das Ying Qi immer einem abwechselnden Yin- und Yang-Rhythmus (auf 2 Yin-Organe folgen 2 Yang-Organe). Im Falle einer Krankheit kann der Energiefluß im Betroffenen Meridian blockiert werden, so daß in der entsprechenden Organzeit die Krankheitszeichen des betroffenen Organs besonders auffällig sind.

Leidet ein Patient zum Beispiel an einer Bronchitis, Hals- oder Nebenhöhlenentzündung, spricht man in der altchinesischen Diagnostik von einer Yang-Fülle (Überfunktion) der Lunge. Die mit diesen Leiden verbundenen Symptome (Husten mit zähem, eitrigem Auswurf, Atemnot, starke Schweißbildung, manchmal Hautentzündung oder Nasenbluten) treten in der Lungenzeit (3 – 5 Uhr morgens) besonders stark in Erscheinung. Der Patient leidet dann unter anfallsartiger Atemnot, öffnet das Fenster und hustet in dieser Zeit übermäßig viel Schleim ab. Während die Lunge zu dieser Zeit ihr Energiemaximum hat, ist der Energielevel am niedrigsten.

Die in der Organuhr sich jeweils gegenüberstehenden Organe, hier Lunge (Metallelement) und Blase (Wasserelement), stehen auch über den „Fütterungskreislauf" in direkter Verbindung; denn „Metall nährt das Wasser". Somit ist es möglich, daß bei einer Bronchitis auch zwischen 3 und 5 Uhr morgens Blasenfunktionsstörungen auftreten können.

Die Organuhr zeigt auch bei der Therapie ihren Nutzen. Wie gesagt, treten vor allem bei „Fülleerkrankungen" die Symptome während der Organzeit verstärkt auf. Entsprechend behandelt man eine Fülleerkrankung während der Organzeit, sei es mit Medikamenten, Nahrungsmitteln oder Akupunktur, sofern dies zeitlich möglich ist. Eine Erkrankung der Leber um 2 Uhr morgens zu behandeln, ist sicher nicht angebracht. Dagegen ist es förderlich, sich in der „Leberminuszeit", wenn die Leber am wenigsten Kraft hat, zu schonen. Dies machen viele Menschen intuitiv, indem sie mittags zwischen 13 und 15 Uhr ein Schläfchen halten und es so der Leber ermöglichen, Blut für die Verdauung zu speichern.

Abwehr und Schutz

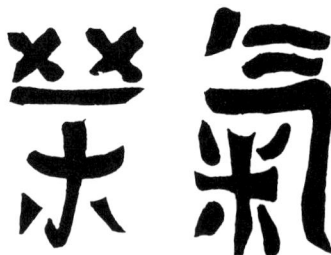

Wei Qi

Das „Wei Qi" ist die Energie des Körpers, die ihn gegen Infektionen und Witterungseinflüsse schützt. Weil es die Aufgabe hat, die Poren der Haut zu öffnen und zu schließen und die Muskeln zu erwärmen, kontrolliert das Wei Qi die Körpertemperatur und reguliert die Abgabe von Körperflüssigkeit in Form von Schweiß.

Das Wei Qi ist nicht an die Meridiane gebunden; es zirkuliert frei unter der Hautschicht und verteidigt den Körper tagsüber gegen widernatürliche Einflüsse, indem es z. B. bioklimatische Faktoren wie Wind, Kälte und Nässe, die sich als erstes in der Körperoberfläche festsetzen, durch Schwitzen hinaustreibt.

Die Abwehrenergie zählt deshalb zu den Yang-Kräften und steht mit dem Yuan Qi (der ursprünglichen Energie des Nieren-Yang) und dem Ying Qi (der Nahrungsenergie) in enger Wechselwirkung. Sollte das Qi in den Meridianen nicht durch Nahrung und Atmung gestärkt werden, wird die Schutzenergie ebenfalls schwach.

Die Lehre von den Krankheitsursachen

Wie wir aus der westlichen Pathologie (Lehre von den Krankheitsursachen) wissen, ist „Krankheit" ein äußerst komplizierter Vorgang von biochemischen Reaktionen. Auch die Zahl der Ursachen (Bakterien, Viren u. a.) oder der sogenannten Risikofaktoren (z. B. Rauchen, Alkohol, Vererbung, Übergewicht, Umweltgifte) ist groß und häufig unüberschaubar.

In der chinesischen Medizin waren Bakterien und Viren nicht bekannt. Dort galten alle Einflüsse, die auf den Menschen einwirken, als Teil eines Gesamtkomplexes, der die Schutzkraft des Körpers stärkt oder beeinträchtigt. Die wichtigsten Einflüsse, die dieses Gleichgewicht stören, sind Klimafaktoren, mangelnde oder übertriebene Hygiene, Gemütsbewegungen, unnatürliche Lebensweise sowie Mangel an geeigneter Nahrung und Körperbewegung.

Bei dieser Aufzählung sieht man, daß Krankheitsfaktoren von innen oder von außen auf den Körper einwirken können: Ernährung und Gemütsbewegungen wirken von innen, Körperbewegung und Umweltfaktoren (auch Klimafaktoren genannt) von außen auf die Schutzkraft des Körpers ein.

Wenn jemand aufgrund einer Krankheit anfangen würde, seine Ernährung umzustellen und Sport zu treiben, wird er erst nach einigen Monaten oder Jahren eine Besserung feststellen; denn auch ein Bewegungsmangel oder eine einseitige Ernährungsweise zeigt ihre schädigende Wirkung auch erst nach Jahren. Umweltfaktoren (Wind, Hitze, Nässe, Trockenheit und Kälte) und Gemütsbewegungen (Zorn, Begierde, Sorge, Trauer und Angst) wirken im Gegensatz zu Ernährung und Bewegung relativ schnell (manchmal in Sekunden) und schwerwiegend auf die Körperfunktionen; sie werden daher hier als erstes beschrieben.

Die 5 äußeren Umweltfaktoren
● bedrohen die Schutzschicht des Körpers und die Widerstandskraft,
● beeinflussen als bioklimatische Faktoren den Körper von außen,
● besitzen Ähnlichkeit mit den äußeren Naturerscheinungen.

Die 5 inneren, psychischen Faktoren
● bedrohen den Funktionskreislauf einzelner Organe,
● beeinflussen als psychische Faktoren den Körper von innen,
● besitzen eine Ähnlichkeit mit bestimmten Charaktertypen.

Ihre Beziehung zu den Organen und den 5 Elementen:

Holz	Leber/Gallenblase	Zorn	Wind
Feuer	Herz/Dünndarm	Freude	Hitze
Erde	Milz + Bauchspeichel- drüse/Magen	Sorge	Feuchtigkeit
Metall	Lunge/Dickdarm	Trauer	Trockenheit
Wasser	Niere/Blase	Angst	Kälte

Umweltfaktoren (Liu Yin)

Wind (Feng)

Der Begriff Wind ist ein Sammelbegriff für Wind, Zugluft, Föhn, Luftdruckschwankungen, Klimaanlage und die durch Wind übertragenen Krankheitserreger. Der Wind greift die oberen Körperpartien an, besonders Kopf, Nacken und die Körperseite, die mit dem Funktionskreis Leber und Gallenblase in Verbindung gebracht wird. Wenn er diese Zonen angreift, können oberflächlich wechselhafte, blitzartige Beschwerden auftreten, z. B. Krämpfe, Nackensteifigkeit, Kopfschmerzen, Zittern und Zuckungen, Neuralgien, juckende Haut und Gelenkbeschwerden.

Wie erkennt man, ob man unter Wind leidet?

An folgenden Symptomen:
● Überempfindlichkeit gegenüber Wind und Zugluft,
● plötzliches, blitzartiges Ausstrahlen von Schmerzen,
● ständiges Wechseln von Ort und Intensität der Beschwerden.

Kälte (Han)

Die Kälte ist ein bioklimatischer Faktor, der äußerlich zu Kälteschauern entlang des Rückens führt und die Körperteile Füße, Beine, Gelenke und Rücken empfindlich berührt; innerlich unterkühlt sie den Körper, besonders die Organe und Funktionskreise der Niere und Blase. Außerdem schließt die Kälte die Poren der Haut, das Schwitzen läßt nach, so daß vermehrt Körperflüssigkeit als Urin über Niere und Blase ausgeschieden werden muß. Dies belastet die genannten Organe zusätzlich. Wenn ein Mensch friert, rollt er sich im Bett zusammen. Wenn sich ein Tier ängstigt, nimmt es auch eine zusammengerollte Stellung ein. Kälte und Angst werden ähnlich empfunden. Bei Kälte zieht sich nicht nur der Körper zusammen, auch der Blutkreislauf verlangsamt sich, und die Körperflüssigkeiten scheinen wie Eis im Winter zu gefrieren.

Wo die Kälte eindringt, führt sie zu einem starken, durchdringenden Schmerz. Die Gelenke werden steif, die Haut wird blaß und bläulich, die Muskeln fangen an zu schmerzen. Vereinigt sich die Kälte mit Wind zur Wind-Kälte, kann sie durch die Poren der Haut eindringen und im Bereich des Respirationstrakts zur Erkältung, im Verdauungstrakt zu Bauchschmerzen und im Urogenitalsystem zu Entzündungen von Niere und Blase führen.

Wie erkennt man, ob man unter Kälte leidet?

An folgenden Symptomem:
- Neigung zu Erkältungen und Schnupfen bei kalter Witterung,
- Bewegungseinschränkungen in den Gelenken mit gleichbleibendem, durchdringendem, tiefem Schmerzcharakter,
- Neigung zu Durchblutungsstörungen und Blutschwäche,
- Gefühlskälte mit Angst zur Sexualität.

Wärme (Wen) und Hitze (Re)

In China werden die Sommer-Hitze-Krankheiten folgendermaßen unterteilt: Am Sommeranfang nennt man sie Krankheiten durch Wärme, nach dem Sommeranfang heißen sie Krankheiten durch Hitze. Manchmal verwendet man auch den Begriff Feuer (Huo) für Krankheiten durch innere Hitze.

Das Charakteristikum dieses bioklimatischen Faktors, der dem Yang zugeordnet wird, ist, daß er mit brennenden, aufsteigenden, hitzigen Beschwerden verbunden ist.

Ein Beispiel ist der Sonnenbrand: Bei starker Sonneneinwirkung trocknet die Haut aus, rötet und entzündet sich und erzeugt Blasenbildung. Die Hitze schwächt den Körper, indem sie seine Körperflüssigkeiten austrocknet und Entzündungs- und fiebrige Prozesse vorantreibt. Die dadurch erzeugten Schmerzen sind meist lokal, brennen und jucken, wie man dies häufig bei Hautkrankheiten findet.

Wenn sich der Körper erwärmt, steigt die Hitze bis in den Kopf, erzeugt Kopfschmerzen und eine unangenehme Erwärmung mit Hitzewellen und verstärkter Schweißbildung (Hyperthermie). Im Gegensatz zur Kälte werden die Hautporen geöffnet, und das starke Schwitzen verletzt die Körpersäfte, was sich durch den zunehmenden Durst und die verminderte Urinausscheidung äußert. Auch wenn ein Körper durch eine Erkältung unterkühlt ist, entwickelt er als Ausgleich einen fieberhaften Zustand; die geballte Kälte führt zu einer Hitzeentwicklung.

Wie erkennt man, ob man unter Wärme oder Hitze leidet?

An folgenden Symptomen:
● Überempfindlichkeit gegenüber heißem Klima, Sauna und ultravioletter Strahlung,
● Neigung zu Entzündungen und Rötungen der Haut und anderer Gewebe (Muskeln, Gelenke),
● verstärkte Kreislauftätigkeit mit Gefahr des Bluthochdrucks,
● Schmerzzustände sind meist oberflächlich, brennend, manchmal mit eitrigen Wunden.

Nässe (Shi)

Im Spätsommer erreicht die Luftfeuchtigkeit in China ihren Höhepunkt, so daß zu dieser Jahreszeit die meisten Erkrankungen durch Feuchtigkeit auftreten. Die schädigende Nässe kann durch Regen, Gewitter, Nebel und Luftfeuchtigkeit witterungsbedingt sein, tritt aber auch manchmal durch feuchte Wohnungen und Schlafplätze (Camping), zuweilen auch bei in Wasser arbeitenden Menschen auf.

Die typische Eigenschaft der Nässe ist ihr schwerer, klebriger und trüber Charakter. Wer schon einmal Urlaub in einem Land mit feuchtwarmem Klima gemacht hat oder in einem botanischen Garten in einem tropischen Gewächshaus war, kann sich erinnern, wie durch die hohe Luftfeuchtigkeit das Hemd auf der Haut klebte und Atmen und Gehen sehr schwerfielen, ähnlich wie in einem trüben, stickigen Nebel, der die klare Sicht behindert. Wenn man in einem solchen Klima wandert, werden die Beine müde und schwer wie Blei.

Durch die Nässe wird das Qi in der Zirkulation gehemmt, und auch die Zellflüssigkeiten beginnen zu stagnieren; es treten Schwellungen und Ödeme im Bereich des Ge-

sichts, des Bauches und der Beine auf. Im „Neijing" heißt es: *„Wenn die Nässe im Kopf sitzt, fühlt er sich wie umwickelt an".*
Die Nässe führt auch öfter zu Kopfschmerzen, die nicht auf eine bestimmte Stelle des Kopfes begrenzt bleiben, sondern den Kopf wie einen Helm umgeben; man spricht an dieser Stelle auch vom „Helmkopfschmerz", der gerne mit Übelkeit, Brechreiz und Appetitlosigkeit verbunden ist. Die letztgenannten Symptome sind Kennzeichen für innere Nässe, die durch ein Versagen der Transportfunktion von Magen und Milz entsteht.
Obwohl der Mensch zu 80 % aus Wasser besteht, fault er nicht, nur wenn die Lebenskraft, das Qi, durch die Feuchtigkeit blockiert wird, setzen Gärungs- und Fäulnisprozesse ein, wie wir dies im Magen-Darm-Trakt bei Verdauungsstörungen und bei eiternden Wunden beobachten können. Die Nässe behindert Heilungsprozesse; die Wunden verheilen nur langsam, der Krankheitsverlauf verzögert sich. Bei diesem Zustand, der auch als „Nässe-Bi" (Rheuma) bezeichnet wird, setzt sich die Nässe in den Gelenken fest und verursacht wie bei manchen rheumatischen Beschwerden dumpfe, tiefe, nicht wanderde Schmerzen.

Wie erkennt man, ob man unter Feuchtigkeit leidet?

An folgenden Symptomen:
● vermehrte Sekretion trüber Flüssigkeiten (dicker, klebriger Schleim, wie man ihn beim morgendlichen Abhusten oder Spucken findet, bei Scheidenausfluß oder als Sekret von eitrigen Pusteln),
● Neigung zu großporiger Haut, Akne, Bindegewebsschwäche (Orangenhaut, Krampfadern) und schlecht heilenden Wunden,
● Neigung zu allgemeiner Müdigkeit bis hin zur Schlafsucht, Schweregefühl in den Beinen,
● Bildung von Ödemen im Bereich des Augenlids oder Schwellung der Fußknöchel und Beine,
● rheumatische Beschwerden bei mäßigem Schmerz und Empfindungsstörungen.

Trockenheit (Cao)

Vor allem im Herbst dominiert in nördlichen Regionen Chinas die Trockenheit. Sie macht sich hauptsächlich durch einen Mangel an Flüssigkeit (Yin) bemerkbar. Ähnliches sagen die Chinesen von den Pflanzen: Die auf der Sonnenseite eines Berges vertrocknen und die auf der Schattenseite verfaulen.
Mit dem Herbst und der Trockenheit sind die Organe Lunge und Dickdarm sowie ihr korrespondierendes Organ, die Haut, verbunden. Wenn das Yin schwindet, verliert

man Wasser, was sich durch einen trockenen Mund, Durst und trockene, schuppige Haut mit Faltenbildung äußert. Das Yang fängt an zu domineren; dies zeigt sich im gesteigerten Stoffwechsel und erhöhter Körpertemperatur. Auch die Schleimhäute der Lunge und des Darms sowie die äußere Haut werden von der Trockenheit erreicht, bis sie sich unter Spannung und Juckreiz entzünden. Die Abwehrkräfte werden durch die mangelnde Blutzirkulation und die fehlende Schweißbildung schwächer; diese Schwäche kann krankhafte Störungen im Respirationstrakt (Erkältung, Husten, Rachenentzündung) hervorrufen.

Wie erkennt man, ob man unter Trockenheit leidet?

An folgenden Symptomen:
- trockener Mund und trockene Nasenschleimhaut, Durstgefühl,
- häufiges Trinken großer Mengen,
- gesprungene Lippen, trockene und schuppige Haut,
- Neigung zu glanzlosem, sprödem Haar und Haarausfall,
- spärliche Schweißproduktion,
- Neigung zu Halsschmerzen und trockenem Husten.

Bisher wurden nur die Umwelteinflüsse beschrieben, die von außen auf die Haut, auf Muskeln und Knochen einwirken.

Da es für die altchinesische Medizin keine Trennung von „Inwelt" und „Umwelt" gab, verwendeten die Ärzte auch die gleichen Begriffe (Wind, Hitze, Kälte, Trockenheit und Nässe) für die Beschreibung innerer Krankheitsbilder.

Eine Krankheit, die stets beweglich ist und sich ständig verändert und im Körper herumwandert, wie Rheuma oder wandernde Hautausschläge (Windpocken), zählt zu den inneren Windkrankheiten. Eine Windstörung, in der chinesischen Medizin auch „innerer Leberwind" genannt, entsteht durch ein Ungleichgewicht zwischen Leber-Yin und Leber-Yang.

Eine Schädigung der Leber infolge Zorns oder Ärgers, die zu einem verstärkten Leber-Yang führt, kann schlimmstenfalls eine Massenblutung der Gefäße im Gehirn (also einen Schlaganfall) verursachen. Durch das „verstärkte Yang" entsteht Leberwind, der sich im Körperinneren bewegt und Zittern, Bewußtlosigkeit, Lähmungen, Krämpfe und Nervenleiden auslösen kann.

Eine Funktionsschwäche des Herzens, vielleicht durch Bewegungsmangel ausgelöst, kann bei entsprechender Veranlagung zu einem Krankheitsbild führen, das in der chinesischen Medizin *Herzfeuer* genannt wird. Dieses äußert sich in Bluthochdruck, Schlafstörungen, rotem Gesicht und erhöhter Körpertemperatur mit verstärkter Schweißbildung.

Eine innere Feuchtigkeit (in der chinesischen Diagnostik *feuchte Kälte der Milz*) macht sich in erster Linie durch Verdauungsstörungen, wie Blähungen und Durchfall, Appetitlosigkeit und Übelkeit, bis hin zu Erbrechen, bemerkbar.

Die Indikationen für eine Trockenheit der Lunge können Bronchitis und Asthma sein oder auch nur Halsschmerzen.

Wenn sich Niere und Blase erkälten *(Nierenkälte)*, spricht man in der westlichen Medizin von einer Blasenentzündung, Harninkontinenz (unkontrolliertes Harnträufeln), Ödemen oder Impotenz.

Psychische Faktoren

Psyche und Körper werden in der chinesischen Medizin immer als Einheit betrachtet. Dadurch steht jedes Organ und dessen Funktionskreis in direkter Beziehung zu einem inneren, psychischen Faktor. Nach traditioneller Ansicht kann ein Übermaß oder eine Unterdrückung einer dauerhaften Gemütslage das Organ, mit dem es in Verbindung steht, energetisch entleeren.

Gemütsbewegung	vegetative Funktion
Zorn	Leber und Stoffwechselfunktion
Freude	Herz und Kreislaufsystem
Sorge	Milz und Verdauungssystem
Trauer	Lunge und Atemfunktion
Angst	Urogenitalfunktion und Vitalität

Die Gemütsbewegungen besitzen einen Einfluß auf vegetative Funktionen, Körperhaltungen und Psyche.

Die 5 inneren, psychischen Faktoren

Jeder Mensch erfährt in sich täglich verschiedene Gefühle. Manchmal steht man morgens früh auf und empfindet neben einer Antriebsschwäche Traurigkeit und Angst. Dieses psychische Reaktion wirkt nur auf ein bestimmtes Organ, Trauer oder Kummer zum Beispiel nur auf die Lunge und die mit ihr verbundene Atmungsfunktion.

Wie aus der Tabelle zu sehen ist, nimmt man während dieser Empfindung einen

Gemüts-äußerung	Gesichts-ausdruck	Körper-haltung	Psyche	Einfluß auf das Qi
Begierde, Freude		übertrieben und schnell	nervös, hysterisch	Das Qi löst sich auf
Sorge, Grübeln		kopflastig	melancholisch, nachdenklich	Das Qi staut sich
Kummer, Trauer		Rundrücken, geschwächt	seufzen, schüchtern	Das Qi erschöpft sich
Furcht, Angst		angespannte Rückenmuskeln	müde, schreck-haft, ver-krampft	Das Qi sinkt nach unten
Ärger, Zorn		angespannt, laute Stimme	erregt, gereizt	Das Qi steigt auf

bestimmten Gesichtsausdruck und eine bestimmte Körperhaltung ein und äußert dabei typische Verhaltesmuster, wie Schüchternheit und Sprechunlust. Hält eine Gemütsbewegung für Jahre an, verändert sich das Gesicht und zeigt eine entsprechende Faltenbildung; auch die Muskulatur verschiedenster Körperbereiche (Nakken, Rücken u. a.) verkürzt sich, so daß sich nach einigen Jahren eine typische Körperhaltung einstellt oder bei bestimmten Bewegungen Schmerzen auftreten.

In einem klassischen chinesischen Text heißt es: *„Die Wut bringt das Qi* (Aktivität) *nach oben, die Freude löst das Qi auf, die Sorge staut das Qi, die Trauer erschöpft das Qi, und die Angst läßt das Qi nach unten sinken.“*

Hier wird im einzelnen beschrieben, wie die Aktivität eines Organs durch eine Emotion gestört wird.

➤ Mit Wut verbindet man eine Erregung, die an einen roten Kopf, funkelnde Augen und hochgezogene Schultern denken läßt. Die Leber, deren Aufgabe es ist, Blut zu speichern und Verdauungssäfte (Galle) zu bilden — eine Aktivität, die nach innen und unten gerichtet ist (Richtung Verdauungssystem) —, wird gestört; statt dessen steigt das Blut in den Kopf. Die Aktivität ist nach oben gerichtet oder wie die altchinesischen Ärzte sagten: Das Qi steigt nach oben.

Ein weiteres eindrucksvolles Beispiel bietet die Angst, bei der ein plötzlicher Schreck „das Qi (die Aktivität) der Niere nach unten sinken läßt". Diese Aktivität findet Ausdruck im deutschen Sprichwort „Das Herz rutscht in die Hose" und zeigt sich, besonders bei Tieren, im plötzlichen Harnlassen. Fast jeder wird sich an die Prüfungszeit in der Schule erinnern, in der wir aus Angst Blähungen und Durchfall bekamen; auch eine Aktivität, bei der das Qi nach unten sinkt.

Ebenso wie Emotionen Organfunktionen stören, werden umgekehrt psychische Reaktionen durch unnormale Funktionen der entsprechenden inneren Organe hervorgerufen. So sind Menschen, die unter einer Leberinsuffizienz leiden (z. B. Alkoholiker), oft cholerisch; Herzkranke mit Kreislaufstörungen zeigen Nervosität und Verwirrungszustände; Personen mit Verdauungsstörungen neigen nicht nur zur „Verstopfung" im Darm, häufig ist auch der Kopf durch ständiges Grübeln mit zu vielen Gedanken „verstopft". Lungen- und Darmkranke sind oft betrübt, Menschen mit Nieren- und Blasenproblemen ängstlich und schreckhaft.

Letztlich entsteht eine Beziehung zwischen gestörter Organfunktion und gestörter Psyche in Form eines Kreislaufs, der vom Arzt oder vom Leidenden durch eine geeignete Behandlung durchbrochen werden muß.

Freude (Xi)

Eine unbedingte Freude ist der Ausdruck eines gesunden und glücklichen Menschen. Wenn sie sich jedoch in Übermut verwandelt, kann dies in maßlose Begierde und Wollust ausufern, bis hin zur Manie. Solch ein Zustand belastet Herz und Kreislauf. Die Betreffenden zeigen entsprechend der Yin- oder Yang-Störung des Funktionskreislaufes „Herz" verschiedenartige Gemütsbewegungen. Leidet das Herz unter einer Überfunktion, werden die Körperbewegungen schnell, hektisch und getrieben. Der Herzmeridian hat eine Verbindung zur Zunge. Wir reden ja auch manchmal von „herzlichen oder feurigen Worten"; doch wenn das Yang dominiert, wird das Sprechen laut und schnell, die Worte werden verschluckt, bis hin zum Stottern oder zusammenhanglosem, wirrem Reden.

Das Herz leidet besonders dann, wenn der Mensch in Zeitdruck kommt, was man kurz als Streß bezeichnet. Daher findet man das nervöse, hektische Erscheinungsbild beim streßgeplagten, herzinfaktgefährdeten Managertyp.

Eine bevorzugte Reflexzone ist der Hals-Nacken-Bereich, der bevorzugt zu Verspannungen neigt, deren Charakter mit den Worten hals-starrig oder hart-näckig umschrieben wird und häufig morgens zu dem „verlegenen Nacken" (Zervikalsyndrom) führt.

Sorge (Si)

Ein Mensch mit Problemen in der Ernährung und seiner Verdauungsfunktion ist ein sehr „erdbezogener" Mensch, und in der chinesischen Heilkunde spricht man entsprechend von einer Störung im Erdelement. Oft „frißt" er viel in sich hinein, verbohrt sich in seine Probleme und denkt über sie zu lange nach. Seine Ich-Bezogenheit kann stark ausgeprägt sein und über Melancholie bis zur Depression führen. Die Sorge über persönliche Probleme macht ihn schlaflos und antriebsgestört, beinahe phlegmatisch. Er sucht nach oralen Genüssen, hat Verlangen nach Süßigkeiten und Kuchen, um das „Ich" zu befriedigen und auszugleichen. Dies führt zu vegetativen Störungen des Verdauungssystems, Magenschleimhautentzündungen, Diabetes und Folgeerkrankungen der Fettsucht. Der für ihn typische Gesichtsausdruck (s. Abb.) zeigt sich auch spontan bei Brechreiz und Übelkeit, was die Beziehung zwischen Gemütsbewegung, Gesichtsausdruck und organischer Störung verdeutlicht.

Trauer (Bei)

Das Bezugsorgan, das durch Trauer, Kummer oder Verzweiflung eine Funktionsschwäche erfährt, ist die Lunge und das Atmungssystem. Die gebeugte Haltung, die ein trauernder Mensch einnimmt, behindert die Atmung. Sie wird oberflächlich und kurz, und man neigt zum Seufzen. Dies findet seinen Ausdruck in den Worten: „Es liegt ein Stein auf der Brust."
Durch die flache Atmung verlangsamen sich der Blutkreislauf und die Sauerstoffaufnahme (Qi), so daß der Betreffende ein blasses, eingefallenes Gesicht zeigt; auch das apathische, teilnahmslose Herumsitzen zeigt seine Resignation.
Ähnliche Zeichen finden sich auch bei Asthmatikern, die unter einer anfallsartigen Atemnot leiden. Die Verkrampfung der Rückenmuskeln der oberen Brustwirbelsäule ist Ausdruck der Mutlosigkeit und Verzweiflung und führt bei langanhaltender Trauer und Gram zum sogenannten „Witwenhöcker" oder „Kummerrücken".

Angst (Kung)

Betrachtet man ein frierendes Tier oder ein Tier, das sich ängstigt, so stellt man fest, daß beide die gleiche Körperhaltung einnehmen: Einziehen des Kopfes, Anziehen der Extremitäten, Einrollen und Aufrichten des Haarkleides. Gestik, Mimik und Körperhaltung stimmen bei Angst und Kälte überein, was die Beziehung zwischen innerem, psychischem Faktor und Umweltfaktor verdeutlicht.
Kälte und Angst verkrampfen die Muskulatur, speziell im Rücken im Bereich der

Lendenwirbelsäule, wo auch der Sitz der Bezugsorgane, der Nieren, ist. Im Volksmund sagt man ja auch, wenn man sich fürchtet: „Es läuft kalt den Rücken hinunter", was den nach unten weichenden Verlauf des Qi kennzeichnet. Auch das Bettnässen aus Angst zeigt, daß das Qi nach unten sinkt.

Oft neigen Menschen, die leicht frieren, auch unter Angstzuständen, die sich anfangs in Müdigkeit, geringer Belastbarkeit und Schreckhaftigkeit äußern, aber auch zu Schmerzen im Rücken oder zu Problemen in der Urogenitalfunktion.

Zorn (Nu)

In ähnlicher Heftigkeit, wie der bioklimatische Faktor Wind nach oben steigt und Nacken und Kopf erreicht, „kommt einem auch die Galle hoch"; einerseits als Ausdruck für die geballte Erregung, andererseits als Hinweis auf das Bezugsorgan Leber und Gallenblase. Auch die funkelnden Augen und der rote Kopf demonstrieren den Wutanfall, der in der chinesischen Medizin als ein *aufsteigendes Leber-Feuer* beschrieben wird.

Die Leber steht in bezug zur Muskelspannung. Bei einer starken Erregung fangen selbst die Muskeln an zu zittern, und die Fäuste ballen sich zusammen. Der Zorn muß sich jedoch nicht immer als ein Wutanfall kundtun. Die Funktionsschwäche der Leber äußert sich auch in Aggressivität, Unbeherrschtheit oder Intoleranz. Solche Menschen sind oft verbissen, was sich leicht an der Kiefermuskelspannung, den gepreßten Lippen und der typischen Faltenbildung zwischen den Augenbrauen ablesen läßt.

Wenn nicht der Körper selbst durch den Zorn entzweigerissen oder durch Bluthochdruck, Schwindel und Schlafstörungen sowie Nervenleiden bestraft wird, werden andere Personen oder Objekte zur Angriffsfläche unbeherrschter Aggressivität.

Jeder der hier genannten psychologischen Aspekte besitzt wie eine Münze zwei Seiten: eine Yin- und eine Yang-Seite. Die Begriffe Zorn, Freude, Sorge, Trauer und Angst sind nicht einseitig nur als negative Kraft zu verstehen. Jede Emotion ist eine Energie, eine Bewegung (engl. motion), die dem Menschen auch Vitalität verleiht. Jemand, der leicht wütend wird, besitzt auch sonst eine kraftvolle Natur mit viel Dynamik und Entscheidungskraft. Menschen, die sich ängstigen, sind nicht nur ängstlich, sondern auch vorsichtig und weitsichtig und können Risiken gut einschätzen. Auch jemand, der leicht zu Depression und Trauer neigt, hat die positive Kraft, anderen Menschen mit Problemen zuzuhören und mitfühlend zu sein.

Alle Gemütsbewegungen sind im Menschen vorhanden, nur dominieren manche und führen in der Folge zu organischen Störungen.

Diagnostische Methoden

Es gibt in der chinesischen Heilkunde 4 diagnostische Methoden:

1. die Untersuchung – Betrachtung der Vitalität, Farbe und Erscheinung einzelner
   Körperpartien;
2. das Abhören und – Feststellung krankhafter Veränderungen durch Hören
   Beriechen   und Riechen;
3. das Befragen –   Gespräch über Ursache und Verlauf der Krankheit und
   allgemeine Symptome;
4. das Betasten –   Fühlen von Puls, Bauch, Haut, Hände und anderer
   Teile des Körpers.

Untersuchung

Die Untersuchung richtet sich besonders auf die Körperpartien, die als Funktionskreis entsprechend der 5 Elemente in direkter Verbindung mit den einzelnen Organen stehen.

Vitalität

Zunächst betrachtet man die Vitalität des Patienten, seine Ausstrahlung, um
abschätzen zu können, wie stark die Abwehrkräfte der Person gegenüber den krankmachenden Einflüssen sind (Prognose).
Der 1. Kontakt mit dem Patienten gibt Aufschluß über seine Lebendigkeit oder – wie
die Chinesen sagen – über den Glanz des Patienten. Ein vitaler Mensch hat ein rosi-
ges Gesicht, glänzende Augen und ein straffes Haut- und Bindegewebe. Seine Aus-
sprache ist klar und deutlich, seine Aufmerksamkeit und Beobachtungsgabe gut entwickelt. Seine Handlungen und Bewegungen sind konzentriert und ohne Hast, die

Atmung ist ruhig und gleichmäßig. Die geistig-seelische Verfassung ist ausgewogen, die Konstitution stabil, und die Abwehrkräfte sind ausreichend.
Ein solcher Patient leidet meist nur unter leichten Krankheiten oder – besser – einer leichten Qi-(Funktions-, Energie-)Schwäche, z. B. Müdigkeit oder Konzentrationsschwäche; Der Arzt kann die Behandlung optimistisch einschätzen, da der Patient genügend Verantwortungsgefühl besitzt, um notwendige Änderungen für das eigene Wohl vorzunehmen.

> *Ein verantwortungsvoller Patient arbeitet aktiv an seiner Gesundung mit und begibt sich nicht träge in die Hände eines Arztes.*

Aussehen

Zuerst schaut man sich die Farbe des Gesichts an, ob es einen gelben, weißen, grauen, roten oder bläulichgrünen Schimmer hat. Dies gibt Hinweise auf die Kraft des Qi und des Blutes der Organe. Ein *rotes Gesicht* zeigt eine Überaktivität und Hitze, wie wir es von hohem Blutdruck oder Fieber her kennen. Eine *blaßweiße Farbe* ist Ausdruck für Kälte, eine Fülle an Yin oder einen Mangel an Qi und Blut. Eine *gelbliche Farbe* kann ein Hinweis auf innere Feuchtigkeit sein, da innere Flüssigkeiten gestaut werden, wie bei der Gelbsucht. Eine *bläuliche Gesichtsfarbe* ist ein Ausdruck für starke Kälte und Schmerzen, besonders im Bereich des Bauches.
Anschließend betrachtet man die äußere Erscheinung. Dazu zählt die Gestalt, das Beobachten von Gebärden und Verhaltensweisen, die Art und Weise von Körperbewegung und Sitzhaltung.
Grundsätzlich gilt hier die Yin- und Yang-Regel der chinesischen Medizin, nach der das Yang die Aktivität repräsentiert, das Yin die Passivität. Lebhafte Patienten mit schnellen, hektischen Bewegungen entsprechen dem Yang, die passiven, ruhigen dem Yin.
Ein wichtiger Schlüssel bei der Untersuchung ist die Betrachtung bestimmter Körperpartien: Augen, Nase, Lippen und Mund, Zähne, Rachen, Haut und Kopfbehaarung.
Einige Beispiele:

rote Bindehaut	– Hitze in der Leber
klarer, heller Nasenausfluß	– Wind-Kälte der Lunge
Ohrenrauschen	– Schwäche des Yin der Niere
rote Lippen	– Hitze im Magen
Parodontose	– innere Hitze in der Niere
geschwollene, rote Kehle	– Hitze in Lunge und Magen

Zungendiagnose

Dabei kommt der Betrachtung der Zunge eine besondere Rolle zu. Auf ihr sind die Organe als Reflexzonen abgebildet: auf der Zungenspitze befindet sich die Zone für das Herz und die Lunge, seitlich diejenigen für Leber und Gallenblase, in der Mitte der Zone liegen die Zonen für Milz/Bauchspeicheldrüse und Magen, am Übergang zum Zungengrund die Zonen von Dickdarm und Dünndarm, am Zungengrund selbst die Zone für Niere und Blase.

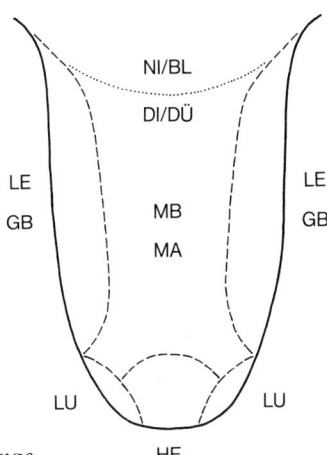

Die Reflexzonen der Zunge

Mit Hilfe der Zungenfarbe, der Zungenform, von Aussehen und Farbe des Zungenbelags und der einzelnen Zonen läßt sich eine präzise Diagnose und Prognose über den Krankheitszustand erstellen.

Auch bei der Inspektion der Zunge gilt die Yin- und Yang-Regel. Eine normale Zunge hat ein hellrotes, zartes Aussehen, ist mäßig feucht und mit einer dünnen, weißen Schicht bedeckt; im Falle einer Störung verändert sie sich entsprechend.

Eine Erkrankung mit Yang-Charakter hat ihren Sitz an der Oberfläche (außen), neigt zu Entzündungen (Hitze) und äußert sich durch einen schweren (Fülle) Verlauf. Bei einer Erkrankung der Oberfläche zeigt die Zunge einen dicken Belag, bei Entzündungsvorgängen ist der Zungenkörper stark gerötet, und Krankheiten mit schwerer Intensität zeigen einen dicken, fest haftenden Zungenbelag mit zuweilen gelblicher Färbung.

Eine Erkrankung mit Yin-Charakter verläuft mit mäßiger Intensität (Leere) und zeigt Zeichen der Schwäche und Kälte (Erschöpfung der aktiven Kräfte) in den Speicherorganen (innen).

Eine Krankheit mit „Yang-Charakter" zeigt demnach:

Yang

Fülle	dicker (klebriger) Belag
Hitze	sehr roter Zungenkörper und gelber Belag
außen	starker Belag

Eine Krankheit mit „Yin-Charakter" zeigt demnach:

Yin

Leere	dünner, zuweilen kein Belag
Kälte	blasser, bläulicher Zungenkörper und weißer Belag
innen	fehlender Belag, rissiger Zungerkörper

Einige Beispiele:

Aussehen des Zungenkörpers	Deutung nach chinesischer Medizin	Deutung nach westlicher Medizin
hellrot oder blaß	Leere von Blut und Qi	Anämie, Nahrungsmangel
dunkelrot	Hitze im Herzen und Blut	hohes Fieber, akute Infektion
rissig	Die Hitze verletzt die Körperflüssigkeiten	Zustand nach Nahrungs- oder Wassermangel und Fieber
dünner und weißer Belag	oberflächliche Windkälte	Anfangsstadium einer Erkältung
gelber Belag	Störung mit Hitzecharakter auf dem Weg nach innen	Verdauungsstörungen, ernste Erkrankungen

Abhören

Das Abhören bezieht sich auf das Atmungssystem und den Husten sowie die Sprache. Indem man auf die Lautstärke und die Art der Stimme achtet, erfährt man etwas über die Konstitution.

Der Fülle-Typ hat eine laute Stimme und eine schnelle Sprache, der Schwäche-Typ dagegen eine leise, bedrückte Stimme.

Kinder, die nachts schreien, leiden unter innerer Hitze, ein Zustand, der bei Hauterkrankungen wie Neurodermitis auftritt, während plötzlich einsetzendes Schreien ein Vorzeichen für Krampfanfälle ist.

Derjenige, der Selbstgespräche führt, wenn er allein ist, hat eine Herz-Qi-(Funktions-)Schwäche, denn die Zunge und das Reden sind nach den 5 Elementen mit dem Organ Herz verbunden.

Durch das *Riechen* erfaßt der Arzt der chinesischen Medizin in erster Linie den Mund- und Körpergeruch des Patienten. Ein fauler Mundgeruch kommt meist von Verletzungen und Ernährungsstörungen des Zahnfleischs; ein saurer Mundgeruch ist ein Hinweis auf Verdauungsstörungen. Dies heißt in der chinesischen Diagnostik „Qi-Stagnation des Magens" und bedeutet soviel wie Nahrungsmittelstau. Dieser Zustand erscheint häufig bei Menschen mit unregelmäßiger Nahrungsaufnahme und gleichzeitigem Bewegungsmangel.

Ein auffallend scharfer Schweißgeruch tritt auf, wenn die Abwehrkraft des Betroffenen durch Wind, Hitze oder Nässe im Inneren beeinträchtigt ist. Das bedeutet nach westlicher Diagnostik, daß der Stoffwechsel von Leber und Niere gestört ist und die sauren, giftigen Stoffwechselprodukte über den Schweiß ausgeschieden werden.

Befragen

Das Befragen oder die Anamnese wird in der chinesischen Heilkunde auch das „Lied der 10 Fragen" genannt. Sie hilft dabei, die Ursache und den Verlauf einer Krankheit zu bestimmen. Dazu fragt man nach Fieber, Schweiß, Appetit, Durst, Geschmack, Stuhlgang und Urin, Schmerzen, Schlaf und Menstruation.

Beispiele:

Der Arzt der chinesischen Medizin deutet	als Zeichen von
Frösteln, Neigung zu kalten Füßen und Händen	Windkälte oder Schwäche des Yin
inneres Hitzegefühl	Schwäche des Yin
Fieber mit Schüttelfrost	Windhitze
spontanes Schwitzen	Funktions-(Qi-)schwäche des Herzens
Nachtschweiß	Yin-Schwäche von Lunge und Herz
Appetitlosigkeit	Funktionsschwäche von Milz und Magen
Heißhunger	Hitze im Magen

Der Arzt der chinesischen Medizin deutet	als Zeichen von
Durstlosigkeit	innerer Feuchtigkeit
Durst nach heißen Getränken	innerer Kälte
bitteren Mundgeschmack	Überaktivität in Leber und Gallenblase
pappigen Mundgeschmack	Feuchtigkeitsstau im Magen
Blut im Stuhl	Magenfeuer (Ulkus, Krebs, Hämorrhoiden)
Verstopfung	Schwäche des Yin (Säfte)
Durchfall	Kältenässe, Funktionsschwäche der Milz
Schmerzen durch Druck verschlimmert	Fülle in Magen und Darm, Stauung des Qi
Schmerzen durch Druck gebessert	Leere des Qi
Schlaflosigkeit	Schwäche des Blutes, Überfunktion des Herzens
verspätete Menstruation	Erschöpfung des Blutes, Stagnation des Leber-Qi
verfrühte Menstruation	Hitze oder Schwäche des Blutes

Die altchinesische Medizin kannte keine Indikationen. Sie versuchte, die zahlreichen Symptome unter einem Hauptnenner einzuordnen. Entweder war das Yin (das Gewebe oder die Körperflüssigkeit) oder das Yang (Vitalkräfte, Funktion) in einem Ungleichgewicht, einem Zustand der Überfunktion (Fülle) oder der Schwäche (Leere).
Zeigt ein Patient nur leichte Symptome, die westliche Ärzte nicht als krankhaft ansehen würden, wie z. B. einen Schluckauf oder Kopfschmerzen, so bezeichnet dies die chinesische Medizin als eine Funktionsschwäche oder „Qi-Schwäche". Ein Kopfschmerz, der im Hinterkopf lokalisiert ist und in den Nacken ausstrahlt, wird organisch einer Funktionsschwäche der Niere und Blase zugeordnet. Entsprechend spricht ein Arzt der chinesischen Medizin von einer Nieren- oder Blasen-Qi-Schwäche.

Abtasten

Eine besondere Diagnose ist das Abtasten des Pulses. Ähnlich wie auf der Zunge gibt es auch hier 3 Ebenen oder Pulstaststellen. Auf jedem Arm befinden sich 3 Zonen an der Arteria radialis (Speichenschlagader), die Rückschlüsse auf Funktion und Aktivität der einzelnen Organe geben.

Der Patient sitzt zur Pulsuntersuchung vor dem Behandler und streckt beide Unterarme mit den Handtellern nach oben aus, wie in der Skizze dargestellt. Der Behandler fühlt nun mit den Fingerkuppen seiner Hände die verschiedenen Pulstaststellen, indem er einmal stark und ein 2. Mal leicht gegen das Gefäß drückt. Dadurch verändert sich der Widerstand des Gefäßrohres. Der Arzt erhält Informationen über Rhythmus und Geschwindigkeit der Pulswelle des fließenden Blutes und über die Spannung der Arterie selbst.

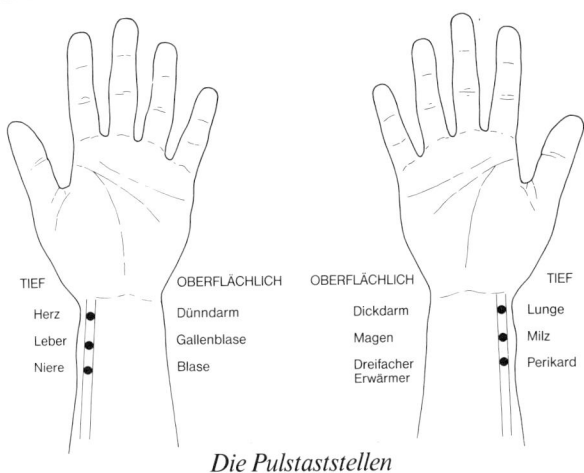

TIEF		OBERFLÄCHLICH	OBERFLÄCHLICH		TIEF
Herz		Dünndarm	Dickdarm		Lunge
Leber		Gallenblase	Magen		Milz
Niere		Blase	Dreifacher Erwärmer		Perikard

Die Pulstaststellen

Außerdem sind die Pulstaststellen den Organen zugeordnet: Auf dem linken Arm tastet man in der Tiefe Herz, Leber und Niere, oberflächlich Dünndarm, Gallenblase und Blase, auf dem rechten Arm in der Tiefe Lunge, Milz und Kreislauf und oberflächlich Dickdarm, Magen und den Stoffwechsel. Die Speicherorgane werden also tief und die Werkstattorgane an der Oberfläche getastet. In den modernen Schriften über chinesische Medizin ersetzte man die Funktion „Kreislauf" durch die Bezeichnung *Perikard* (Herzbeutel) und die Funktion „Stoffwechsel" durch *Dreifacher Erwärmer*.

Der chinesische Arzt verwendet die Pulsdiagnostik neben einem ausführlichen medizinischen Gespräch und der körperlichen Untersuchung zur Unterstützung der

Diagnosestellung. Er prüft so die Funktion der Organe und die Aktivität bzw. die Energieverhältnisse in den Organen und Meridianen (Leitbahnen, als Projektion der Organe auf die Haut).

Man unterscheidet je nach schriftlicher Quelle zwischen 17 und 28 Pulsqualitäten. Die Unterscheidung erfolgt nach Frequenz, Rhythmus, Volumen (Amplitude), Härte (Konsistenz) und einiger Besonderheiten.

Auch hier findet die Regel von Yin und Yang zur groben Unterscheidung der Qualitäten Anwendung. Die Pulse mit Yang-Charakter sind kräftig, schnell und oberflächlich, stolpern (mal schnell, mal langsam), setzen aus oder sind unregelmäßig. Die Pulse mit Yin-Charakter sind schwach und ohne Widerstand, langsam, klein und in der Tiefe.

Das Wichtige bei der Pulsdiagnostik ist nicht die Beurteilung der verschiedenen Organe und Pulstaststellen, sondern, eine allgemeine Qualität entsprechend der Regeln von Yin und Yang und der 8 Leitkriterien zu erfassen.

Die folgende Tabelle verdeutlicht diese Regeln: Ein Patient hat einen kräftigen Puls an allen Pulstaststellen bei einem Krankheitsbild der „Fülle", d. h., wenn die Abwehrenergie mit der krankmachenden Störung kämpft, wie wir dies bei Infektionskrankheiten kennen. Der Puls wird sehr schnell bei Erkrankungen mit „Hitze"-Charakter; dies sind Krankheiten mit starker Überfunktion der Organe und bei inneren und äußeren Entzündungsvorgängen. Der Puls ist oberflächlich, wenn eine äußere Störung, z. B. durch einen grippalen Infekt (Windkälte oder Windhitze), auftritt. Erkrankungen mit Yin-Charakter sind Krankheitsbilder, bei denen die Abwehrkraft geschwächt ist und sowohl Vitalität (das Qi) als auch die Säfte (das Blut) vermindert sind. Dies ist ein Zustand der „Leere" und äußert sich durch einen schwachen Puls. Die Frequenz des Pulses nimmt ab bei Krankheiten, bei denen die Blutbewegung durch die Kälte erstarrt („Kälte"). Dringt eine Störung weiter in das Innere des Körpers vor, so daß sich eine Krankheit manifestiert und in einen chronischen Zustand übergeht, kann man den Puls nur noch sehr tief und bei festem Druck spüren.

Eine Krankheit mit „Yang-Charakter" zeigt demnach:
Yang
Fülle	kräftiger Puls mit Widerstand in der Tiefe
Hitze	schneller Puls, mehr als 6 Schläge pro Atemzug
außen	oberflächlicher Puls, bioklimatischer Einfluß

Eine Krankheit mit „Yin-Charakter" zeigt demnach:
Yin
Leere	schwacher, weicher Puls
Kälte	langsamer Puls, gespannt
innen	tiefer Puls, die Krankheit ist organisch

Neben der Pulsdiagnose am Arm tastet man manchmal auch noch Pulse am Hals, an der Stirn oder am Fuß ab; außerdem tastet man bei Herz- und Bauchschmerzen den oberen und unteren Bauch ab und überprüft den Druck der Eingeweide sowie die Druckschmerzhaftigkeit einzelner symptomatischer Alarmpunkte.

Ist der Bauch gespannt, handelt es sich um einen Füllezustand, ist er kalt und das Drücken zeigt keinen Widerstand, könnte es z. B. ein Durchfall durch Kälte (kalte Speisen) sein.

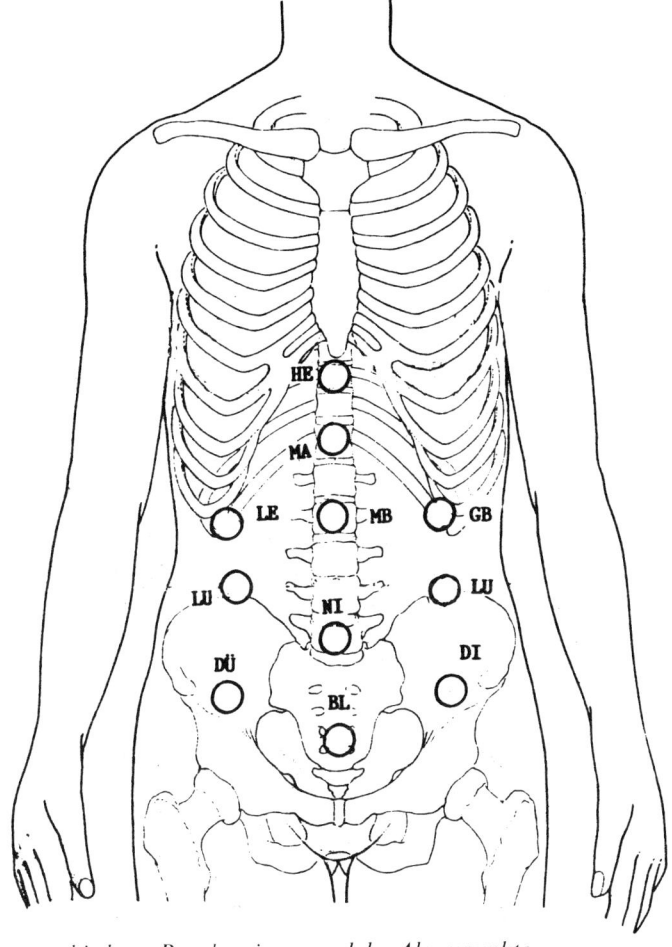

Abtasten verschiedener Bauchregionen und der Alarmpunkte

Diagnose mit Hilfe von Yin und Yang

Die 2-Wurzel-Lehre

Die Krankheitsursache kann innerer oder äußerer Natur sein, doch verletzt sie entweder das Yin (die Substanz, das Blut und die Körperflüssigkeiten) oder das Yang (das Nahrungs-Qi oder das Abwehr-Qi). Sind beide Kräfte im Gleichgewicht, stellt sich Gesundheit ein. Yin und Yang können in eine Überaktivität oder in eine Unteraktivität geraten.

Gesundheit

Yang
Nahrungs - Qi
Abwehr - Qi

Yin
Blut
Körperflüssigkeit

Gleichgewicht von Yin und Yang

Die 4 Aspekte der 2-Wurzel-Lehre

Yang-Wurzel	**Yin-Wurzel**
Nahrungs-Qi	*Körperflüssigkeit*
Es stärkt und erhält die	Sie befeuchtet und kühlt
Funktion der Gewebe und	die Haut, Gelenke und
Organe	Körperöffnungen
Abwehrkraft	*Blut*
Sie erwärmt und schützt	Es ernährt die Organe,
Haut und Muskeln, hält	Muskeln und Knochen,
die Organe in richtiger	transportiert das Qi
Position	in den Gefäßen
Allgemein:	
erwärmender, antreibender,	fließender, ernährender,
schützender Aspekt	formierender Aspekt

Jedes lebendige Wesen besitzt – wie schon erwähnt – eine Energie, die aus 2 Anteilen besteht, nämlich Yin und Yang. Der Yin-Aspekt einer Energie ist die Struktur, die Materie oder das Körperliche; der Yang-Aspekt einer Energie ist die Dynamik, das Aktive und Funktionelle.

Die Quelle dieser Kraft ist die allgemeine Lebensenergie, wie sie dem Neugeborenen von den Eltern mit auf den Weg gegeben wird. Im Westen bezeichnen wir das mit Konstitution und Erbanlagen. Dies ist der Startpunkt für das Wachstum des neugeborenen Menschen, der von nun an durch Kräfte des Yin (Nahrung, Wasser) und des Yang (Funktionstüchtigkeit, Atmung) vital und lebendig gehalten wird.

Betrachten wir Yin- und Yang-Anteil des Körpers genauer, besteht die „Yang-Wurzel" aus der Nähr- und Schutzenergie, die „Yin-Wurzel" aus dem substantiellen Teil im lebenden Organismus. Die Kräfte der Yang-Wurzel besitzen Yang-Eigenschaften (d. h. Produktion von Wärme und Aktivität), diejenigen der Yin-Wurzel Yin-Eigenschaften (d. h. kühlende, ernährende Eigenschaften zum Aufbau von Körpersubstanz).

Beide Wurzeln können geschädigt werden: Das Yin wird betroffen, wenn die Struktur des Körpers angegriffen (z. B. Parodontose, Magenschleimhautdefekt), beschädigt (Unfall) oder verringert wird (z. B. Knochenentkalkung, Haarausfall). Das Yang wird betroffen, wenn eine Antriebsschwäche, verminderte Lebenswärme oder verschlechtertes Reaktionsvermögen beobachtet werden.

Diagnose akuter und chronischer Erkrankungen

Erkrankung mit Yang-Charakter

Erinnern wir uns an die für die Kennzeichnung von Yin und Yang so wichtige Abbildung, die beiden ineinander verschlungenen Fischblasen (S. 26). Das, was dort als dynamischer Fisch gezeichnet wurde, finden wir erneut als Abstraktion in den beiden Wurzeln. Nur eins läßt sich in dieser Abstraktion nicht darstellen: die sanften Übergänge und die immerwährende Umwandlung von Yin in Yang und von Yang in Yin.

Wie die Dämmerung Tag und Nacht miteinander verbindet, bringt die Nacht den Tag und der Tag die Nacht hervor. Yin und Yang bedingen und ergänzen einander, denn sie erzeugen und erhalten sich gegenseitig.

Daraus folgt die Regel:
Yin erzeugt Yang, und Yang erzeugt Yin.

Wenn daher eine der unten genannten Wurzeln in Fülle oder Leere ist (hier Yang-Fülle und Yin-Leere), so beeinflußt dies auch die andere Wurzel. Im Krankheitsfall bewirkt ein Yang-Überschuß, daß das Yin aufgebraucht wird, dadurch verliert das Yang seinen Halt und wird frei.

Erkrankung mit Yang Charakter

Akuter Zustand   Chronischer Zustand

Yang - Fülle   Yin - Leere = scheinbares Yang

In dieser Tabelle sind die wichtigsten Symptome einer Yang-Fülle bzw. einer Yin-Leere zusammengefaßt, die ein Patient mit einem entsprechenden Krankheitsbild im Idealfall zeigen würde. Wenn sich das Yang über das zuträgliche Maß entfaltet (linke Abbildung, helles Feld), stellen sich Überaktivität und Erregtheit ein; die Säfte werden geschmälert (rechte Abbildung, gestreiftes Feld), was man am Durst und dem konzentrierten Urin erkennen kann.

Doch nicht immer muß das Yang überaktiv werden, um das Yin zu verletzen. Es gibt zahlreiche chronische Krankheiten, bei denen das Yin (Blut, Bindegewebe, Körpersäfte) durch falsche Ernährung und Alterungsprozesse verringert wird.

Symptomatik:

Krankheit:	kurze Dauer, heftig und stark einsetzende Beschwerden
Konstitution:	kräftig, muskulös, robust, fettleibig
Gesicht:	rot und heiß oder fleckig
vegetativ:	schlaflos, unruhig, geschwätzig, nervös
Bewegung:	überaktiv, extrovertiert, allgemeiner Bewegungsdrang
Schmerzart:	klopfend, heftig, stechend, Neigung zu Krämpfen, Kontakt unangenehm
Verdauung:	vermehrter Appetit
Urin:	dunkel, trübe, vermindert
Stuhlgang:	Verstopfungsneigung

Druck:	Verschlechterung bei Druck
Verhalten:	die Stimme ist laut und kräftig, reges Interesse und Anteilnahme, egoistisch
Zunge:	geröteter Zungenkörper; trockener, gelber, dicker Zungenbelag oder kein Belag
Puls:	schnell, oberflächlich, kraftvoll, rasche Frequenz; tief, dünn (chronisch)

Erkrankung mit Yin-Charakter

Akuter Zustand   Chronischer Zustand

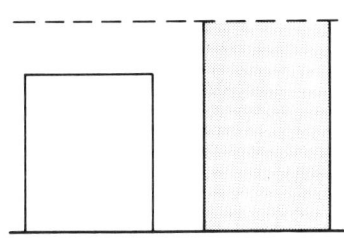

Yin - Fülle   Yang - Leere = scheinbares Yin

Die linke Abbildung zeigt eine Fülle an Yin, sichtbar an dem dunklen Überschuß, die rechte Abbildung einen Mangel an Yang. Zunächst erscheint es unverständlich, weshalb ein Mensch an einer Yin-Fülle (= viel Blut, Körperflüssigkeiten, Knochen- und Muskelgewebe) erkranken kann; denn ein Überschuß an Substanz sollte ja eine gute Konstitution bewirken. Die Wirklichkeit zeigt jedoch, daß eine Anhäufung von Yin in Form von Zusammenballungen und Ablagerungen die Funktion und Aktivität der Organe beeinträchtigt (= Yang-Schwäche).

Die Akkumulation von Mineralien, Säuren und anderen Stoffen führt nach der westlichen Medizin zu Gallen- und Nierensteinen oder im Sinne einer Ablagerung zu Arteriosklerose, die Bluthochdruck und Herzinsuffizienz verursachen kann.

Eine Yin-Fülle führt so zu einem Funktionsmangel von Organen, einer Yang-Leere, wie sie das 2. Bild darstellt. Ein Mangel an Yang bedeutet eine verminderte Lebenswärme, die sich symptomatisch in allen Organen äußern kann, besonders aber in den unteren Körperpartien (Niere und Unterleib), die zusätzlich sehr leicht durch innere und äußere Kälte erkranken können.

Symptomatik:

Krankheit:	lange Dauer und chronisch schleichend, nicht so heftig
Konstitution:	dünn, hager, grazil, leptosomer Typ
Gesicht:	blaß und fahl, gelblich durchscheinend
vegetativ:	körperlich und geistig träge, müde, erschöpft
Bewegung:	verlangsamte Reflexe, adynamisch, anämisch, unteraktiv und introvertiert
Schmerzart:	dumpf, mäßig und grabend; Besserung durch Druck und Massage
Verdauung:	verminderter Appetit, Völlegefühl durch Feuchtigkeit; Übelkeit frühmorgens
Urin:	Inkontinenz oder viel und klar
Stuhlgang:	Neigung zu Durchfall, wäßrigem Stuhl mit unverdauten Nahrungsresten
Verhalten:	spricht wenig und mit leiser Stimme, müde
Zunge:	blaß und zart, Belag weiß, feucht, dick, zuweilen geschwollen
Puls:	tief, verlangsamt oder oberflächlich, voll

Die chinesische Diätetik und Pharmazie

Nachdem ein Patient genauestens durch Puls- und Zungendiagnostik untersucht worden ist und festgestellt wurde, ob es sich um eine Krankheit mit Yin- oder Yang-Charakter handelt und welcher Funktionskreis betroffen ist, kann man nun entsprechend der gleichen Regeln (Yin und Yang, 5 Elemente und die 8 Leitkriterien) die Symptome und ihre Ursachen mit Hilfe von Arznei- und Nahrungsmitteln behandeln.

Die alten chinesischen Ärzte kannten keinen Unterschied zwischen Nahrung und Medizin, da ja alles, was der Mensch zu sich nimmt, den Körper stärkt oder schwächt. Schon vor 1700 Jahren zogen Heiler mit ihrem Bündel an Heilkräutern und Akupunkturnadeln durch das Land und benutzten sogar Tierorgane (z. B. Schilddrüse, Leber, Niere, Hirn) für die Therapie vieler damals schwer heilbarer Krankheiten. Es entstand ein recht einfaches, übersichtliches System der Heilkräuter- und Nahrungsmitteltherapie.

Klassifizierung der Nahrungmittel und Kräuter

Nach dem Geschmack:
  bitter, süß, sauer, scharf, salzig
Nach der Art der Energie bzw. der Temperaturausstrahlung:
  heiß, warm, kalt, kühl
Nach der Richtung der Energiebewegung:
  oben, unten, außen, innen (steigen, schweben, sinken, fallen)
Nach der Energiedynamik:
  Bezug zu den inneren Organen und Meridianen

So wie die 5 äußeren Umweltfaktoren oder die inneren, psychischen Faktoren über eine Wirkung und Wirkrichtung auf bestimmte Körperzonen verfügen, üben auch die Arznei- und Nahrungsmittel einen Einfluß auf die Funktionskreise der Organe aus. Aus diesem Grund wurden Kräuter und Nahrungsmittel geschmacklich getestet und nach verschiedenen Kriterien (Geschmack, Konsistenz, Farbe, Form) den 5 Elementen zugeordnet.

Die 5 Geschmäcker (Wu Wei)

Die chinesische Heilkunde kennt 5 verschiedene Geschmacksrichtungen, die jeweils eine Wirkung auf die inneren Organe ihres gleichen Elements haben.

Holz:	sauer	(Suan)	Leber + Gallenblase
Feuer:	bitter	(Ku)	Herz + Dünndarm
Erde:	süß	(Gan)	Milz + Magen
Metall:	scharf	(Xin)	Lunge + Dickdarm
Wasser:	salzig	(Xian)	Niere + Blase

Auch bezüglich der 5 Geschmäcker gelten die beschriebenen Regeln der 5 Elemente vom Fütterungs- und Kontrollzyklus (s. Seite 31).
Saure Nahrung sammelt das Blut in der Leber, stärkt die Kontraktionskraft des Herzens, schwächt aber bei übermäßigem Genuß die Kraft der Milz, führt zu verhärtetem Muskelgewebe und Muskelschwund und kann durch die verstärkte Bildung von Darmsäften zu Durchfällen führen.
Bittere Nahrung unterstützt die Herz-Kreislauf-Aktivität und stärkt die Gefäße, verletzt jedoch bei übermäßigem Genuß die Funktion von Milz und Magen; dies führt zu Erbrechen („das Magen-Qi steigt nach oben") oder über die austrocknende Wirkung zu Verstopfung. Auch trockene Haut, Haarausfall und Mineralverlust können begleitend auftreten.
Süße Nahrung befeuchtet und dehnt den Verdauungstrakt, entspannt den Herzmuskel, während ein übermäßiger Genuß das Bindegewebe aufschwemmt und die Knochen schwächt.
Scharfe Nahrung zerstreut Ansammlungen von Feuchtigkeit in der Lunge, öffnet die Hautporen und bewirkt eine freie Zirkulation von Speichel und flüssigen Sekreten. Ein übermäßiger Genuß scharfer Nahrungsmittel verhärtet die Muskeln und schädigt Sehnen und Nägel.
Salzige Nahrung entwässert und entschlackt die Nieren, ein übermäßiger Genuß erhärtet die Blutgefäße und ermüdet Muskulatur und Knochen.
Nicht immer läßt sich jedoch genau definieren, welches der genaue Geschmack der Nahrungsmittel und Heilpflanzentees ist. Viele Nahrungsmittel, so etwa Obst, Gemüse, Getreide, Fleisch oder Gewürze, haben häufig mehrere Geschmacksrichtungen; Zimt z. B. ist süßlich, bitter und zugleich scharf. Auch der Kochprozeß oder

das Mischen von Nahrungsmitteln kann den Geschmack und das Temperaturverhalten verändern.

Die Temperaturausstrahlung

Im klassischen Werk *Nei-jing Su-wen* heißt es: *„Heiße Krankheiten müssen gekühlt werden, und kalte Krankheiten müssen gewärmt werden".*
Jeder Mensch empfindet und handelt intuitiv nach diesem Prinzip. Wenn man im Winter friert oder sich erkältet hat, verlangt der Körper nach einem erwärmenden Getränk oder Mahl, während man sich an heißen Tagen oder bei Fieber nach erfrischenden, kühlen Getränken oder Speisen sehnt.
Entsprechend dieser Erfahrung wurden Nahrungs- und Arzneimittel (tierische, pflanzliche und mineralische Produkte) nach Yin und Yang unterteilt, die hier das Temperaturverhalten differenzieren:

Yang = heiß, warm   Yin = kalt, kühl

Die Chinesen unterscheiden danach heiße, warme, kalte und kühle Arznei- und Nahrungsmittel sowie solche, die temperaturneutral sind.
Aufgabe der erwärmenden „Medikamente" ist es, die Aktivität und Funktion der Organe anzuregen und „innere Feuchtigkeit" auszutrocknen, während die kalten und kühlen „Medikamente" die Hitze im Körper kühlen und die Säfte unterstützen.
Eine Liste der Temperaturklassifizierung der Nahrungsmittel finden Sie auf Seite 168.

Die 5 Geschmäcker und ihre Wirkung

Die Energiebewegung eines Geschmacks wird durch die Wirkung bestimmt:
sauer   zusammenziehend, adstringierend, ansammelnd
         Therapie: konzentriert Flüssigkeit im Körper, erfrischend, ausscheidend
bitter   austrocknend, verhärtend, festigend
         Therapie: abführend und trockenlegend, ausleitend
süß   harmonisierend (tonisierend, entspannend)
         Therapie: produziert Feuchtigkeit, anregend
scharf   zerstreuend, auflösend, bewegend
         Therapie: die Oberfläche freimachend, reguliert Qi, schweißtreibend, zerstreut Verdichtungen
salzig   abführend, erweichend
         Therapie: Verfestigungen aufweichend, harntreibend

Für die Chinesen ist der Geschmack mehr als nur die Wahrnehmung der feinen Papillen der Zunge. Er ist eine Empfindung, die Auswirkungen auf Organe und Psyche hat. Diese Wirkung beruht auf dem Temperaturverhalten und der Energiebewegung, die ein einzelner Geschmack verursacht. Dadurch ist es möglich, Nahrungsmittel und Heilpflanzen gezielt für die Therapie einzusetzen.

Fast jeder Mensch hat eine Vorliebe für einen Geschmack oder manchmal auch eine Abneigung gegen einen solchen. Das auffallende Verlangen eines Patienten nach Nahrungsmittel mit einem spezifischen Geschmack ist sein Verlangen, sich auszugleichen. Dieser Ausgleich geschieht aufgrund der Tatsache, daß die Geschmäcker (süß, sauer, salzig, bitter und scharf) eine Wirkung auf die Säfte und aktiven Energien im Körper besitzen.

Leidet jemand unter Halsschmerzen, einem trockenen Hals oder Husten, hat er das Verlangen, seine Schleimhäute zu kühlen und zu befeuchten; diese Wirkung hat der „süße Geschmack". Wir wissen, daß Honig, Süßholz und Sirup eine schnelle Linderung verschaffen. Aber auch andere Nahrungsmittel, die süß sind, wie Kartoffeln, Möhren, süße Äpfel, süßer Reis, werden langfristig einen Verlust an Körperflüssigkeit wieder aufbauen.

Das Gegenteil kann entstehen, wenn jemand den Nahrungsmitteln mit süßem Geschmack verfällt, und das müssen nicht nur Schokolade und Kuchen sein. Dies würde eine Ansammlung von Flüssigkeiten und Schleimstoffen bewirken, wie man es bei Patienten mit morgendlicher Übelkeit und Neigung zu Husten mit Auswurf findet. Im letzten Fall steigen die Säfte des Magens nach oben, ähnlich wie bei schwangeren Frauen, die durch das vermehrte Fruchtwasser über die gleichen Symptome klagen. Daher greift so manche Schwangere zu sauren Gurken, die durch ihre Wirkung Flüssigkeiten im Körper konzentrieren. Ein säuerlicher Tee, z. B. Früchte-, Malven- oder Hibiskustee, würde auch bei morgendlicher Übelkeit helfen.

Was trinkt so mancher Gast gerne nach einem üppigen Mahl? – Einen Magenbitter. Der bittere Geschmack hat eine anregende Wirkung auf die Verdauungsorgane. Daher nimmt ein Patient, der unter chronischer Verstopfung leidet, bittere Abführmittel ein. Die bitteren Kräuter wirken im Verlauf der Därme nach unten, so daß eine Nahrungsmittelstagnation leicht behoben werden kann.

Die Richtung der Energiebewegung

Betrachtet man die Energiebewegung der 5 Geschmäcker, so erkennt man, daß *süß* und *scharf* eine Wirkungsrichtung nach oben und nach außen, *bitter, salzig* und *sauer* eine Tendenz nach unten und nach innen haben.

Da das Arznei- oder Nahrungsmittel entweder eine Yin-Bewegung nach innen und

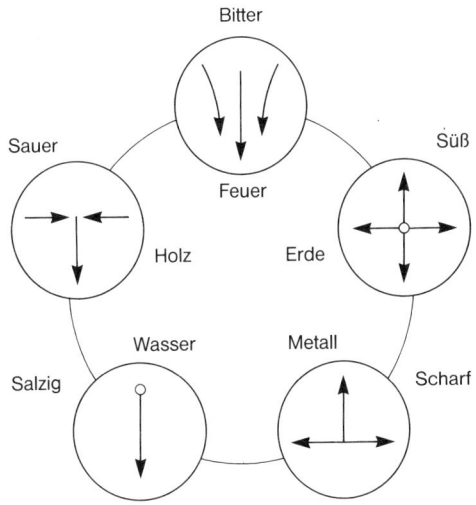

Die Energiebewegung der 5 Geschmäcker

unten oder eine Yang-Bewegung nach oben und außen hat, findet dieses Prinzip bei der Therapie von Krankheiten Anwendung.

Leidet jemand zum Beispiel unter Durchfall oder Organsenkungen – einem krankhaften Zustand, bei dem das Qi (die Energie) nach unten drängt –, muß man versuchen, das Yang anzuheben; leidet man an einer Erkältung, die oberflächlich in Haut und Muskeln eingedrungen ist (das Qi stagniert), muß der Wind vertrieben und die Kälte zerstreut werden.

Bei Husten, Erbrechen, Schluckauf oder Bewegungen, wo das Qi nach oben drängt, muß man mit bitteren, sauren oder salzigen Arzneien oder Nahrungsmitteln versuchen, den Reiz zu lindern, das aufsteigende Qi beruhigen und nach unten leiten.

Bei Krankheiten mit starkem Hitzecharakter, Schweißausbrüchen und Entzündungen versucht man, die Hitze zu kühlen, das rasende Qi zu beruhigen und die Schweißbildung zu hemmen.

.

Wirkrichtung	*Qi-Verlauf*	*Indikation*
Steigen	Das Qi drängt nach unten	Durchfall, Organsenkung
Schweben	Das Qi stagniert	Erkältung
Fallen	Das Qi drängt nach oben	Husten, Erbrechen
Sinken	Das Qi erschöpft sich	Fieber, Entzündungen

Die Begriffe Steigen und Schweben symbolisieren die Wachstumsphasen von Frühling und Sommer; sie sind die aktiven Kräfte, die eine Wirkrichtung nach oben und nach außen haben. Fallen und Sinken entsprechen den sammelnden Kräften von Herbst und Winter, die eine Wirkrichtung nach unten und innen einschließen.

Diese Begriffe der chinesischen Arzneimittellehre entstanden in Anlehnung an das uralte Einteilungsschema der chinesischen Medizin für Körperbereiche (oben, unten, innen und außen).

Medikamente mit steigender und schwebender Wirkrichtung helfen in erster Linie bei Erkrankungen durch die Faktoren Wind und Kälte, die nach der chinesischen Medizintheorie das Qi (hier Energie) der Organe stauen oder nach unten drängen.

Die Arzneien mit fallender und sinkender Wirkrichtung helfen bei Krankheitszuständen, bei denen das Qi sich erschöpft oder nach oben drängt, das heißt bei Krankheiten mit Hitzecharakter, um das aufsteigende Yang abzuleiten oder bei Fieber die Schweißbildung zu hemmen.

Außerdem kann man die Wirkrichtung auch nach Pflanzenteilen einteilen. Danach sollen Arzneimittel, die aus Blüten oder leichten Blättern hergestellt wurden, eine steigende und schwebende Eigenschaft besitzen; denjenigen aus schweren Früchten und Samenkörnern wird eine fallende bzw. sinkende Tendenz nachgesagt.

Beispiele zur Therapie eines Funktionskreises

Diagnostiziert der Arzt z. B. eine Störung im Funktionskreis des Herzmeridians bzw. im Feuerelement, erkennt er anhand der Symptome, ob es sich um eine Yin- oder Yang-Schwäche oder -Fülle handelt.

Nehmen wir einmal an, ein sensibler Mensch verkraftet das hektische, streßerfüllte Berufsleben nicht. Er ist nervös, leidet unter Schlafstörungen, spricht laut und schnell und kommt eigentlich wegen des erhöhten Blutdrucks und des ständigen unangenehmen Schwitzens tagsüber und in der Nacht zum Arzt. Ein solcher Mensch, der eine Fülle an Yang im Funktionskreis „Herz" hat, leidet auch sonst unter Hitze, sei es durch Sonneneinwirkung, Sauna oder ein heißes Bad. Damit sich das Qi und die Körperflüssigkeiten nicht erschöpfen, benötigt man Heilpflanzen mit einer Yin-Bewegung sauer, bitter oder salzig. Das Temperaturverhalten der Arznei- oder Nahrungsmittel sollte kühl oder kalt sein, unabhängig vom Kochprozeß. Die Energiebewegung sollte nach unten und innen gerichtet, also sinkend oder fallend sein.

Besonders geeignet ist der bittere Geschmack, da er im gleichen Element auf das Herz und die Blutgefäße einwirkt. Entsprechende bittere/kalte Kräuter, wie Enzian, Weißdorn, Baldrian, Schafgarbe und Mönchspfeffer (und noch viele andere chinesische Kräuter) sind für die Therapie geeignet. Als Nahrungsmittel eignen sich Weizen, Salate aus Chicoré, Endivien, Sellerie, aber auch aus dem salzigen Bereich (Seegras, Mungobohnensprossen) oder der sauren Geschmacksrichtung (Zitrone, Buttermilch, Brottrunk, Rhabarber u. a.) für eine gezielte Therapie oder eine zeitweilige Ernährungskur.

Andererseits gibt es auch zahlreiche Nahrungsmittel, die die Herzhitze fördern könnten, wie z. B. Kaffee (bitter/heiß), Anis- oder Fencheltee, scharfe Gewürze wie Pfeffer, Knoblauch, Zwiebel, Porree oder Alkohol (scharf/heiß). Sie sollten bei diesem Patienten vermieden werden.

Es gibt auch verschiedene Medikamente, die den Körper erhitzen, besonders Antibiotika. Die Arznei- und Nahrungsmittel wirken dabei nicht direkt auf das Herz, sondern auf das Syndrom mit all seinen Gemütsbewegungen, Symptomen und Körperäußerungen.

Von einem Syndrom sind oft mehrere Organe betroffen, die sich entsprechend dem Kontrollzyklus schwächen. Der Funktionskreis des Herzens wird von der Niere bzw. dem Wasserelement kontrolliert. Entsprechend kennt die westliche Medizin einen nierenbedingten Bluthochdruck (renale Hypertonie); die Niere verletzt damit den Herz-Funktionskreis. In diesem Fall wäre es notwendig, die Wurzel der krankhaften Störung, also die Niere, mitzubehandeln.

Ein historischer Überblick

Shen Nung

Schutzgeist der Ackerbaus – der 1. Pharmakologe vor 5500 Jahren

Eine Geschichte erzählt über ihn: *„Shen Nung, der „Rote Kaiser", hatte zufrieden den Saal verlassen und sich in seine Gemächer zurückgezogen. Das Volk war eifrig bei der Arbeit auf den Feldern mit seinem neuen Gestell; es war seine Erfindung: ein flügelförmiges Gestell, um den Boden aufzulockern. Nachdem er selbst den Pflug erprobt hatte, widmete er sich nun wieder seiner Leidenschaft, der Beobachtung der Vorgänge im Körper bei Einwirkung und Einnahme von Pflanzendrogen. Jahrelang hatte er täglich eine andere Pflanze auf sich einwirken lassen; giftige versuchte er, durch Gegengifte unschädlich zu machen. "*
In Anerkennung seiner Verdienste, dem Menschen zu zeigen, wie man Getreide anbaut, wilde Tiere zu Haustieren zähmt und verschiedene Kräuterdrogen unterschied, gilt er nicht nur als der Vorfahre der chinesischen Medizin, sondern auch als 1. „Wissenschaftler" auf dem Gebiet der Arzneimittellehre, da er als erster den Wert von Kräutern als Heildrogen erkannte, sie an sich selbst testete und sein gesammeltes Wissen an die nachfolgenden Generationen weitergab.
Nach seinem Tode wurde er von den Bauern als „Meister des Ackerbaus" und von den Kräuterhändlern als Schutzgott verehrt. Ihm wurde auch ein Buch zugeschrieben, das als 1. Arzneibuch in der chinesischen Arzneimittellehre gilt.

Huang Ti – der große medizinische Experte

Huang Ti (2697 – 2597 v. Chr.), der sich in Anlehnung an Kaiser Yen (Shen Nung) *Gelber Kaiser* nannte, weil er die Erde zu seinem Schutzelement erhob, stand diesem an Erfindungen nicht nach. Er beschäftigte sich, inspiriert durch den Anblick der

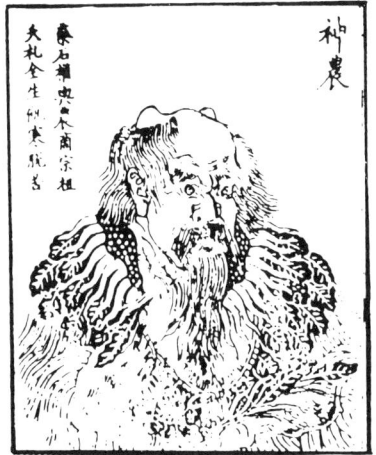

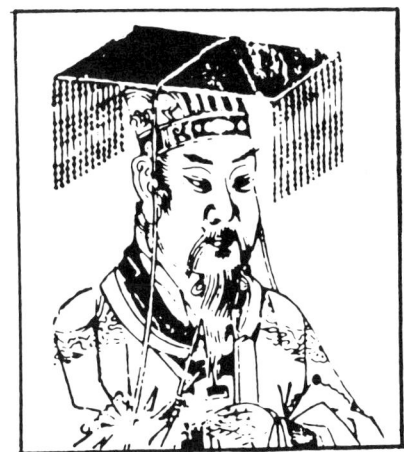

Shen Nung   *Huang Ti*

Sterne des Großen Bären, mit der Konstruktion von Beförderungsmitteln. Doch sein Hauptinteresse galt der Astrologie und ihrer Einwirkung auf den Menschen sowie den verschiedensten medizinischen Fragen.
Besonders auf den Gebieten der Anatomie, Physiologie, Meridianlehre und Akupunktur führten seine Ratgeber Chi Po und Lei Gong mit ihm lange Debatten, die einige Jahrhunderte später in dem berühmten Werk *Huang Di Nei Jing Su Wen*, der „Innere Klassiker des Gelben Fürsten", niedergeschrieben wurden. Es besteht aus 2 Teilen, dem *Su Wen*, das das Basiswissen enthält, und dem *Ling Shu*, eine Art medizinisch-spiritueller Nachtrag, der besonders auf die Technik der Akupunktur eingeht. Dieses Werk wurde im Laufe der Zeit immer wieder neu kommentiert und übersetzt und gilt bis heute als wertvolle Grundlage des altchinesischen medizinischen Denkens, das besagt, daß eine Heilung nur durch die Wiederherstellung eines gestörten Gleichgewichts denkbar ist. Aus diesem Grund geht es besonders auf Begriffe des Tao, seine Urstoffe Yin und Yang und ihr Wirken im Kosmos, in der Natur und im Menschen ein.

Bian Que – der Diagnoseexperte

Das alte China brachte viele Gesundheitsspezialisten hervor. Bian Que, der 407 – 310 v. Chr. lebte, war einer der ersten Ärzte, der eine Anamnese (medizinisches Befragen) erstellte. Sie bestand traditionell aus 4 Methoden: Betrachten, Abklopfen,

Abhören und Befragen. Betrachtet wurde das Aussehen des Patienten, seine Gesichtsfarbe, die Gestalt, Haltung, die Haut, die Zunge und auch das „Shen", seine geistige Haltung und Einstellung zum Leben. Abgehört wurden die Atmung, die Bauchgeräusche und die Weise des Sprechens. Befragt wurde der Patient nach der Krankheitsgeschichte, nach Beruf und verschiedenen Symptomen. Abgeklopft oder gefühlt wurde der Puls an den 9 Pulstaststellen des Körpers.

Bian Que war eine Experte, der in vielen Bereichen der chinesischen Medizin versiert war; so auch in Massage, Kräuterheilkunde, Akupunktur und Frauenheilkunde. Sein berühmtes Werk, das *Nan-jing*, war das 1. Buch über Pulsdiagnose.

Eine Gliederung der Medizin in Fachbereiche, wie wir sie kennen, wenn wir ein Krankenhaus betreten, fand erst 1000 Jahre später statt. Es entstanden 11 Fachrichtungen von Allgemeinmedizin, Kinder-, Frauen-, Augenheilkunde bis zur Chirurgie.

Hua Tuo — der 1. Chirurg

Der erste bekannte Chirurg der Welt lebte im 2. Jh. n. Chr. Es war Hua Tuo (110 – 207), als Gott der Chirurgie verehrt, der durch eine Operation berühmt wurde, bei der er einen Feldherrn, der durch einen giftigen Pfeil am Oberarm verletzt worden war, chirurgisch behandelte. Während Hua Tuo die schwere Wunde ohne Betäubung versorgte, indem er giftiges Fleisch wegschnitt, spielte der Feldherr in aller Ruhe mit einem seiner Freunde Schach.

Hua Tuo, der durch seine Einfachheit, mit wenigen Kräutern und mit ebensowenig Akupunkturnadeln zu behandeln, populär wurde, erfand auch ein ausgezeichnetes Betäubungsmittel, „Ma Fei San", eine Mischung aus Hanf und Wein, das er bei schwierigen Operationen des Bauches einsetzte.

Hua Tuo, der immer ein Volksmediziner blieb und die angebotenen Posten der Regierung verschmähte, gilt auch als Begründer der Heilgymnastik, des Tai Chi Chuan; denn er studierte zahlreiche Bewegungen von Tiger, Bär, Affe, Hirsch und Kranich und schuf daraus eine Gymnastik, die die Muskeln kräftig und geschmeidig hielt und die Blutzirkulation anregte. Hua Tuo erkannte, daß „fließendes Wasser nicht fault" und „Türangeln nicht von Holzwürmern angegriffen" werden, wie er seine Philosophie der Durchblutung in einfachen Vergleichen umschrieb.

Zhang Ji — Hippokrates des Ostens

Ein weiterer bedeutender Arzt dieser Zeit lebte von 142 – 220 n. Chr.: Zhang Ji, der manchmal auch der Hippokrates des Ostens genannt wird. Er war der erste Arzt, der

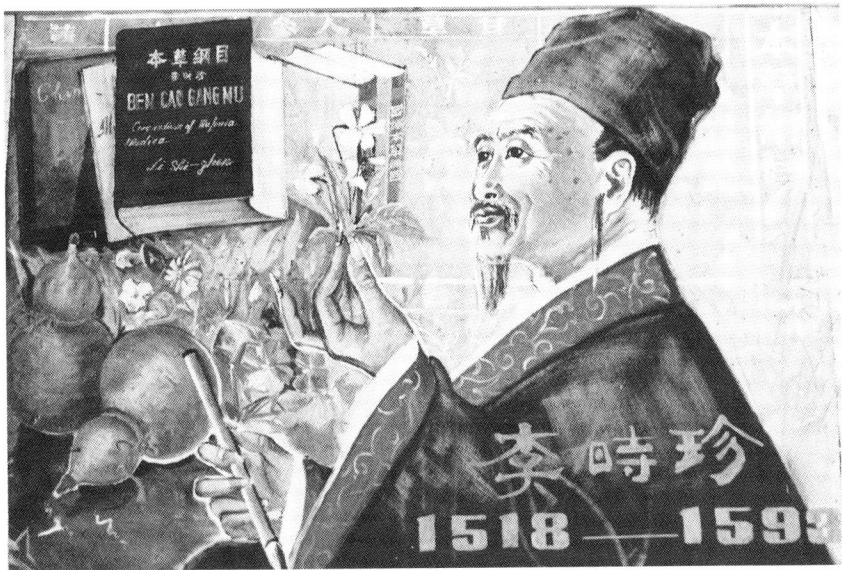

Li Shi Zhen

eine Reihe von Abhandlungen auf dem Gebiet der Fieberkrankheiten verfaßte, indem er die Meridiane mit Krankheitssyndromen (Krankheitsbild mit mehreren charakteristischen Symptomen) in Verbindung brachte.

Zhang Zhong Jing, wie er auch manchmal genannt wird, war ein großartiger Schriftsteller; seine Bücher, das *Shan Han Lun* („Erkrankungen durch Fieber") und *Jin Kuei Yao Lue* („Vergleichende Nebeneinanderstellung der wertvollsten Rezepturen"), werden heute noch in den Schulen der Pharmazie und Akupunktur studiert und die dort beschriebenen Rezepturen bei Erkältungen und Fieberkrankheiten angewandt. Viele seiner einfach gehaltenen Rezepte enthalten das Kraut „Ma Huang" (Herba Ephedra), aus dem die moderne Pharmazie den Wirkstoff Ephedrin entzog, der bei Erkältungskrankheiten Verwendung findet.

Das größte Kräuterwerk aller Zeiten

Ein weiterer Meilenstein in der Geschichte der chinesischen Heilkunde ist die Veröffentlichung des pharmazeutischen Sammelwerks *Ben Cao Gang Mu* („Lehrbuch über medizinische Drogen") von Li Shi Zhen, das er, neben einigen Abhandlungen den Puls betreffend, während 30 Jahren zu einem Monumentalwerk zusammentrug. Li, der 1518 – 1593 lebte, sammelte fast 1900 verschiedene Kräuterarten, bis er genügend Material für das mit 1000 Skizzen illustrierte Kompendium zusammengetragen hatte; er versah die Kräuter mit allen nötigen Angaben über mögliche Fundorte, ihre besonderen Eigenschaften, Anwendungsmöglichkeiten, Wirkung, Art der Gewinnung und Dosierung bei einzelnen Krankheitsfällen.

Ginseng – König der Kräuter

Die älteste und wertvollste Heilpflanze ist der Ginseng (Panax Ginseng – chin.: Renshen); er genießt seit Tausenden Jahren höchstes Ansehen und ist eine der wenigen Heilpflanzen, die auch in Deutschland sehr bekannt geworden sind. Sogar dem Roten Kaiser, Shen Nung, war sie bekannt; er berichtet darüber: *„Ginseng, die Menschenrübe, ist ein Energietonikum. Er beruhigt das animalische Gemüt, festigt die Seele, beugt Angst vor, läßt die Augen glänzen und stärkt die Sehfähigkeit. Weiterhin kräftigt er das Herz und den Verstand und verlängert das Leben."*
Warum diese Wurzel eine solche Bedeutung bekommen hat, liegt vielleicht auch an ihrem menschenähnlichen Aussehen. Mit etwas Phantasie kann man in den markanten Zweigwurzeln leicht Arme und Beine oder ein Gesicht vermuten.
Ginseng war zu allen Zeiten sehr kostbar und teuer; ständig suchte man nach preiswerterem Ersatz und fand diesen in der Codonopsis-Wurzel, die vorwiegend in Mittelchina angebaut wird. Sie hat ähnliche Eigenschaften wie Ginseng.
Die Hauptwirkung des Ginseng ist das Anregen der aktiven Energien, des Qi. Er eignet sich besonders bei Patienten mit schwachen Lebensenergien und folgender Symptomatik: schwacher Puls und Herz, oberflächliche, seichte Atmung, kalte und schwitzige Hände und Füße, allgemeine Abgeschlagenheit bei geringer Belastbarkeit, mitunter Appetitlosigkeit und chronischer Durchfall.
Auch wenn Ginseng zu manchen Zeiten mehr wert als Gold und Silber war und wegen des Raubbaus unter Naturschutz gestellt wurde, ist sein Ruf als Wunderdroge mehr als übertrieben. Er gehörte in China nicht einmal zur Volksmedizin und ist daher weniger populär als Breitwegerich, der auch an vielen deutschen Feldwegen wächst. In China galt Ginseng noch nie als Wunderdroge oder ausschließlich als potenz- oder lebensverlängerndes Mittel; mit diesen Wirkungen wird er gerne dem alternden Touristen feilgeboten.
Die moderne Forschung fand in Ginseng Harz, Saponine, Gerb- und Bitterstoffe, eine große Anzahl an Mineralien und Spurenelementen sowie den Wirkstoff Panazen. Während Saponine den Zuckerstoffwechsel beeinflussen, ist dem Panazen wohl eine Wirkung auf das Herz-Kreislauf-System zuzuschreiben. Man fand bei der pharmazeutischen Untersuchung auch Wirkstoffe, die Ähnlichkeit mit den menschlichen Sexualhormonen haben, doch seine Hauptwirkung bleibt die Stärkung des Herzmuskels und des Nervensystems.

Entwicklung der chinesischen Medizin

Unter der Qing-Dynastie (1644 – 1911) gab es große Fortschritte in den medizinischen Wissenschaften, obgleich der Westen seine anatomischen und physiologischen Kenntnisse viel schneller erweiterte als die Medizin in China, wo es zu dieser Zeit noch verboten war, Leichen zu sezieren.

In erster Linie waren es europäische Missionare, die die Kenntnisse der westlichen Wissenschaften nach China mitbrachten. Sie hatten meist ein größeres medizinisches Trainingsprogramm absolviert und begannen mit ihrer Missionsarbeit in Hongkong, Macao und Kanton, von wo aus sie ins Innere vordrangen. So konnten die fehlerhaften anatomischen und physiologischen Kenntnisse nur allmählich korrigiert werden; auch die Diagnose mit technischen Hilfsmitteln blieb den chinesischen Ärzten, die den Menschen als eine organische Einheit betrachteten, fremd.

Die westliche Medizin bekam einen immer größeren Einfluß in China, da besonders die aristokratische Bevölkerungsschicht der Nadel- und Brennbehandlung vermehrt Skepsis entgegenbrachte, bis 1822 die Ausübung von Akupunktur und Moxabustion (Brennbehandlung) an der „Großen Medizinischen Akademie" durch die Regierung verboten wurde.

Dadurch erzielte die chinesische Medizin einen Einbruch, der um 1920 seinen Tiefpunkt hatte, als die Kuomintang-Regierung befahl, die traditionelle Medizin abzuschaffen. Dies traf auf großen Widerstand in der Bevölkerung. Zwar wurden einige Schulen für Akupunktur beschädigt, dennoch blieben Akupunktur und die verwandten Behandlungstechniken wegen ihrer Einfachheit, Sicherheit und guten Heilwirkung in Gebrauch. Sie hatten aber an Achtung verloren, da es unter den Behandelnden viele Scharlatane gab; die Reichen leisteten sich jede Form von westlicher Medizin.

Dieser Zustand änderte sich unter Mao Zedong (Mao Tse-tung), der die Traditionen schätzte und daher versuchte, westliche und chinesische Medizin gleichermaßen zu fördern. Nach dem Zweiten Weltkrieg und dem Krieg gegen Japan wurden in 29 Provinzen 50 medizinische Schulen eröffnet, an denen auch eine reformierte traditionelle Medizin unterrichtet wurde.

Seit 1958 müssen Studenten der westlichen Medizin einen Teil ihres 5jährigen Studiums der traditionellen Medizin widmen, und Studenten der chinesischen Heilkunde und Akupunktur müssen 1 Jahr lang westliche Medizintheorie lernen.

Daneben bildete sich eine Massenbewegung, die mit großer Begeisterung die Heilbehandlung der Akupunktur wiederentdeckte, entwickelte und neu erfand. Aufgrund der Erfahrung, daß Akupunktur wundersame Erfolge bei der Behandlung von Schmerzen nach Operationen zeigte, benutzte man auch vor und während der Operation in Akupunkturpunkte gestochene Nadeln zur Schmerzbetäubung. Bereits 1959 wandte man die Akupunkturanästhesie bei vielen größeren und kleineren Operationen an: bei der Geburtshilfe (Kaiserschnitt), bei Operationen des Halses, der Bauchhöhle und der Extremitäten. Um die medizinische Versorgung im ganzen Land und nicht nur in den Großstädten zu garantieren, begann man Anfang der 60er Jahre damit, die Landarbeiter in medizinischen Kursen auszubilden. In diesem Programm wurden Elemente der Volksmedizin, der Akupunktur und Heilkräuterkunde mit westlicher Anatomie und Physiologie vereint. Diese nach 6 Monaten ausgebildeten medizinischen Hilfskräfte nannte man „Barfußärzte", da viele von ihnen wegen der Feldarbeit und dem Reisanbau barfuß herumliefen.

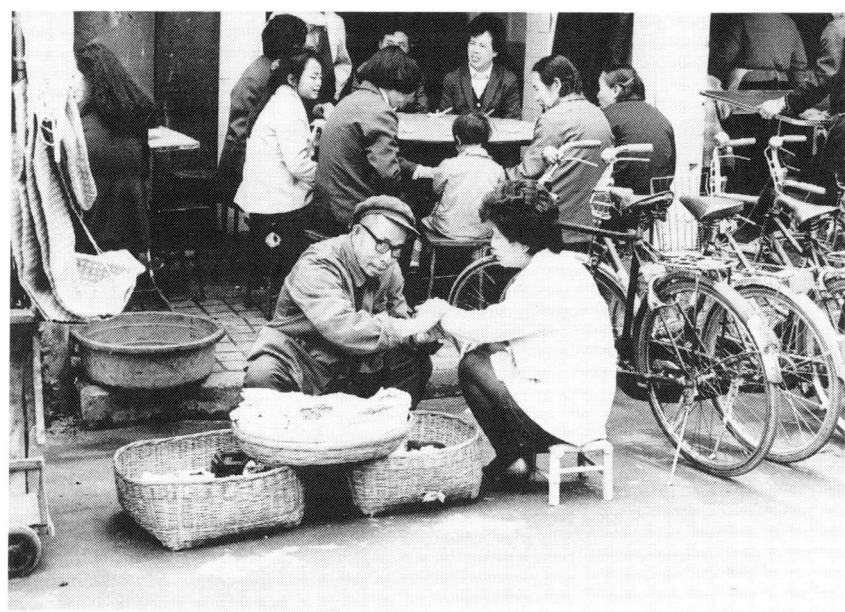

Ein „Barfußarzt" diagnostiziert seine Patientin mit Hilfe der Pulsdiagnose.

Bei einer 1973 durchgeführten Zählung stellte man fest, daß die Sicherheit der medizinischen Versorgung auch in ländlichen Gebieten gegeben war. Es existierten etwa 200 000 Ärzte, 200 000 Krankenschwestern, 100 000 Pharmakologen und über 1 Million Barfußärzte. Das Handbuch, das diese Heilgehilfen mit sich führten, umfaßte 1200 Seiten und gab Anleitungen, in Notfällen sofort Erste Hilfe leisten zu können, einfache Diagnosen durchzuführen und die Patienten mit Hilfe der Akupunktur und der Heilkräuterkunde zu behandeln.

Chinesische Medizin — mehr als nur Akupunktur

Im Westen ist uns von der chinesischen Medizin hauptsächlich die Akupunktur bekannt, die in erster Linie bei neurologischen Erkrankungen und bei der Schmerzbehandlung Anwendung findet. In einigen Kliniken Deutschlands gibt es auch sogenannte Schmerzambulanzen, wo stark schmerzende Beschwerden, z. B. Ischialgien, Rückenschmerzen oder Schulter-Arm-Syndrome, erfolgreich mit Akupunktur behandelt werden.

Selbst die Weltgesundheitsorganisation WHO fördert die Akupunktur und stellte 1979 in Peking eine Liste mit Krankheiten auf, bei denen es sinnvoll wäre, die Akupunkturmethode einzusetzen (s. Anhang).

Doch die chinesische Medizin vermag mehr als nur Akupunktur; sie kennt vielfältige Heilmethoden und Spezialverfahren, die später noch im einzelnen vorgestellt werden sollen:

1. Akupunktur (Körperakupunktur, Kopf-, Hand-, Fuß-, Ohr- und Elektroakupunktur, Hautakupunktur, Akupunktur der Knochenhaut)
2. Moxabustion (Wärmebehandlung mit blutanregenden Kräutern)
3. Schröpfkopfbehandlung
4. Schabemassage (z. B. mit einer Münze; ähnlich der Bindegewebsmassage)
5. Aufkleben von Arzneimitteln auf die Haut
6. Wasser- und Bäderbehandlung (ähnlich der Kneipptherapie)
7. Massage (Akupressur und andere manuelle Techniken)
8. Bewegungsübungen (Tai Chi Chuan, Meridiangymnastik, Meditation)
9. Atemtherapie (Qigong)
10. Wasserdampfbehandlung (Inhalation)
11. Kneifbehandlung der Wirbelsäule (bei Kindern)
12. Schlamm- und Bienenwachspackungen
13. Diätetik und Ernährungstherapie
14. Heilkräuterkunde (Pillen und Kräuter)

Dies sind die grundlegenden Verfahren, die schon im 12. Jahrhundert in einzelne Fachrichtungen gegliedert und bis heute weiterentwickelt wurden.

Das Meridiansystem (Jing Luo)

Übersetzt man den chinesischen Begriff „Jing", bedeutet er „das im Innern des Menschen befindliche Blutgefäßsystem", und „Luo" übersetzt man mit „Netzwerk". Bei uns hat sich der aus dem Französischen stammende Begriff „Meridian" für die Akupunkturleitbahnen durchgesetzt. Er stammt von Schiffsärzten, die ihn in Anlehnung an die geographischen Meridiane, die über den Globus ziehen, verwendeten. Heute wird der Meridian oft als ein unsichtbarer Kanal mißverstanden, der durch eine Reihe von Akupunkturpunkten geht. Diese Bedeutung entspricht aber nicht dem Sinn von Jing Luo. Ein Meridian ist nicht unbedingt etwas Mystisches, auf dem eine unsichtbare Energie zirkuliert, sondern es handelt sich um einen Blut- und Gefäßstrang, zu dem Arterien, Venen, Lymphgefäße, sensible und vegetative Nervenfasern zählen.

Die Bedeutung der Meridiane

- Sie leiten die Lebensenergie Qi, d. h., sie regulieren die Blutzirkulation.
- Die Meridiane beeinflussen die organischen Körperfunktionen.
- Sie verbinden außen und innen (Biao und Li), die Körperoberfläche mit den inneren Organen.
- Sie übermitteln Reize, z. B. durch Druckmassage oder Akupunktur, und können so eine Über- oder Unterfunktion (bekannt als Fülle und Leere) in den Organen, Meridianen und Kollateralen (Verknüpfungen zwischen einzelnen Organen und Geweben) regulieren.

In Kapitel 47 des Klassikers Neijing steht: *„Die Meridiane und Kollaterale transportieren das Blut und das Qi, um einerseits die Organe, Muskeln, Sehnen, Knochen zu ernähren und die Funktion der Gelenke zu erhalten, andererseits um das ständige Fließgleichgewicht zwischen Yin und Yang einzustellen."*

Die Meridiane gelten also als ein Leitbahnsystem, auf dem das Qi und das Blut zirkulieren. Das Neijing ergänzt weiterhin: *„Blut und Qi sind miteinander verwoben wie ein Reiter und sein Pferd; das Qi ist der Reiter, das Blut ist das Pferd. Das Qi dirigert das Blut, und wohin das Blut fließt, wird das Qi gelenkt."*

Das Qi, das auf den Meridianen zirkuliert, ist die Fütterungsenergie, das *Ying-Qi*, das in einem biorhythmischen Kreislauf von 24 Stunden durch die Organe bewegt wird, während die Abwehrenergie, das *Wei-Qi*, außerhalb der Meridiane unter der Hautoberfläche fließt, um krankheitsfördernde bioklimatische Faktoren (Wind, Kälte, Nässe u. a.) abzuwehren.

Während einer Krankheit zeigt der Körper die Symptome seiner Schwäche an der Hautoberfläche (nach der 5-Elemente-Theorie stehen die Gewebe mit den Organen in Verbindung), die Hinweise auf den Gesundheitszustand eines Organs geben können.

Auch wenn die Organe, die Extremitäten, die Haut, Sehnen, Knochen, Muskeln und Gefäße einzelne Funktionen haben, arbeiten sie als Einheit zusammen. Der ungestörte Durchfluß von Blut und Energie in den Gefäßen und Meridianen gewährleistet die harmonische Ausgewogenheit zwischen Außen und Innen, Oben und Unten des Körpers, wodurch die Gesundheit des Menschen aufrechterhalten wird.

Störungen dieser Ganzheit können sich als Schmerzen, Sensibilitätsstörungen, Hautrötungen und Hautunreinheiten entlang eines Meridianverlaufs oder spezifisch an Akupunkturpunkten äußern. Über die Leitbahnen (Meridiane) können äußere Einwirkungen nach innen weitergeleitet werden, wie es zum Beispiel zu Husten oder Halsschmerzen kommen kann, wenn die Körperaußenseite der Kälte ausgesetzt wird. Andererseits können krankhafte Veränderungen eines inneren Organs zur Körperaußenseite reflektieren, wie zum Beispiel Störungen der Leber über ihren Meridian Rippenschmerzen oder Nierenerkrankungen Lendenschmerzen erzeugen können.

Wegen dieser Verbindungen ist es möglich, über die Akupunkturpunkte, die durch die Meridiane verknüpft sind, eine Behandlung durch eine äußere Reiztherapie (Massage, Nadel- und Brennbehandlung, Schröpfen) vorzunehmen.

Was ist ein Akupunkturpunkt?

Auf den 14 wesentlichen Meridianen, die nachfolgend genau erklärt werden, gibt es 361 Akupunkturpunkte; darüber hinaus kennt man noch 171 Punkte außerhalb der Meridiane und 110 „neue Punkte", die erst im letzten Jahrzehnt durch neue Forschungen hinzukamen.

Akupunkturpunkte sind empfindliche Areale im Bereich der Haut, Muskulatur und Knochenhaut.

Untersuchungen haben ergeben, daß etwa die Hälfte aller Akupunkturpunkte am Körper eine direkte Verbindung zum Nervensystem haben. Bei der anderen Hälfte laufen Nervenbahnen sehr nahe an den Punkten vorbei, oder sie haben, histologisch betrachtet, eine Anhäufung von Endgebilden (Meißner-Tastkörperchen, Krause-Endkolben, freie Nervenendigungen), die besonders leitfähige Eigenschaften besitzen. Wir dürfen bei dieser Betrachtung nicht vergessen, daß die Haut nicht nur eine mechanische Schutzfunktion hat, sondern ein kompliziertes Sinnesorgan ist.

Zu den Punkten außerhalb der Meridiane zählen auch die *A-Shi-Punkte*. Man könnte sie mit „Au, der Punkt" übersetzen, womit der auf Druckschmerz empfindliche Punkt gemeint ist. Dies sind Punkte, die als Folge einer inneren organischen Störung reflektorisch schmerzen.

So wie man eine schmerzende Stelle durch Druck oder zarte Massage lindernd zu beeinflussen sucht, stachen die ersten Akupunkteure in die schmerzende Stelle. Diese einfache Form der Akupunktur nennt man das „Locus-dolendi-Stechen" (Stechen der schmerzenden Stelle), und es wird heute noch von vielen Nicht-Ärzten praktiziert.

Die wichtigsten Punkte wurden festgehalten und katalogisiert, durch Leitbahnen verbunden, bis ein Netzwerk entstand, das wir heute auf Akupunkturtafeln bewundern können.

Die Punkte, die bei bestimmten Krankheiten immer wieder Verwendung fanden und sich besonders bewährten, nannte man *Meisterpunkte*. Da man in der Frühzeit noch keine Namen für Krankheiten kannte, hießen sie Meisterpunkt des Magens, Meisterpunkt der Knochen usw. und wurden gleichermaßen bei Unter- und Überfunktion verwendet.

Neben den Meisterpunkten gibt es noch andere Bezeichnungen für Akupunkturpunkte:

Spezifische Punkte: Punkte mit schmerzstillenden (analgetischen) Eigenschaften; Punkte mit beruhigender (sedierender) und anregender (tonisierender) Wirkung; Punkte, die das „innere Gleichgewicht" (Homöostase) erhalten; symptomatische Punkte, die bei Erscheinungen wie Schluckauf, Übelkeit, Schlaflosigkeit oder Niesen akupunktiert werden.

Mu- oder *Alarmpunkte*, die bei akuten Erkrankungen spontan empfindlich druckschmerzhaft werden und ihren tastbaren Tonus (Spannung der Muskulatur) verändern. Man verwendet diese Punkte sowohl zur Diagnose als auch therapeutisch bei Erkrankungen der zugehörigen Organe.

Shu- oder *Zustimmungspunkte*, die entlang des Blasenmeridians am Rücken in 7 cm Abstand vor der Wirbelsäule liegen. Ihre Eigenschaft ist ähnlich der der Alarmpunkte, doch ihre therapeutische Wirkung bei der Behandlung innerer und chronischer Erkrankungen ist stärker, da sie auf den großen Nervenbahnen (Ganglien) liegen, die aus den einzelnen Segmenten der Wirbelsäule austreten. Bei Schwächezuständen der Organe kann die Akupunktur mit Moxabustion und Schröpfköpfen von großer Wirksamkeit sein.

Luo- oder *Durchgangspunkte*, die die verschiedenen Meridiane miteinander verbinden; mit ihrer Hilfe können überschüssige Energien in den Meridianen umgeleitet werden.

Aufbau des Meridiansystems

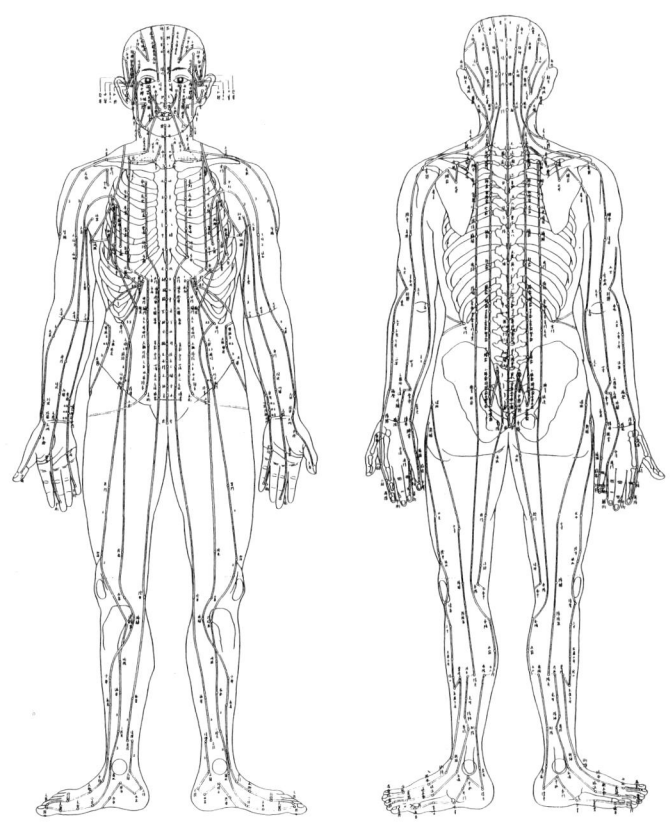

Meridiankarte mit den 12 klassischen Hauptmeridianen
(Vorderseite, Innenseite — Yin, Rückseite, Außenseite — Yang)

85

Es gibt insgesamt 14 wichtige Meridiane, die nach den Organen benannt sind. Zwei davon, das Lenker- (Du Mai) und Dienergefäß (Ren Mai), sind außerordentliche Meridiane, die den Oberkörper vom Kopf bis zum Steiß umkreisen. Die anderen 12 Meridiane sind doppelt, jeweils auf der linken und rechten Körperhälfte vorhanden. Von ihnen laufen je 3 an der Innen- und Außenseite der Arme und Beine. Die Meridiane der Innenseite sind die Yin-Meridiane, die der Außenseite die Yang-Meridiane. Je 1 Yin- und Yang-Meridian ist über die Verbindung „innen – außen" miteinander verbunden; dadurch erhält man 6 Meridianpaare, von denen jedes mit einem Organpaar verbunden ist.

Die Außenseiten der Extremitäten, auch Rücken und Kopf, gehören zur „Yang-Seite", die Innenseiten der Extremitäten, Brust und Bauch zur „Yin-Seite".

Die chinesischen Ärzte kennen ein weiteres Benennungssystem, das noch heute angewendet wird. Es handelt sich dabei um eine Längsgliederung des Körpers, bei der ein Meridian des Arms mit dem korrespondierenden Meridian des Beins verknüpft wird. Zum Beispiel nennt man die Verbindung des inneren Längsdrittels des Arms (s. Abb.), des Lungenmeridians, mit dem inneren Längsdrittel des Beins, dem Milzmeridian, *Tai Yin.*

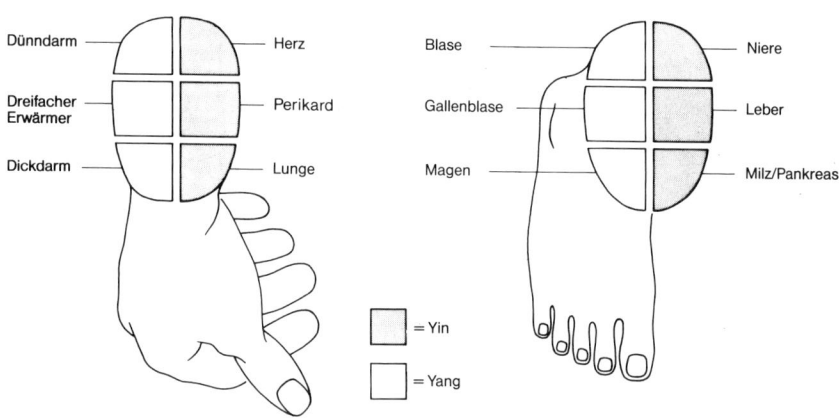

Längsgliederung der Arme und Beine

Diese Beziehung zwischen „oben" und „unten" kann zwischen jedem Längsdrittel hergestellt werden.

Tai Yang	Dünndarm/Blase
Shao Yang	San Jiao/Gallenblase
Yang Ming	Dickdarm/Magen
Tai Yin	Lunge/Milz, Bauchspeicheldrüse
Shao Yin	Herz/Niere
Jue Yin	Leber/Kreislauf

Diese Verbindung von je 2 Yin- oder 2 Yang-Meridianen zu einer Oben-Unten-Verbindung enthält eine wichtige Regel (Oben-Unten-Regel), die bei der Therapie beachtet wird. Leidet ein Patient zum Beispiel unter Rückenschmerzen in der Gegend des Blasenmeridians, steht er über die Meridiankopplung Tai Yang auch mit dem Dünndarmmeridian in Verbindung. Für den chinesischen Arzt handelt es sich hier also nicht nur um Rückenschmerzen, sondern um eine Störung des Tai Yang. Daher werden für die Therapie Akupunkturpunkte auf beiden Meridianen (Arm und Bein) verwendet.

Die 14 wichtigsten Meridiane und ihre Indikationen

Der Lungenmeridian (Yin)

Wandlungsphase:	Metall
Meridianachse:	Tai Yin (Lunge – Milz)
Meridianpaar:	Lunge – Dickdarm
Meridianverlauf:	Beginn an der Vorderwand des Brustkorbs seitlich des 1. Rippenbogenraumes, Verlauf entlang der Vorderseite des Arms und entlang der Speiche bis zum Nagelwinkel des Daumens
Klinische Anwendung:	Erkrankungen des Respirationstraktes, Schmerzzustände im Unterarm oder entlang des Meridianverlaufs, Schwellungen in Mund- und Rachenhöhle

Der Lungenmeridian zählt 11 Punkte; die wichtigsten sind LU 1, 5, 7, 11.

Punkt	Indikation
LU 1 – Zhongfu (Platz der Mitte)	Husten, Asthma, Brustschmerz, Atemnot, Schmerzen im Bereich des Schultergürtels und der seitlichen Brustwand, Lungenentzündung
LU 5 – Chize (Teich der Elle)	Husten, Asthma, Blutspucken, Schwellungen und Schmerzen in Mund und Rachen, geschwollener, schmerzhafter Ellbogen und Oberarm
LU 7 – Lieque (das Loch in der Reihe)	Kopfschmerzen, Nackensteifigkeit, Husten, Schmerzen in der Faust, Verspannungen und Knötchen im Nacken, Gesichtslähmung, entzündeter Rachen
LU 11 – Shao shang (kleiner Ton)	Behandlung von akuten Notfällen wie Kollaps, Ohnmacht, Schlaganfall, Fieber, geschwollener Mund und Rachen, Schwäche der Atmung

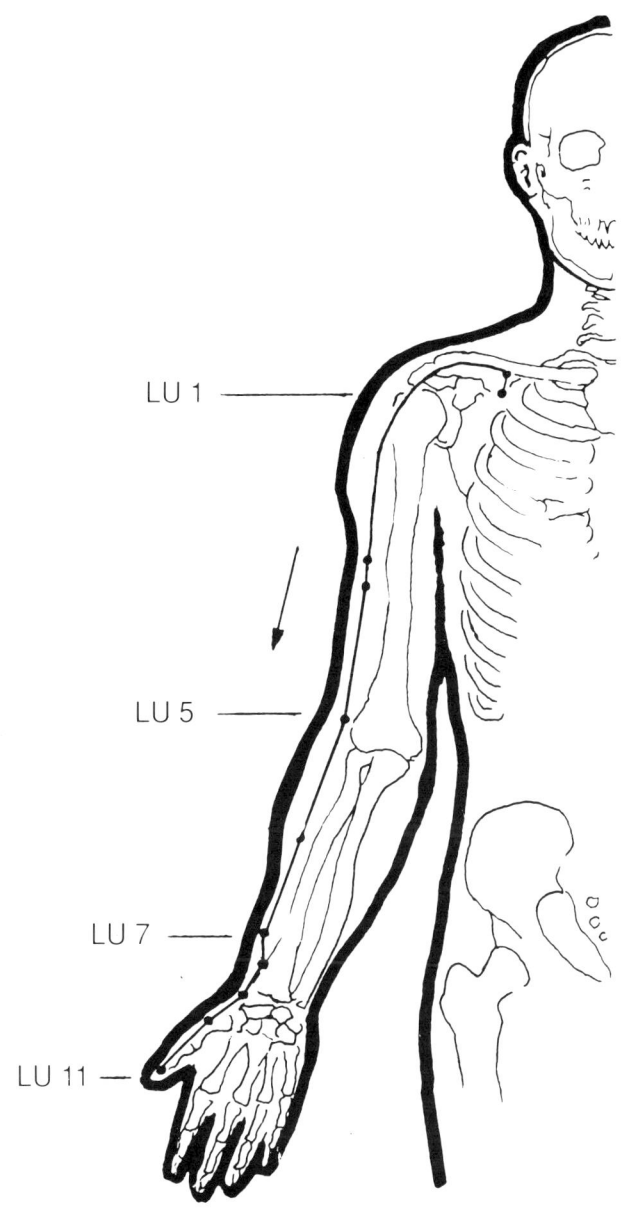

LU 1

LU 5

LU 7

LU 11

Der Dickdarmmeridian (Yang)

Wandlungsphase:	Metall
Meridianachse:	Tai Yang (Dickdarm – Blase)
Meridianpaar:	Dickdarm – Lunge
Meridianverlauf:	Beginnt vom Nagelwinkel des Zeigefingers, verläuft über die Außenseite des Unterarms zur äußeren Ellbogenfalte, über Oberarm und Schulter und die seitliche Halspartie aufwärts, über die Wange und verbindet sich mit den Zähnen des Unterkiefers
Klinische Anwendung:	Erkrankungen im Verlauf des Meridians, Schmerzen und Entzündungen von Zähnen, Kiefer und Hals Analgetische Wirkung von DI 4 und immunstimulierende Wirkung von DI 11

Der Dickdarmmeridian zählt 20 Punkte; die wichtigsten sind DI 4, 11, 15, 20.

Punkt	Indikation
DI 4 – Hegu (Begegnung im Tal)	Schmerzustände im gesamten Körper, speziell: Kopf-und Zahnschmerz, Schnupfen, geschwollener, schmerzhafter Mund und Rachen, Gesichtslähmung, Fieber, übermäßiges Schwitzen, reizbare Nervenschwäche
DI 11 – Quchi (gewundener Teich)	Gelenkschmerzen in der oberen Extremität, Punkt bei allergischen und infektiösen Erkrankungen; Darmentzündung, Bluthochdruck, Durchfall
DI 15 – Jianyu (Schulterver-bindung)	Schmerzen in der Schulter und im Gelenk; Schulter-Arm-Syndrom, Lähmung des Arms, Halbseitenlähmung,
DI 20 – Yingxiang (den Geruch will-kommen heißen)	Schnupfen, Nasennebenhöhlenentzündung, Fehlen des Geruchsinns, Trigeminusneuralgie, Nasenbluten, Gesichtslähmung

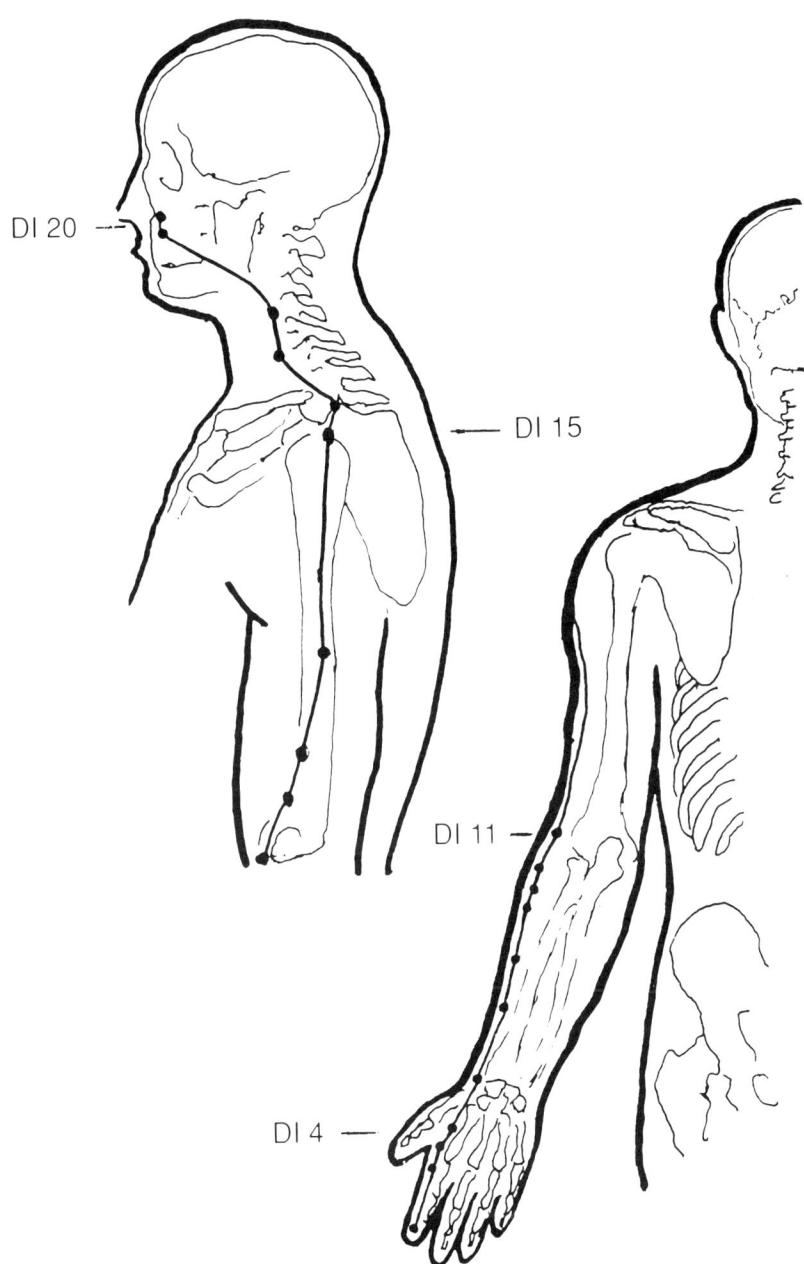

DI 20

DI 15

DI 11

DI 4

Der Magenmeridian (Yang)

Wandlungsphase:	Erde
Meridianachse:	Yang Ming (Magen – Dickdarm)
Meridianpaar:	Magen – Milz/Bauchspeicheldrüse
Meridianverlauf:	Er entspringt am unteren Augenrand und verläuft u-förmig im Gesichtsbereich. Von dort aus zieht er über Hals, Brust, Bauch zur Leistenbeuge und endet über die vordere, äußere Beinseite am äußeren Nagelwinkel der 2. Zehe.
Klinische Anwendung:	Erkrankungen im Gesichtsbereich: Nasenbluten, Augenerkrankungen, Migräne, Ausschläge, Gesichtslähmung, Zahnschmerzen; Erkrankungen der Brustdrüse, Magen- und Darmbeschwerden, Lähmungen und Gelenkerkrankungen.

Der Magenmeridian zählt 45 Punkte; die wichtigsten sind MA 2, 4, 25, 36, 40.

Punkt	Indikation
MA 2 – Sibai (vier Weiß)	Augenerkrankungen: Bindehautentzündung, rote, geschwollene Augen, Kurz- und Weitsichtigkeit, Trigeminusneuralgie, behinderte Nasenatmung
MA 4 – Dicang (Erdspeicher)	Gesichtslähmung, Trigeminusneuralgie, übermäßiger Speichelfluß, Erkrankungen des Oberkiefers, Zahnschmerzen, verstopfte Nase, Sprachstörungen
MA 25 – Tianshu (Himmelssäule)	akute und chronische Magen- und Darmerkrankungen, Blähungen, Durchfall, Verstopfung, Verdauungsstörungen, Übelkeit, Blinddarmentzündung
MA 36 – Zusanli (drei Entfernungen)	Fernpunkt für Baucherkrankungen; Tonisierungspunkt bei Schwäche, Müdigkeit und Konzentrationsmangel; Lähmungen der Beine
MA 40 – Fenglong (reiche Fülle)	Husten, bei Bildung von zähem Schleim im Körper, trockene Kehle und damit verbundene Schwierigkeit zu schlucken; Epilepsie, Schizophrenie

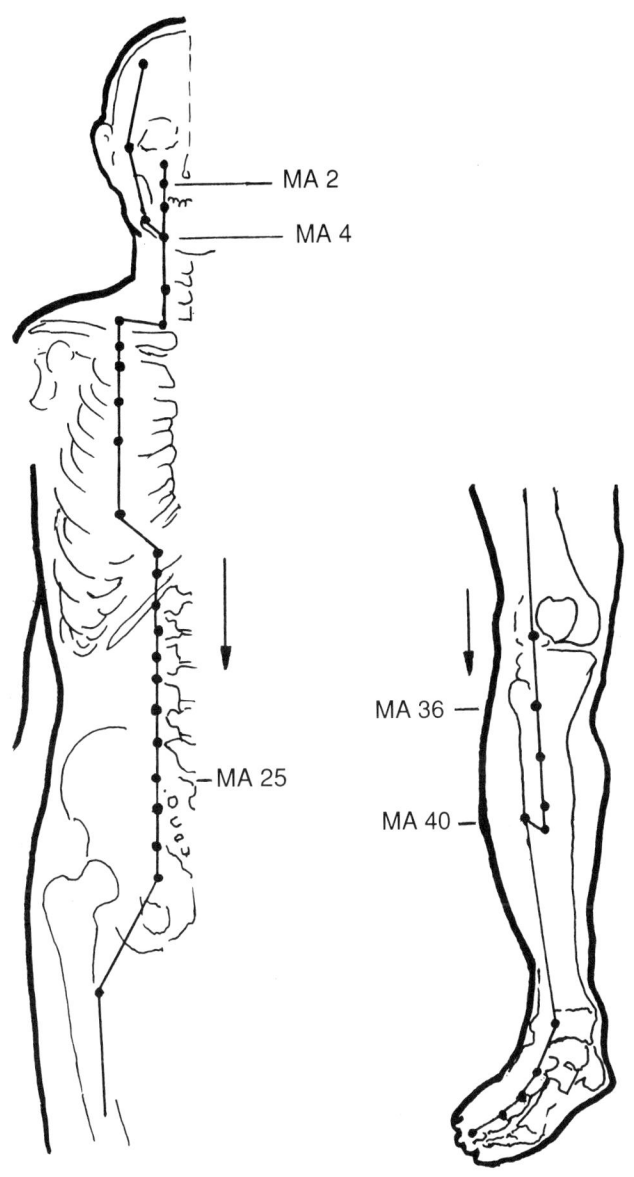

MA 2

MA 4

MA 25

MA 36

MA 40

Der Milzmeridian (Yin)

Wandlungsphase:	Erde
Meridianachse:	Tai Yin (Lunge − Milz)
Meridianpaar:	Milz/Bauchspeicheldrüse − Magen
Meridianverlauf:	Er beginnt an der Innenseite der großen Zehe, zieht über den inneren Fußknöchel, an der Innenseite des Beins über den Bauch aufwärts entlang den Rippen und endet in der Axillarlinie des 6. Zwischenrippenraums.
Klinische Anwendung:	bei Störungen der Verdauungsfunktion: Magenschmerzen, Erbrechen, aufgeblähter Bauch; Krankheiten des Urogenitalsystems; Hautkrankheiten; Funktionsstörungen der Wasser- und Blutverteilung

Der Milzmeridian zählt 21 Punkte; die wichtigsten sind MB 6, 9, 10, 12.

Punkt	Indikation
MB 6 − Sanyinjiaouro (Treffpunkt der 3 Yin)	genitale Erkrankungen: Ausfluß, Menstruationskrämpfe, unregelmäßige Menses, Impotenz, Spermatorrhö, Hodenentzündung, vermehrter Harndrang, Lähmungen, Durchblutungsstörungen, Nervenschwäche, Venenentzündung, chron. Geschwüre; Durchfall, Blähungen, Bauchschmerzen, Völlegefühl
MB 9 − Yinlingquan (Hügelquelle)	Bauchschmerzen, Ödeme, Schwierigkeiten zu urinieren, Bettnässen, Menstruationsstörungen
MB 10 − Xuehai (Meer des Blutes)	Menstruationsstörungen, funktionale Uterusblutungen, Hauterkrankungen, Allergien, Ekzem, Blähungen, Blutkrankheiten, Kniebeschwerden
MB 12 − Chongmen (Angriffstor)	Hodenentzündung, Gebärmutterschleimhautentzündung, Hernien (Brüche), Leistenschwäche

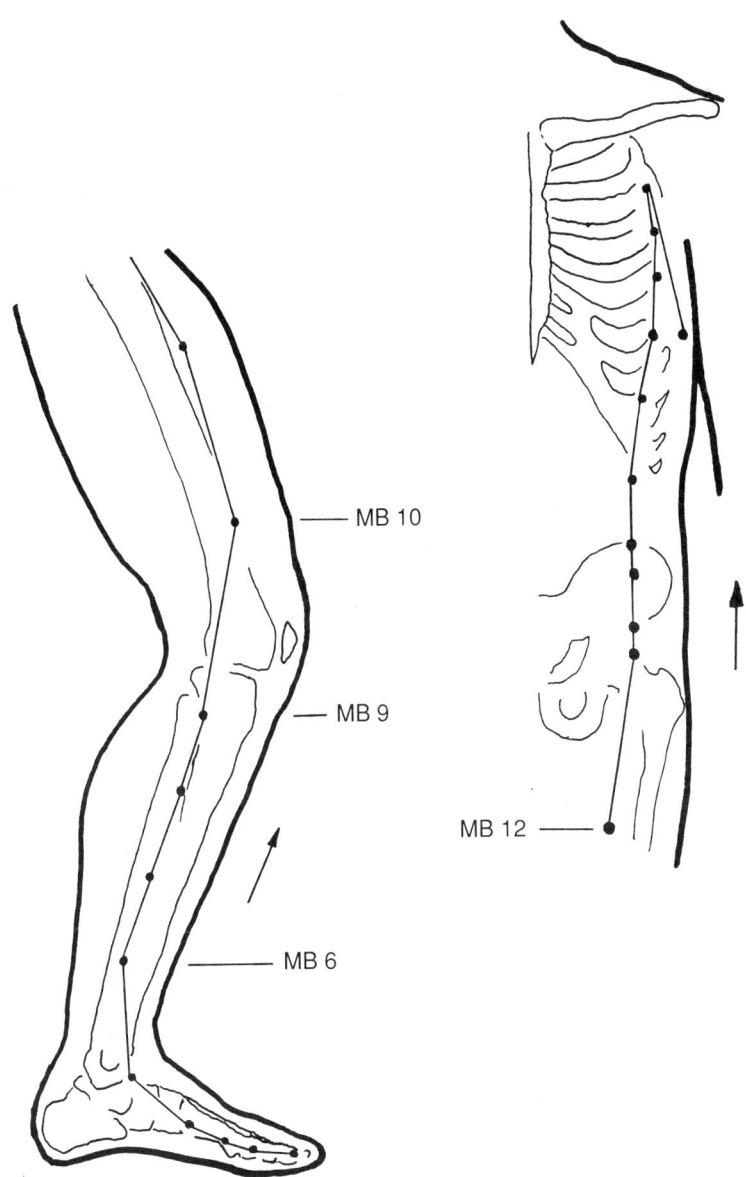

MB 10

MB 9

MB 12

MB 6

Der Herzmeridian (Yin)

Wandlungsphase:	Feuer
Meridianachse:	Shao Yin (Herz — Niere)
Meridianpaar:	Herz — Dünndarm
Meridianverlauf:	Er beginnt in Höhe der Achselhöhle und zieht an der Innenseite der oberen Extremitäten bis zum kleinen Finger, wo er sich mit dem Dünndarmmeridian verbindet.
Klinische Anwendung:	Schmerzen der Brust und des Herzens; Herzerkrankungen; psychische Störungen: Schlaflosigkeit, Erregungszustände, Störungen des Nervensystems, Parästhesien (anormale Körperempfindungen) und Schmerzen entlang des Meridians.

Der Herzmeridian zählt 9 Punkte; die wichtigsten sind HE 3, 7, 9.

Punkt	Indikation
HE 3 — Shaohai (kleines Meer)	Nervenschmerzen im Bereich des Ulnarisnervs (Ellennervs), Entzündung des Ellbogengelenks, Taubheit im Arm und in der Hand, Angina pectoris, Zittern
HE 7 — Shenmen (göttliches Tor)	Behandlung von psychosomatischen Beschwerden, Alpträume, Schlaflosigkeit, Angstzustände, Herzklopfen, Herzschmerzen, Arrhythmie (unregelmäßige Herzschlagfolge)
HE 9 — Shaochong (junge Kraft)	Tonisierungspunkt bei akuten Notfällen von Herz und Kreislauf, Apoplexie (Schlaganfall) und Koma

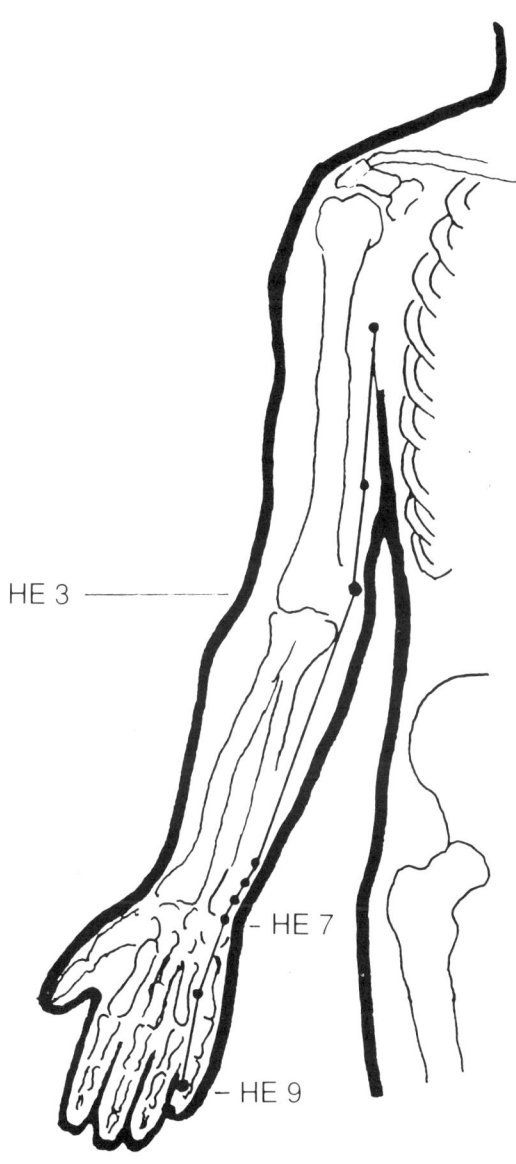

HE 3

HE 7

HE 9

Der Dünndarmmeridian (Yang)

Wandlungsphase:	Feuer
Meridianachse:	Tai Yang (Dünndarm – Blase)
Meridianpaar:	Dünndarm – Herz
Meridianverlauf:	Er beginnt an der Außenseite des kleinen Fingers, zieht von der Ellenseite des Arms bis zur Schulter, läuft am Hals nach oben, gelangt zur Schläfe und endet am Ohr.
Klinische Anwendung:	Behandlung schmerzhafter Erkrankungen im Verlauf des Meridians, im Bereich des Unterbauchs, des Rachens und des oberen Arms sowie Schwellungen der Wange und der Rachenschleimhäute.

Der Dünndarmmeridian zählt 19 Punkte; die wichtigsten sind DU 3, 8, 11, 19.

Punkt	Indikation
DU 3 – Houxi (hintere Schlucht)	Behandlung von Bewegungseinschränkungen und Verspannungen des Nackens und der Schulterregion; Kopfschmerz im Hinterhaupt, Interkostalneuralgie (von den Zwischenrippen ausgehend); Lähmungen oder Taubheitsgefühl der Hände, Schwerhörigkeit, Ohrrauschen, Nachtschweiß, Epilepsie, Malaria, Schulter-Arm-Syndrom
DU 8 – Xiaohai (kleines Meer)	Schmerzen im Ellbogengelenk und entlang des Meridians, z. B. im kleinen Finger
DU 11 – Tianzhong (himmlisches Ahnen)	Schulter- und Rückenschmerzen, entlang des Arms und im Schulterblattbereich
DU 19 – Tinggong (Gehörpalast)	Taubheit, Ohrrauschen, Ohrinfektionen, Schwerhörigkeit, Störungen im Kiefergelenk

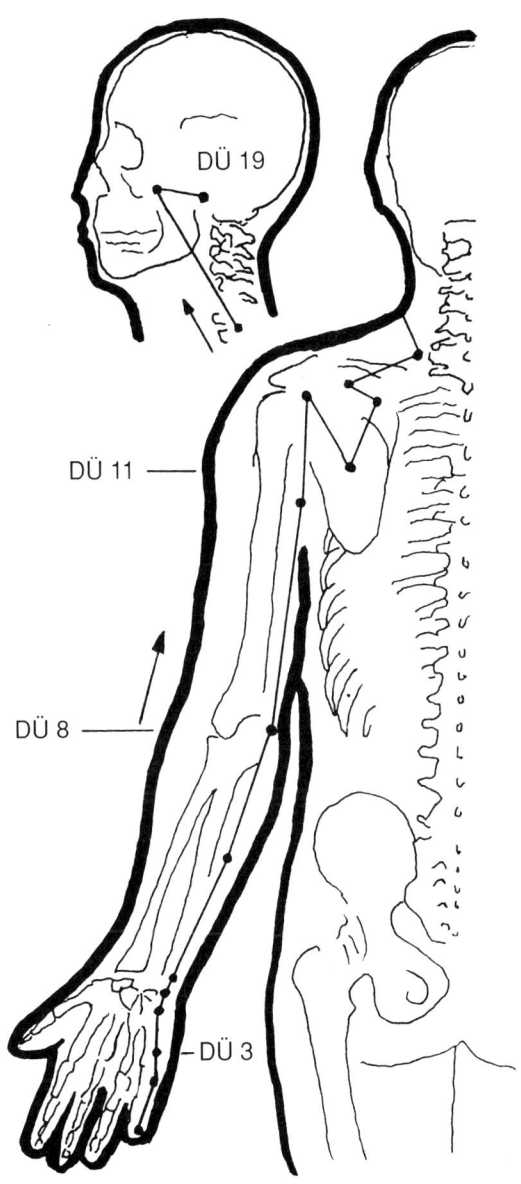

Der Blasenmeridian (Yang)

Wandlungsphase:	Wasser
Meridianachse:	Tai Yang (Blase – Dünndarm)
Meridianpaar:	Blase – Niere
Meridianverlauf:	Er beginnt am inneren Augenwinkel, läuft über den Kopf und verzweigt sich am Nacken; er zieht links und rechts 2 Finger breit neben der Wirbelsäule bis zum Steiß, weiter an der Rückseite des Beins durch die Mitte der Kniekehle bis zur Außenseite des Fußes und endet am äußeren Nagelwinkel der Kleinzehe.
Klinische Anwendung:	im Gesicht: Erkrankungen der Augen sowie Kopfschmerzen; Nackenverspannungen; die 12 Zustimmungspunkte entlang der Wirbelsäule bei akuten und chronischen Erkrankungen innerer Organe; Rückenschmerzen, Ischias, Urogenitalerkrankungen

Der Blasenmeridian zählt 67 Akupunkturpunkte; die wichtigsten sind BL 1, 10, 36, 40, 60, Zustimmungspunkte.

Punkt	Indikation
BL 1 – Jingming (glänzende Augen)	Erkrankungen des Auges: Bindehautentzündung, Astigmatismus, Glaukom (grüner Star), Gesichtslähmung, tränende Augen
BL 10 – Tianzhu (Himmelssäule)	Kopfschmerzen, Schwindel, Kehlkopfentzündung, Sehstörungen, Nackensteifigkeit, Nervenschwäche
BL 36 – Chengfu (Unterstützung)	Reizung des N. ischiadicus (Hüftnervs), Lähmungen der unteren Extremität, Hämorrhoiden
BL 40 – Weizhong (in Mitte der Falte)	Rückenschmerzen mit Ausstrahlung entlang des Blasenmeridians, Erkrankungen im Bereich des Beckens
BL 60 – Kunlun (Gebirge in Tibet)	Verletzungen des Sprunggelenks, Ischias, Schmerzen in der Ferse, im Rücken, Kopfschmerz im Nacken
BL 13-15, 18-23, 25, 27, 28	z. B. BL 23 Zustimmungspunkt der Niere: Rückenschmerzen, Nierenleiden, Impotenz, Ohrensausen

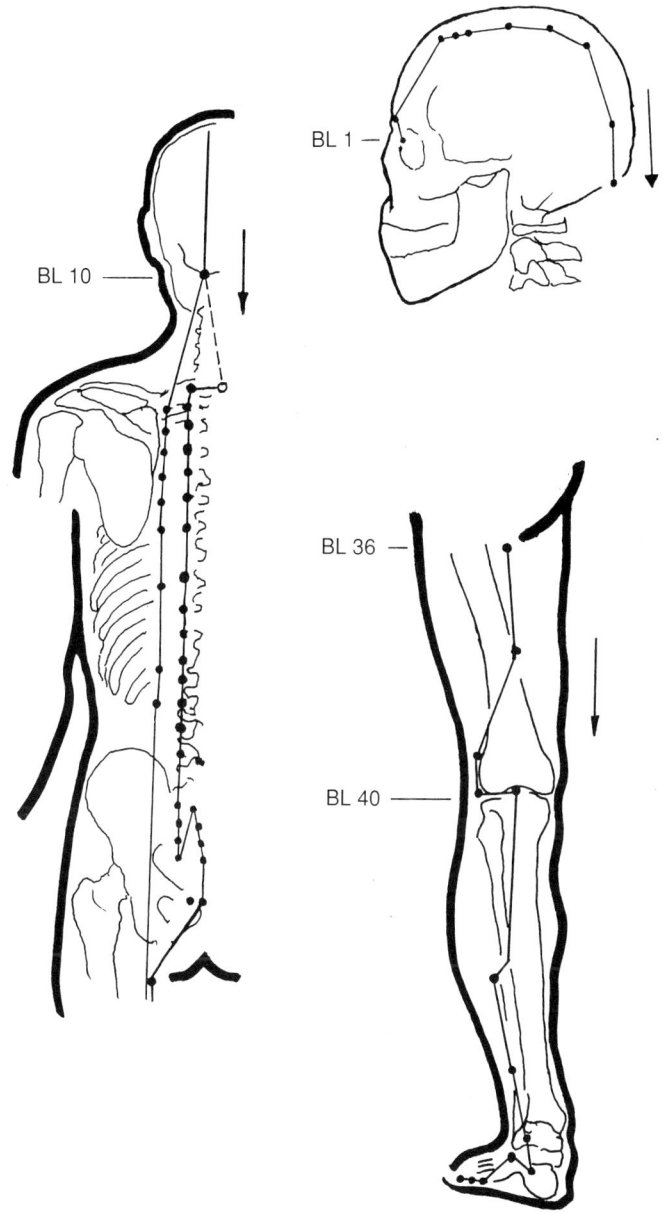

BL 1

BL 10

BL 36

BL 40

Der Nierenmeridian (Yin)

Wandlungsphase:	Wasser
Meridianachse:	Shao Yin (Niere – Herz)
Meridianpaar:	Niere – Blase
Meridianverlauf:	Von der Fußsohle zieht er entlang des inneren Knöchels, an der Innenseite des Beins, weiter aufwärts zum Bauch und endet an der Schlüsselbeingrube.
Klinische Anwendung:	Erkrankungen des Urogenitaltrakts, Gleichgewichtsstörungen und Störungen der Flüssigkeitsbilanz, Schmerzen entlang des Meridians, Muskelschwäche der Beine.

Der Nierenmeridian zählt 27 Punkte; die wichtigsten sind NI 1, 3, 6, 7

Punkt	Indikation
NI 1 – Yongquan (sprudelnde Quelle)	Notfallpunkt bei epileptischen Anfällen, Koma, Sonnenstich, Hysterie, Ohnmacht, Gehirnblutungen und Anfälle von Manie; Schmerzen an der Schädeldecke, Halsschmerzen, Nackensteifigkeit
NI 3 – Taixi (großer Canyon)	Stärkt das Qi der Niere (Urogenitalerkrankungen): Nieren- und Blasenentzündung, Enurese (Bettnässen), Menstruationsstörungen, Impotenz; Lähmungserscheinungen im Bereich der Beine, Rückenschmerzen
NI 6 – Zhaohai (Leuchtmeer)	Erkrankungen im Bereich der Füße und des Sprunggelenks; Nervenschwäche, Halsschmerzen, Entzündung der Mandeln, unregelmäßige Menstruationsabstände, Senkung des Uterus
NI 7 – Fuliu (erneutes Fließen)	Behandlung von Nieren- und Hodenentzündung; Nachtschweiß, Rückenschmerzen, Blähungen, Schwierigkeiten zu urinieren

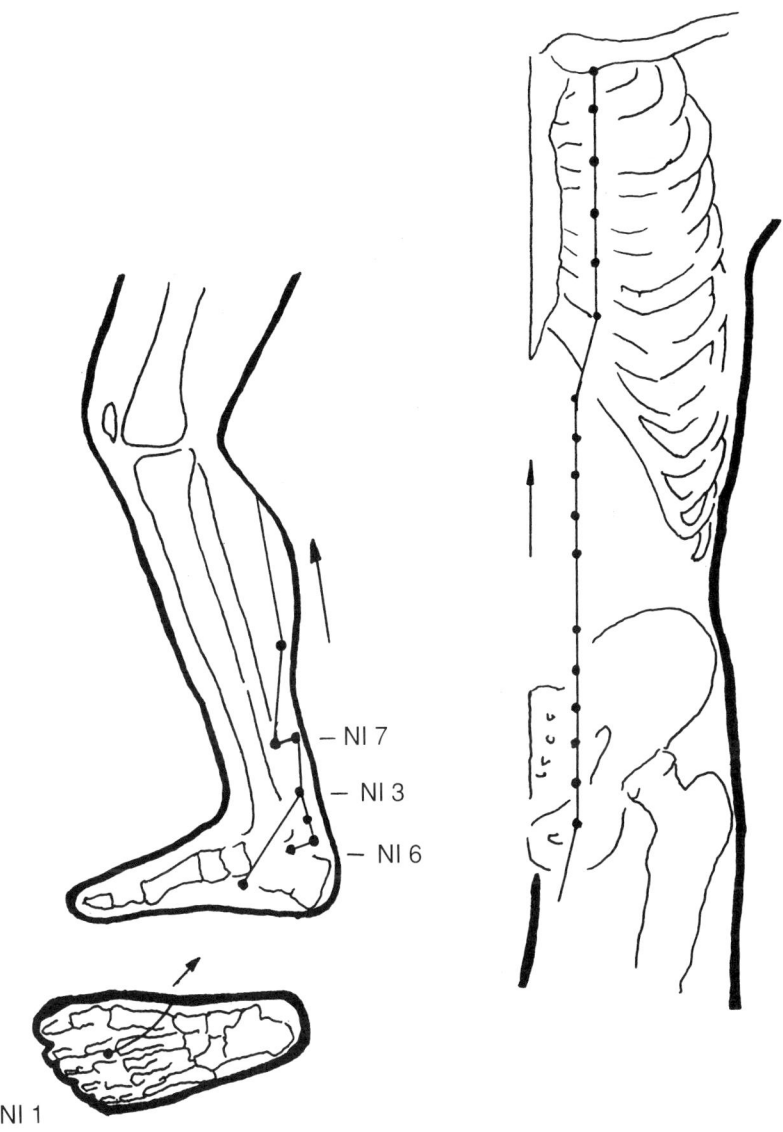

NI 7

NI 3

NI 6

NI 1

Der Perikardmeridian (Yin)

Wandlungsphase:	Feuer
Meridianachse:	Jue Yin (Perikard – Leber)
Meridianpaar:	Perikard – Sanjiao (Dreifacherwärmer)
Meridianverlauf:	Der Perikardmeridian zählt zum Herzbeutel und entspringt am Brustkorb, gelangt zur Achselhöhle und zieht an der Innenseite des Arms entlang bis zur Spitze des Mittelfingers.
Klinische Anwendung:	In der chinesischen Medizin steht der Perikardmeridian mit dem Gehirn, der Psyche und dem Herzen in Verbindung. Behandlung von Herz- und Kreislauferkrankungen und psychischen Erregungszuständen.

Der Perikardmeridian zählt 9 Akupunkturpunkte; die wichtigsten sind: PE 3, 6, 7, 8, 9.

Punkt	Indikation
PE 3 – Quze (gebogener Teich)	Arthritis des Ellbogengelenks, Angina pectoris, Fieber, Herzklopfen
PE 6 – Neiguan (innerer Paß)	Schmerzen im Bereich der Brust und der Rippen, Angina pectoris; Bauchschmerzen mit Übelkeit, Durchfall, Schluckauf oder Erbrechen; psychische Störungen: vegetative Dystonie, Epilepsie
PE 7 – Daling (große Gruft)	Zwischenrippenneuralgie, Herzbeutelentzündung, Epilepsie, mentale Beschwerden; Erkrankungen des Handgelenks: Karpaltunnelsyndrom, Sehnenscheidentzündung und andere Nervenleiden
PE 8 – Laogong (Arbeitspalast)	Massagepunkt bei Durchblutungsstörungen des Arms, Schulter-Arm-Syndrom, Lähmungen, Hauterkrankungen
PE 9 – Zhongchong (mittlerer Impuls)	bei akuten Notfällen: Ohnmacht, Kreislaufkollaps, Schockzuständen, Koma, Apoplex

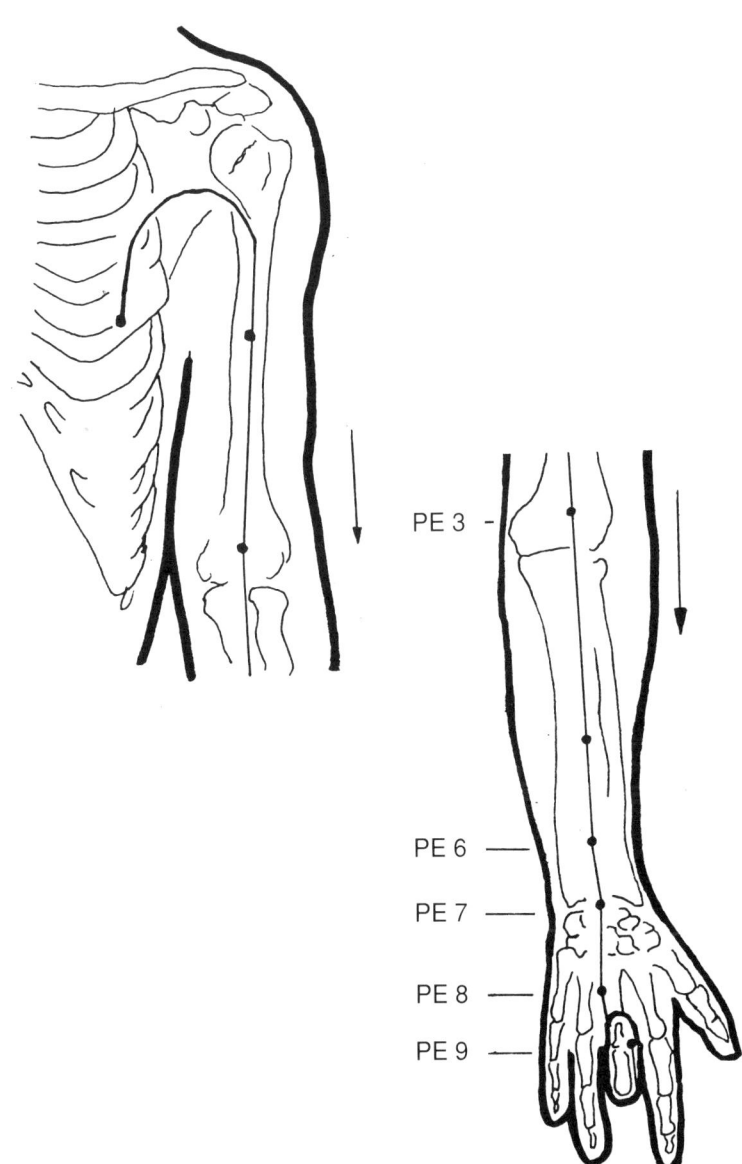

PE 3 –

PE 6 ——

PE 7 ——

PE 8 ——

PE 9 ——

Der Sanjiaomeridian (Dreifacherwärmer)

Wandlungsphase:	Feuer
Meridianachse:	Shao Yang (Sanjiao − Gallenblase)
Meridianpaar:	Sanjiao − Perikard
Meridianverlauf:	Er beginnt an der Außenseite des Ringfingers, verläuft weiter über die Außenseite des Arms bis zur Schulter, steigt seitlich am Hals empor, um das Ohr und endet an der Schläfe. Der Sanjiaomeridian ist keinem anatomischen Organ zugeordnet; er besteht aus 3 Stoffwechselräumen: der Atmung, der Verdauung und dem Wasserhaushalt.
Klinische Anwendung:	Erkrankungen des Ohres und des Gleichgewichts; Polyneuropathien (nichtentzündliche Erkrankungen mehrerer Nerven) der Arme, Schmerzen entlang des Meridians.

Der Sanjiaomeridian zählt 23 Punkte; die wichtigsten sine SJ 3, 5, 14, 17, 23.

Punkt	Indikation
SJ 3 − Zhongzhu (inmitten der Insel)	Fernpunkt für Ohrensausen, Schwerhörigkeit und Schwindel; Lähmungen und Polyneuropathien der Hände, Taubheitsgefühl
SJ 5 − Waiguan (äußerer Paß)	Schmerzen und Lähmungen in den Armen, Arthritis des Handgelenks und der Fingergelenke; seitliche Kopfschmerzen, Erkältung, Fieber, Nackensteifigkeit
SJ 14 − Jianliao	Schmerzen in der Schulter und den umgebenden (Schultergrube) Geweben, Periarthritis (Entzündung der Weichteile in der Umgebung eines Gelenks), Lähmungen; Schwierigkeiten, den Arm zu heben
SJ 17 − Yifeng (Vorhang im Wind)	Taubheit, Ohrensausen, Schwerhörigkeit, Schwindel, Otitis media (Mittelohrentzündung), Gesichtslähmung, Trigeminusneuralgie
SJ 23 − Ermen (Ohrtor)	s. SJ 17, Erkrankungen des Kiefergelenks

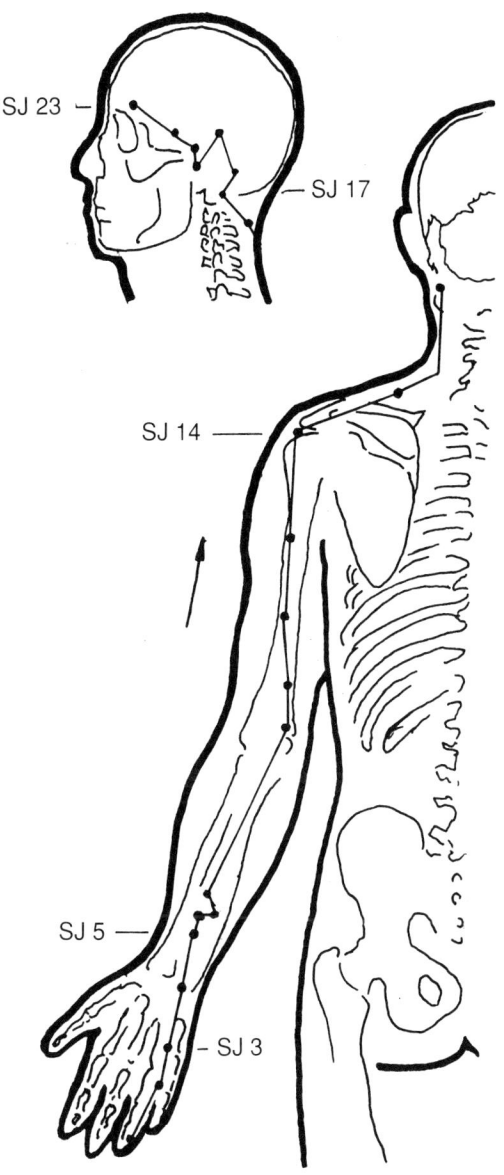

Der Gallenblasenmeridian (Yang)

Wandlungsphase:	Holz
Meridianachse:	Shao Yang (Gallenblase − Dreifacherwärmer)
Meridianpaar:	Gallenblase − Leber
Meridianverlauf:	Er beginnt am äußeren Augenrand, steigt an der Schläfe zum Ohr empor, läuft zurück zur Stirn, dann zurück zum Nacken, weiter über die Schulter und die seitliche Brustwand, gelangt zur Hüfte und zieht weiter an der Außenseite des Beins und des Fußes zum 4. Fußnagel.
Klinische Anwendung:	Behandlung von Augen- und Ohrerkrankungen; Schmerzen des Kopfes, des Nackens; Leber-Galle-Erkrankungen, Kreuzschmerzen, Lähmungen und Ischialgien der unteren Extremität.

Der Gallenblasenmeridian zählt 44 Punkte; die wichtigsten sind GB 14, 20, 30, 34, 37.

Punkt	Indikation
GB 14 − Yangbai (weißes Yang)	Stirnkopfschmerz, Fazialisparese (Gesichtslähmung), Nachtblindheit, Augenerkrankungen: Glaukom, Migräne, Neuralgien
GB 20 − Fengchi (Windteich)	Nackensteifigkeit, HWS-Syndrom, Hinterhauptkopfschmerzen, Erkältung, Schwindel, hoher Blutdruck, Augenkrankheiten, Schwerhörigkeit
GB 30 − Huantiao (im Kreis springen)	Ischialgien, Kreuzschmerzen, Lähmungen und Polyneuropathien der Beine
GB 34 − Yanglingquan (Grabquelle)	Meisterpunkt für Erkrankungen der Muskeln und Sehnen, Schmerzen im Kniegelenk, Ischias, Gallenblasenentzündung, psychische Störungen
GB 37 − Guanming (strahlendes Sehen)	Erkrankungen der Augen: Nachtblindheit, Kurz- und Weitsichtigkeit, Migräne, Schmerzen im Bereich des unteren Beins

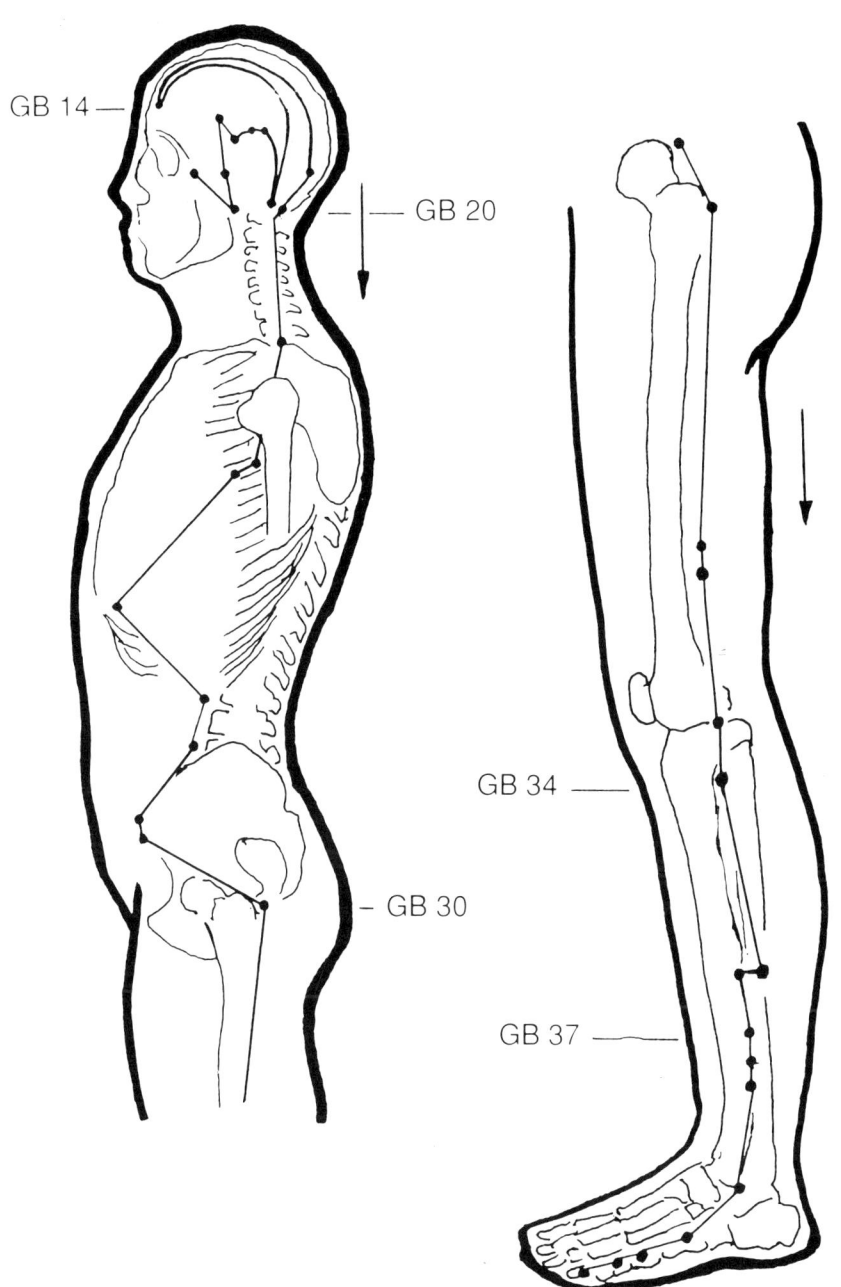

GB 14

GB 20

GB 34

GB 30

GB 37

Der Lebermeridian (Yin)

Wandlungsphase:	Holz
Meridianachse:	Jue Yin (Leber – Perikard)
Meridianpaar:	Leber – Gallenblase
Meridianverlauf:	Von der Innenseite des großen Zehs beginnend, verläuft er über den Fußspann, an der Innenseite des Unter- und Oberschenkels, umkreist die Geschlechtsorgane, zieht weiter über die Rippen und endet unter der Brustwarze.
Klinische Anwendung:	Behandlung der Augen und der Migräne, Störungen der Leberstoffwechselfunktionen, Schmerzen am Brustkorb und im Rücken; Menstruationstörungen.

Der Lebermeridian zählt 14 Punkte; die wichtigsten sind LE 2, 3, 5, 8, 13.

Punkt	Indikation
LE 2 – Xingjian (Zwischenraum)	Menstruationsstörungen, starke Menstruationsblutungen, Harnröhrenentzündung, Bluthochdruck, Schlaflosigkeit, rote, entzündete Augen, Nachtschweiß, Kopfschmerz, Halsschmerz
LE 3 – Taichong (großer Impuls)	Leber- und Gallenerkrankungen, Epilepsie, Bluthochdruck, Bauchschmerzen, Augenerkrankungen
LE 5 – Ligou (Muschelrinne)	Dysurie (Störung der Harnentleerung), Schmerzen im Unterschenkel, Menstruationsstörungen, Kolik
LE 8 – Quguan (gebogene Quelle)	Harnwegsinfekte, Erkrankungen im Bereich des Kniegelenks, Impotenz, gestörte Menses
LE 13 – Zhangmen (Abschnittstor)	Erkrankungen der Leber und Gallenblase: Hepatitis, Verdauungsstörungen, Stoffwechselerkrankungen, Schmerzen im Brustkorb

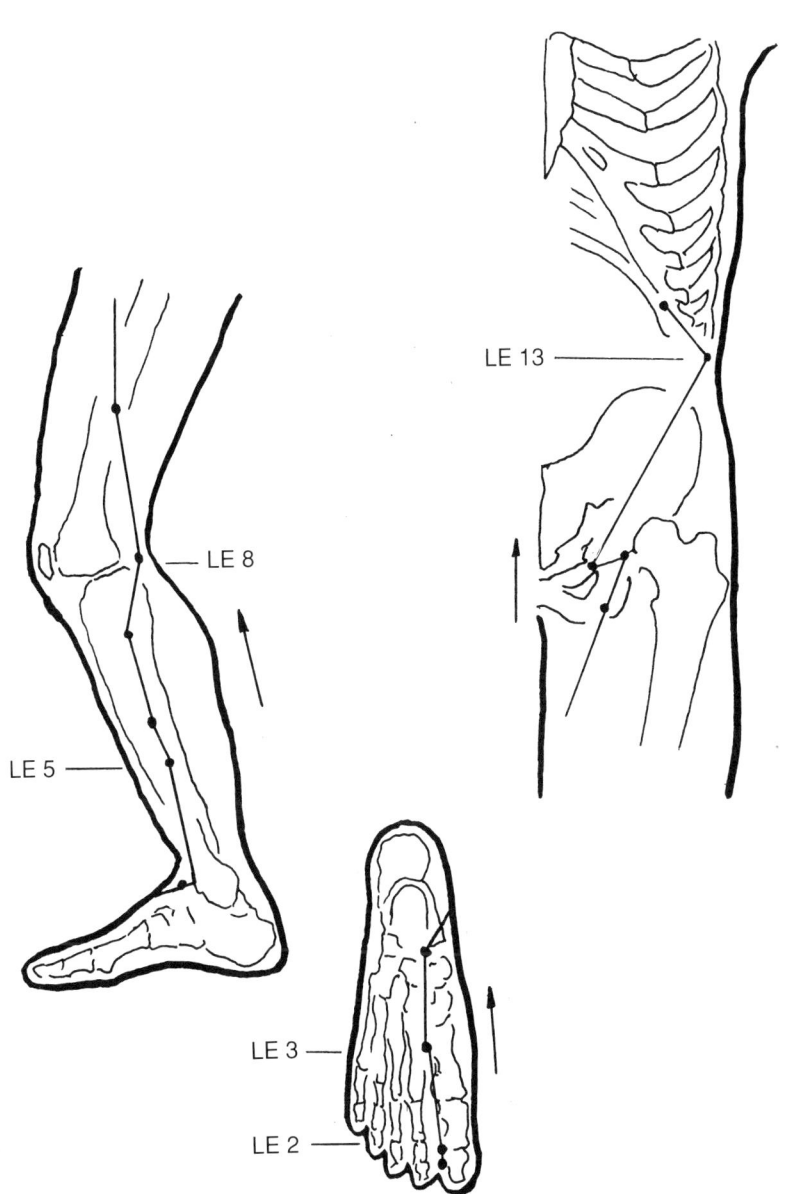

LE 13

LE 8

LE 5

LE 3

LE 2

2 außerordentliche Meridiane

Der Du-Meridian (Yang)

Dumai = Lenker aller Yang-Meridiane

Meridianverlauf: Er beginnt oberhalb des Anus, verläuft über die Wirbelsäule zum Kopf und endet im Mund unter der Oberlippe.

Klinische Anwendung: Der Dumai hat einen ausgeprägten Einfluß auf das Zentralnervensystem: Erkrankungen psychischer und neurologischer Natur, Rückenschmerzen, Infektionskrankheiten.

Der Dumai zählt 28 Akupunkturpunkte; die wichtigsten sind DU 4, 14, 20, 26.

Punkt	Indikation
DU 4 – Mingmen (Tor des Lebens)	Lumbago (Hexenschuß), Rückenschmerzen, Potenzstörungen, Lähmungen in den unteren Extremitäten, unregelmäßige Menses, Ischialgien, Urogenitalerkrankungen
DU 14 – Dazhui (großer Wirbel)	Fieber, Hitzschlag, Malaria, Epilepsie, Asthma, Ekzem, Kurzatmigkeit, steifer Nacken, Rückenschmerzen, Bronchitis, Lähmungen des Gehirns
DU 20 – Baihui (hundert Zusammenkünfte)	psychisch wirksamer Punkt, wirkt sedierend (dämpfend, beruhigend) bei Epilepsie, Nervenschwäche, Kopfschmerzen und Schlaflosigkeit, Uterusprolaps, Hämorrhoiden
DU 26 – Renzhong (Oberlippenmitte)	Notfallpunkt bei akuten Schockzuständen, Ohnmacht, Kollaps, epileptischen Anfällen, akutem Hexenschuß, Lähmungen der Gesichtsmuskeln, nervösen Störungen

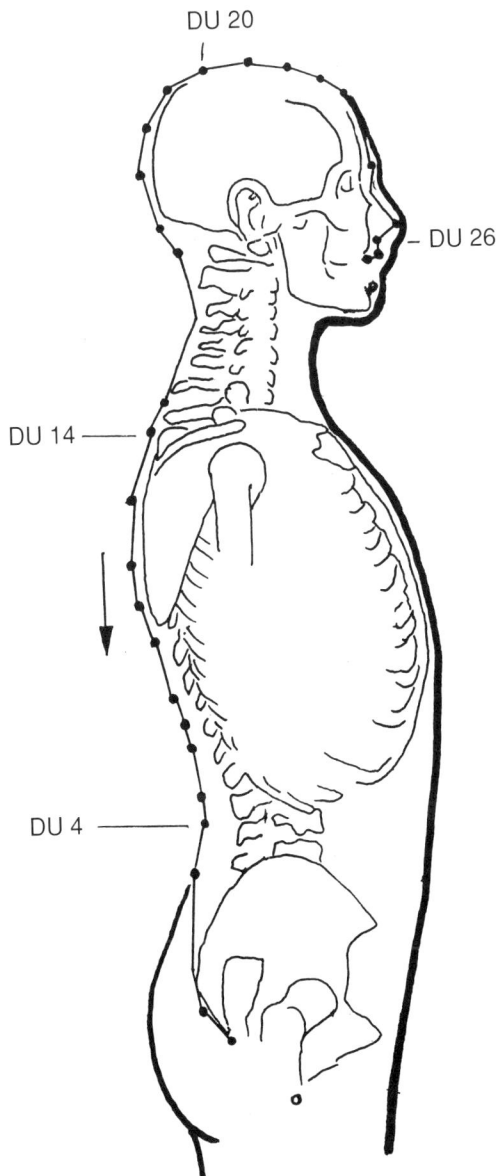

Der Ren-Meridian (Yin)

Renmai = kontrolliert alle Yin-Meridiane

Meridianverlauf: Er beginnt am Perineum (Damm) und verläuft in der Mittellinie der Körpervorderseite bis zum Mund.

Klinische Anwendung: Erkrankungen des Magen-Darm-Trakts: Verdauungsstörungen, Blähungen, Bauchschmerzen, Erbrechen; Herz- und Lungenkrankheiten: Sprachstörungen; Gesichtslähmung.

Der Renmai zählt 24 Punkte; die wichtigsten sind REN 4, 6, 12, 17, 22.

Punkt	Indikation
REN 4 – Guanyuan (Ursprungsenergie)	urogenitale Erkrankungen: Inkontinenz, Schmerzen im Unterbauch, Menstruationsstörungen, Dysurie (Störung der Harnentleerung), Durchfall, Schmerzen beim Urinieren
REN 6 – Qihai (Meer des Qi)	Blähungen, Bauchschmerzen, Erschöpfungszustände, chronische Müdigkeit, niedriger Blutdruck, Blutungen, Nervenschwäche, tonisiert Qi und Yang
REN 12 – Zhongwan (Mitte des Magens)	Meisterpunkt bei Magenschmerzen, Übelkeit, Magen-Darm-Entzündung, mentalen Störungen
REN 17 – Shanzhong (Brustkorbmitte)	Meisterpunkt der Atmungsorgane: Bronchitis, Asthma, Gefühl einer eingeschnürten Brust, Schluckauf, Brustentzündung, Herzerkrankungen
REN 22 – Tiantuden, (aus dem Himmel ragen)	Notfallpunkt bei akutem Asthmaanfall, Schluckbeschwer- Bronchialasthma, Luftröhrenentzündung, Struma (Kropf), Erbrechen, Kehlkopfentzündung

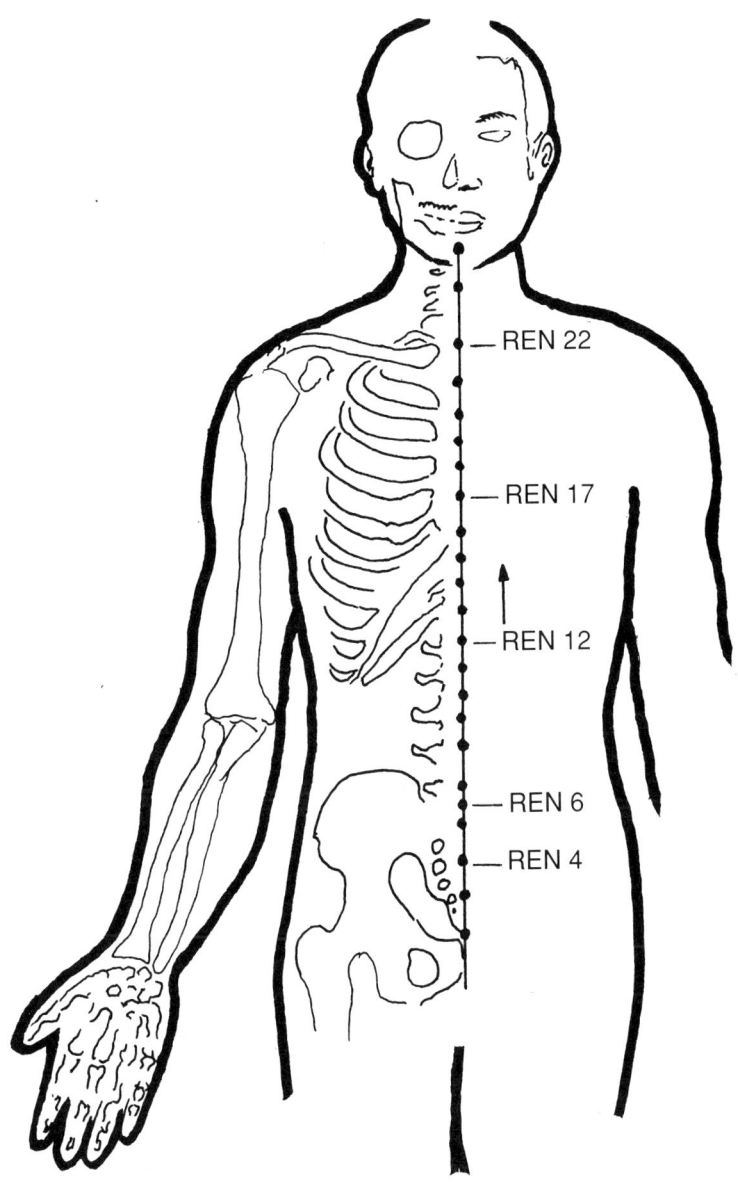

REN 22

REN 17

REN 12

REN 6

REN 4

Das Akupunktursystem

Eine Behandlung beim Akupunkteur

Die Akupunktur ist eine Behandlungsmethode, die hauptsächlich bei neurologischen Krankheiten (Migräne, Gesichtslähmung, Trigeminusneuralgie, allgemeine Nervenleiden) und allgemeinen Schmerzzuständen (Kopf-, Rückenschmerzen, Schulter-Arm-Syndrom, Ischias, Arthritis, Tennisellbogen usw.) sehr erfolgreich angewendet wird; manchmal ist sie sogar die einzig noch mögliche Heilmethode, die eine Schmerzlinderung und Besserung zeigt.

Im Anhang steht eine Indikationsliste, die zeigt, bei welchen Krankheitsbildern die Akupunkturtherapie Erfolg verspricht. Wenn die Akupunktur durch weitere Behandlungstechniken, wie Moxabustion, Schröpfkopftherapie, Diätetik, Kräuterheilkunde und Qi Gong, ergänzt wird, lassen sich alle erdenklichen Krankheiten behandeln. Auch wenn so manches lästige Symptom bestehen bleibt, werden durch die umfassende Akupunkturbehandlung Abwehrkraft und Gesamtkonstitution gestärkt.

Je früher eine Diagnostik, sozusagen ein Check-up, durch einen Kenner der chinesischen Heilkunde über Puls- und Zungendiagnose und Gespräch erstellt worden ist, desto besser lassen sich anfängliche Beschwerden kurieren. „Ein Gramm an Vorbeugung kann ein Pfund an Heilung wert sein."

In Deutschland gehen die meisten Menschen dann zum Akupunkteur, wenn die Selbstheilungskräfte nicht mehr zu aktivieren sind oder — salopper ausgedrückt — wenn man „mit einem Bein im Grab steht"; in solchen Fällen ist es auch für die Akupunktur zu spät.

Mittlerweile setzen auch viele Ärzte die Akupunktur neben der Schulmedizin mehr oder weniger engagiert ein, um bei leichten Erkrankungen (z. B. Schnupfen, Kopfschmerzen oder Schluckauf) die Wirksamkeit von Akupunkturpunkten zu testen. Gehen Sie lieber zu einem Arzt oder Heilpraktiker, der die Akupunktur und die chinesische Heilkunde als Vollzeitberuf ausübt, dann können Sie gewiß sein, daß Sie fachmännisch behandelt werden. Sollten Sie jemanden finden, der über die Akupunktur hinaus noch die anderen in diesem Buch beschriebenen Behandlungstechniken ausübt, dann können Sie sicher sein, daß nach einer gründlichen Diagnose die optimale Behandlungstechnik ausgewählt wird, um die Ursache der Krankheit zu beheben.

Die meisten der Ärzte, die sich trauen, die Akupunktur anzuwenden, haben keine vollständige chinesische Diagnostik gelernt. Statt dessen arbeiten sie mit Punktrezepten, d. h., sie wählen symptomatische Punkte aus, um die „Äste", aber nicht die „Wurzel" der Krankheit zu behandeln. Manchmal erscheint es, als ob das Schulwissen der westlichen Medizin hinderlich sei, tiefer in das Gedankengut der chinesischen Medizin einzusteigen. Nur wenige Ärzte bemühen sich in dieser Hinsicht, über die Mittelmäßigkeit hinauszugelangen, so daß manche Akupunkturseminare einem Markt gleichen, auf dem die neuesten Akupunkturpunkte und Punktkombinationen gehandelt werden.

Im wesentlichen hängt die Gesundung des Menschen von seiner Haltung und der Zusammenarbeit mit dem Therapeuten ab. Zunächst einmal muß man aufhören, alles, was mit dem eigenen Wohlbefinden zu tun hat, den Ärzten zu überlassen, und sie zu „Halbgöttern in Weiß" zu befördern. Statt dessen sollte jeder eine persönliche Verantwortung für seine Gesundheit übernehmen, denn die Krankheitssymptome, so unangenehm sie auch sein mögen, sind selten mit der Krankheitsursache identisch. Sie resultieren größtenteils aus der unvernünftigen Lebensweise oder einer geistigen Fehlhaltung. Jede Heilung ist also entscheidend von der persönlichen Mitarbeit abhängig.

In der chinesischen Heilkunde gelten alle Therapiemethoden (Akupunktur, Arzneimitteltherapie, Moxabustion, Schröpfkopftherapie, Hydrotherapie usw.) als „äußere" Behandlungstechniken. Man verwendet sie als Unterstützung, die Heilung im Inneren des Körpers anzuregen. Im chinesischen Akupunktursystem bedeutet dies die Pflege des Qi (Yuan-Qi, Jing-Qi, Ying-Qi und Wei-Qi), in der westlichen Medizin der Aufbau des Immunsystems.

Eines der Grundprinzipien der chinesischen Akupunkturlehre ist das Erkennen der komplizierten Entwicklung des Ansteigens und Abfallens der natürlichen Abwehrkraft (Wei-Qi) gegenüber den krankheitsverursachenden Einflüssen. Diese pathogenen Faktoren (bioklimatische und emotionale) führen zu einer Funktionsschwäche der Organe, die je nach Art der Symptomatik als Qi-Schwäche, Qi-Stau oder als „widerspenstiges Qi" umschrieben wird.

Eine *Qi-Schwäche* äußert sich durch allgemeine geistige und körperliche Schwäche, die Atmung ist kurz, man hat keine Lust zum Reden, fühlt sich schlapp und müde. Mit Hilfe der Akupunktur und des Abbrennens von Beifußkegeln über den Reizpunkten wird wieder Energie zugeführt.

Wird der Energieumlauf in den Meridianen behindert, wie dies oft bei psychischen Ursachen (Frustration, Depression, Schock) oder bei Störungen im Bereich des Verdauungsapparats (Magen-Darm, Leber-Galle) auftritt, spricht der chinesische Arzt von einem *Qi-Stau*, der sich durch drückende und dumpfe Schmerzen bemerkbar macht. Durch sachgemäße Akupunktur kann man diesen Energiestau auflösen. Manchmal kommt es vor, daß sich die Energie in den Meridianen umkehrt; dies wird als *gegenläufiges* oder *widerspenstiges Qi* bezeichnet. Aufgabe des Magen-Qi ist zum Beispiel, nach unten, in Richtung Darm zu wirken; kehrt es sich jedoch um, dann steigt das Magen-Qi nach oben und bewirkt Appetitlosigkeit, Übelkeit oder Erbrechen. In diesem Fall versucht der Akupunkteur, mit gezielter Nadeltherapie den Überfluß an Energie in den Meridianen ab- oder umzuleiten oder gemäß des Meridianverlaufs zu regulieren.

Eine Behandlung ist nur so gut wie die Diagnose. Ein Arzt für chinesische Medizin nimmt sich bei der ersten Diagnose ½ bis 1 Stunde Zeit und fragt nach der medizinischen Geschichte, nach Lebensumständen, Familiensituation, Beruf, Umgebung, Ernährung und allem, was zu dem Wissen beitragen könnte, die Ursache des gesundheitlichen Problems einzukreisen. Daneben führt er gleichzeitig eine körperliche Untersuchung durch; am Ende legt der Behandelnde fest, welches Heilverfahren Anwendung findet.

Die Akupunktur kann erfolgreich bei akuten Erkrankungen sein, bei chronischen hingegen, wo nach der chinesischen Diagnostik oft ein Mangel an Substanz (Yin) vorherrscht (Mangel an Blut, Vitaminen, Mineralien, Enzymen, Muskel- oder Knochenaufbau), ist eine Therapie mit angepaßter Ernährung und natürlichen Arzneimitteln eher angebracht. Leidet man an orthopädischen Krankheiten, kann die Akupunktur ergänzend schmerzlindernd und entzündungshemmend sein, doch wird eine Behandlung durch einen Physiotherapeuten (Krankengymnast) eine wirksamere Therapie sein.

Ein großes Handicap der Akupunktur ist, daß sie noch nicht von allen Krankenkassen als Behandlungsmethode anerkannt ist. Denn wenn man sie bei manchen Erkrankungen 2- bis 3mal täglich anwenden würde, wäre die Erfolgsrate viel höher. Darum scheitert in Deutschland der Erfolg oft an der zu kurzen Behandlungsdauer, weil man Kosten sparen will.

Die Behandlungsdauer ist sehr unterschiedlich; sie variiert zwischen einer einmaligen Auffrischung im Monat und einer mehrmaligen Behandlung pro Tag bei akuten Erkrankungen. Ansonsten ist es üblich, innerhalb einer Zeitspanne von etwa 1–2 Monaten — je nach Art der Erkrankung — eine 10malige Behandlungsserie zu planen mit anschließender Pause und erneuter Diagnose, um zu sehen, ob die Behandlung angsprochen hat.

Die Akupunktur – eine nadelige Methode

Der Einstich

Bei der Akupunktur verwendet man meist 0,15 – 0,3 mm dünne Edelstahlnadeln; dünnere Nadeln finden bei Kindern, empfindlichen Patienten oder in der Gesichtszone Anwendung.

Der Einstich selbst ist nicht schmerzhaft, wenn er schnell genug vorgenommen wird. Nur wenn die Nadel durch die Haut gleitet, wird eine Schmerzempfindung wahrgenommen; in den tieferen Muskelschichten spürt man die Nadel nicht, selbst wenn sie 1 – 3 cm tief gestochen wird.

Damit der Einstich nicht spürbar wird, gibt es verschiedene Techniken (Kneifen oder Massieren der Haut), um die Nervenfasern, die den Schmerz leiten, zu beruhigen.

Nach dem Einstich fühlt der Patient eine Empfindung, die man als dumpfes elektrisches Ziehen beschreiben könnte. Dies tritt entweder nur lokal auf oder verläuft in der Richtung der Meridiane. Man nennt dieses Gefühl *De-Qi* (angetroffene Energie); es tritt unabhängig vom Hautschmerz und der Einstichtiefe auf und ist für den Erfolg der Behandlung wichtig.

Das ankommende Qi (De-Qi) ist von einer intakten Nervenfunktion abhängig, bei gelähmten Körperpartien wird es nicht angetroffen. In der Fachsprache bezeichnen Ärzte das De-Qi als *PSC* (Propagated Sensation along the Channels), was soviel bedeutet wie „Ausbreitung eines Gefühls entlang des Meridians". Das De-Qi findet der Akupunkteur bei genauer Punktlokalisation, Stichrichtung und Stichtiefe.

Diese Gefühle sind ungewohnt, jedoch nicht schmerzhaft und gehen häufig mit einer Erleichterung der auftretenden Symptome einher. Die Ursache für das Erscheinen dieser Reaktionen beruht auf Ausschüttungen von „Überträgerstoffen" (Neurotransmitter: Endorphin, Actylcholin, Serotonin u. a.), die durch den Akupunkturreiz ausgelöst werden. Diese chemischen Abläufe im Gehirn beeinflussen psychische Reaktionen und haben Rückwirkungen auf Kreislauf, Atmung, Muskeltonus und allgemeines Wohlbefinden.

Damit der Patient sich während der Behandlung entspannen kann, sollte er bequem gelagert werden. Je nachdem, an welcher Stelle man behandelt wird, nimmt man eine sitzende oder liegende, eine Bauch-, Rücken- oder Seitenlage ein. Manchmal ist es notwendig, daß Punkte sowohl der Bauch- als auch der Rückenseite akupunktiert werden; dann muß man warten, bis eine Seite fertig behandelt wurde. Während der Behandlung sollte man sich nicht bewegen, denn durch die Muskelbewegungen schließen sich die Muskelfasern eng an die Nadel und verziehen diese aus ihrer Lage, was unter Umständen schmerzen kann.

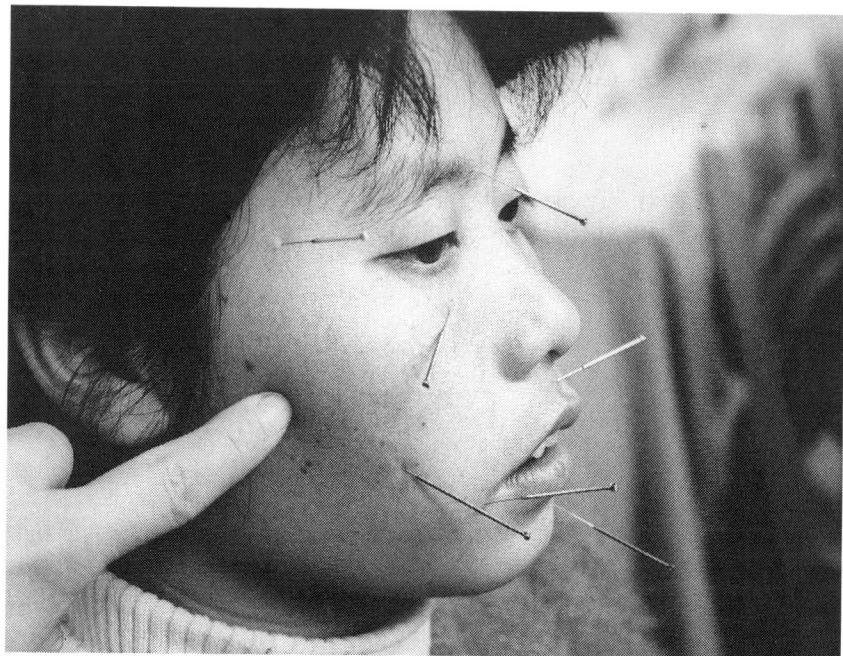

Eine Patientin, die an einer Gesichtslähmung (Fazialisparese) leidet, wird mit Akupunktur behandelt. Der Zeigefinger deutet die Strichrichtung an.

Das erste Mal

Wenn man zum ersten Mal akupunktiert wird, sollte man dies dem Akupunkteur unbedingt mitteilen; denn in der 1. Behandlung werden meist nur 1 – 2 Nadeln gestochen, bis sich der Patient an die ungewohnte Behandlungstechnik gewöhnt hat. Während der 1. Behandlung kann es manchmal passieren, daß kreislaufschwache oder labile Patienten in Ohnmacht fallen. Dies wird meist bei der Akupunktur in sitzender Haltung beobachtet. Im Falle eines Kollaps sind die Beine hochzulagern und zu reiben, damit das Blut zum Gehirn zurückfließt; ein Schluck warmer Tee bringt den Kreislauf wieder in Gang.

Komplikationen

Eine weitere Komplikation stellt die Verletzung von Organen dar, die aber recht selten vorkommt. Einerseits ist dies möglich durch stumpfes oder verbogenes Nadelmaterial, andererseits nur bei unzureichenden anatomischen Kenntnissen oder fahrlässiger Anwendung.

Auch Infektionen durch eine Akupunkturnadel sind eine Seltenheit und werden eher bei der Ohrakupunktur beobachtet, da das Ohr aufgrund seiner mangelhaften Durchblutung infektionsgefährdeter ist.

Manchmal kann man auch erleben, daß ein Akupunkturpunkt blutet, nachdem die dünne Nadel herausgezogen wird. Obwohl eine Vene oder Arterie nicht sichtbar verletzt wurde, kommt es je nach Spannung und Blutdruck des Patienten zum Austritt eines winzigen Mikrotröpfchen Blutes. Dies ist nicht schlimm; im Gegenteil läßt man bei „Hitzekrankheiten" die Akupunkturpunkte absichtlich bluten. Sollte einmal eine größere Vene durchstochen werden, genügt es, mit einem Wattebausch einen leichten Druck auf die verletzte Stelle auszuüben. So läuft kein Blut ins Gewebe. Geschieht dies doch, gibt es eine Blaufärbung wie bei einem blauen Flecken.

Doch Akupunktur ist keineswegs gefährlich. In China werden in zahlreichen Schulen Kinder in Akupunktur unterrichtet, damit sie sich selbst und ihren Familien bei einer Schwäche oder einer leichten Krankheit helfen können, ohne einen Arzt zu konsultieren. Auch bei Babys und kleinen Kindern findet die Akupunktur häufig Anwendung, da sie wirksam und ohne Nebenwirkung ist.

Zhen Jiu – Stechen und Brennen

Hinter diesem chinesischen Begriff der Nadel- und Brennbehandlung verbirgt sich die Akupunktur und die Moxabustion. Dies sind zwei unterschiedliche Verfahren, die aber gemeinsam auf Akupunkturpunke ausgeübt werden. Bei der Akupunktur verwendet man, wie schon erwähnt, dünne, lanzettartige Nadeln, bei der Moxabustion kennt man 3 Anwendungsformen: Moxa-(Beifuß-)kegel, die Moxazigarre und ein Moxaöfchen, das wärmend über die Haut geführt wird. Beide Methoden dienen der Regulation von Blut und Qi, um so die Vitalität des Menschen zu erhalten.

Nadeln – damals und heute

Vor der Entstehungszeit der modernen Akupunktur verwendete man steinerne Nadeln oder Nadeln aus Bambus, Knochen oder anderen Materialien. Auch Kupfer-, Eisen-, Silber- und Goldnadeln wurden für die Nadeltherapie ausprobiert, bis zu den heute üblichen, nichtrostenden, mehrmals verwendbaren Stahlnadeln oder den Einmalnadeln, die eine dünne Legierung aufweisen und daher nicht wieder sterilisiert werden können.

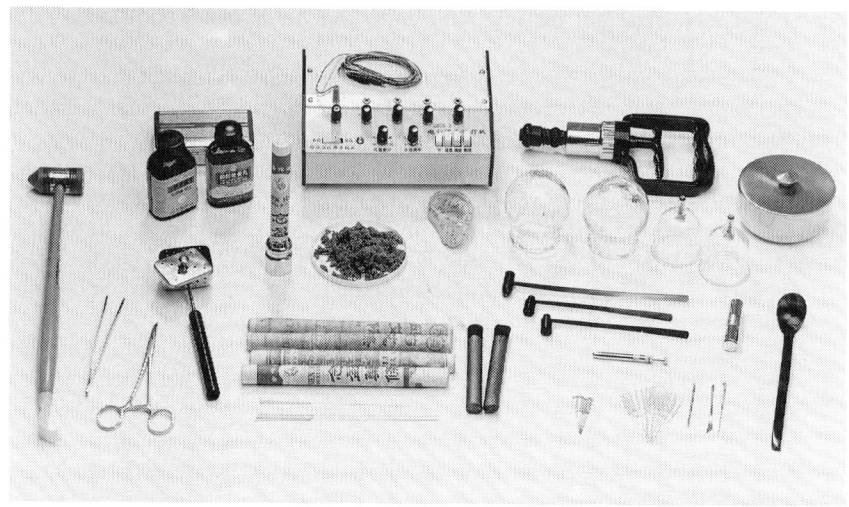

Das Instrumentarium des Akupunkturarztes

In einem klassischen Werk der Akupunktur spricht man von den traditionell üblichen *Neunnadeln*; sie hatten alle ein recht unterschiedliches Aussehen und waren auch für Massage und chirurgische Eingriffe bestimmt.

Die heute übliche *Haonadel* kann man im Handel in unterschiedlichen Längen und Dicken beziehen und für verschiedene Stichtechniken verwenden. Bei Erkrankungen durch Kälte verwendet man sie als eine *Wärmenadel*, d. h., nach dem Einstich wird sie am Nadelende durch eine glühende Beifußkugel erwärmt, die die Hitze nach innen leitet. Es lassen sich auch elektrische Ströme über die Stahlnadeln durch das Gewebe schicken, wie dies bei zahlreichen chronischen Schmerzzuständen indiziert ist.

Daneben gibt es noch Hautnadeln, auch *Interdermalnadeln* genannt, die als kurze Dauernadel in die erste Schicht der Haut geschoben, mit einem Pflaster beklebt wird und dort bis zur nächsten Behandlung verweilt. Diese Methode verwendet man gerne bei dauerhaften Muskelschmerzen, die meist in der Nähe der erkrankten Zone einen besonders schmerzhaften Punkt aufweisen, wo die Nadel eingeführt wird; man nennt das Stechen dieser einzigartigen Schmerzpunkte, die nicht mit einem Akupunkturpunkt übereinstimmen müssen, das „Locus-dolendi"-Stechen.

Ähnlich feine Nadeln, nur etwa kürzer, gebraucht man bei der Ohrakupunktur, wo die Nadeln auch über längere Zeit im Ohr bleiben und über Magnetstäbchen oder Massage mehrmals täglich angeregt werden.

In der Akupunktur verwendet man auch öfter *Dreikantnadeln*, ähnlich denen, die der Arzt für den Einstich zwecks Blutabnahme benötigt. Diese Nadeln haben die Funktion, den Blutfluß anzuregen und einen vorhandenen Blutstau oder einen Stau in den Meridianen zu beseitigen. Solche Zustände findet man häufig bei Halsschmerzen, lokalen Schwellungen, hohem Fieber oder Bewußtseinsverlust.

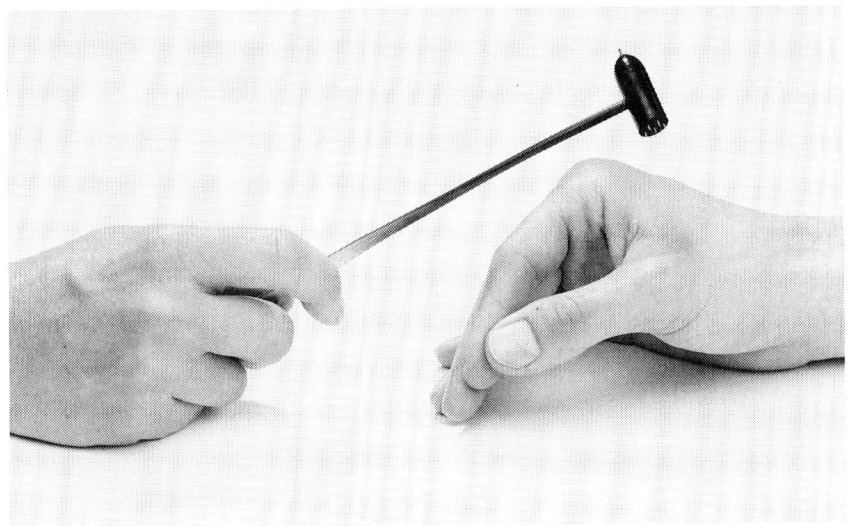

Beklopfen des Akupunkturpunktes Hegu „Begegnung im Tal" auf dem Dickdarmmeridian

Zu den speziellen Akupunkturtechniken gehört der sichere Umgang mit der *Pflaumenblütennadel* oder der *7-Sterne-Nadel*. Mit diesen Instrumenten, die wie ein Hämmerchen aussehen, werden Akupunkturpunkte beklopft, um Krankheiten der Haut und des Nervensystems zu behandeln. Sie werden bei Schwindel, Kopfschmerzen, Magen-Darm-Beschwerden, Ekzemen, Lähmungen und geschwollenen Gelenken eingesetzt; besonders bei Kindern, die sich vor den Nadelstichen fürchten, ist diese Behandlung beliebt.

Die Elektroakupunktur

Hier versucht man mit elektrischen Geräten, Ströme über die schon bekannten Nadeln, die in die Haut eingestochen werden, in schmerzhafte Muskelpartien zu leiten. Oder man verwendet oberflächlich auf der Haut aufliegende Elektroden und vermeidet so einen Einstich.

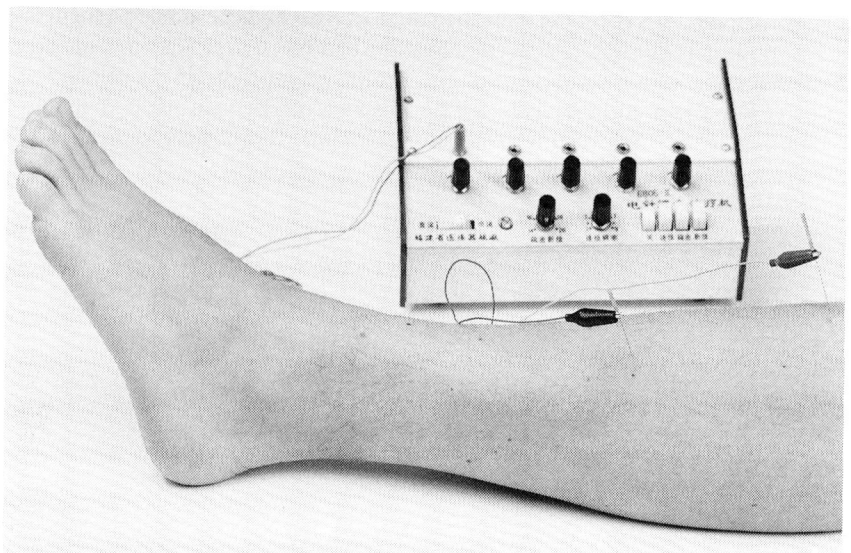

Elektroakupunktur auf dem Magenmeridian

Mit einem Elektroakupunkturgerät kann man verschiedene Arten von Strömen mit unterschiedlicher Frequenz und Stärke erzeugen, je nach der Art des Krankheitsbildes. Die elektrischen Ströme dienen der Reizverstärkung und erhöhen die Wirksamkeit der Akupunkturnadeln; es wird ein Dauerreiz erzeugt, den man 10–20 Minuten durch die betroffenen Partien sendet.

Die elektrischen Ströme eignen sich in erster Linie für folgende Indikationen: Rückenschmerzen, Ischialgien, Taubheitsgefühl und Lähmungen der Extremitäten, Schulter-Arm-Syndrom, geschwollene und schmerzhafte Gelenke sowie manche Arten von Kopfschmerz.

Die Laserakupunktur

Ähnlich wie die Elektroakupunktur wirkt auch die Laserakupunktur. Man verwendet hier handliche Lasersysteme, mit denen man flächig oder punktförmig Akupunkturpunkte am Körper und am Ohr bestrahlen kann. Die Geräte eignen sich für folgende Therapiebereiche: in der Dermatologie für die Behandlung von Ekzemen, Verbrennungen, Geschwüren, Herpes u. a., in der Sportmedizin für Prellungen und Zerrungen, in der Orthopädie für rheumatische Leiden, Gelenkerkrankungen und für die allgemeine Schmerzbehandlung.

Von den Laserstrahlen wird behauptet, daß sie die Zellatmung erhöhen, Regenerationsprozesse anregen und die Durchblutung fördern. Ob diese teuren Therapiegeräte eine wirkliche Bereicherung zur einfachen, ökonomischen und klassischen Akupunkturnadel darstellen, muß die Forschung erbringen.

Die Ohrakupunktur

In einigen klassischen Werken der chinesischen Akupunktur wird die Ohrakupunktur bereits erwähnt. In jüngster Zeit widmete sich der französische Arzt Paul Nogier der Nadelbehandlung des Ohres. Er stellte fest, daß das Ohr eine Reflexzone des ganzen Körpers darstellt. Betrachtet man die Funktion des zentralen Nervensystems und dort die Großhirnrinde, so erkennt man eine verblüffende Ähnlichkeit mit der Projektion des Körperschemas in der Ohrmuschel.

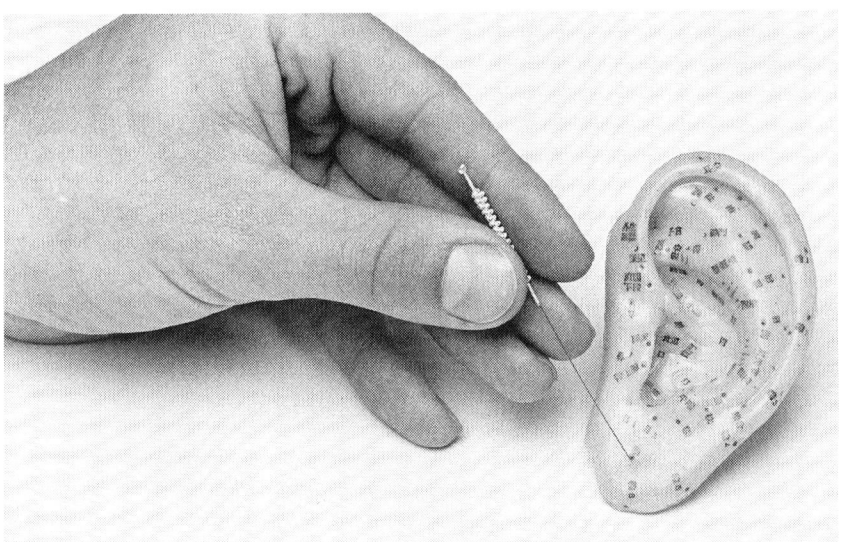

Akupunkturnadel auf einem der „Augenpunkte" (Ohrmodell)

So entspricht das Ohrläppchen dem Kopf und das tiefliegende Ohrmuschelbecken den inneren Organen, während die äußeren Vorwölbungen die Extremitäten darstellen. Das Ohr hat eine große Zahl Stichpunkte, die gewöhnlich durch Drücken oder durch sichtbare Veränderungen auf der Haut bestimmt werden. Mittlerweile

gibt es auch zahlreiche elektrische Stichpunktsuchgeräte, mit denen man die Empfindlichkeit der zu stechenden Punkte genau bestimmen kann.
Für die Ohrakupunktur verwendet man kleine Dauernadeln oder kleine Metallkügelchen, die mit einem Pflaster auf dem Ohr befestigt werden, um dort einige Tage zu verweilen; zwischendurch werden sie mit der Hand oder einem Magnetstab gedrückt, damit die Wirkung verstärkt wird.

Die Moxabustion

Die Moxabustion behandelt und beugt Krankheiten vor, indem man Akupunkturpunkte oder andere Körperstellen durch brennende Beifußblätter erhitzt. Die Wärme des Feuers dringt dabei in die Muskulatur, reizt das Gewebe und regt auf diese Weise die Blut- und Energiezirkulation in den Meridianen und Gefäßen an.
Das Rohmaterial für diese Brennmethode liefert sehr lange abgelagertes Beifußkraut. Dies sind die Blätter der Beifußpflanze *(Artemisia vulgaris)*, die in einen Steintiegel geworfen und zur Wollform zerstampft werden.

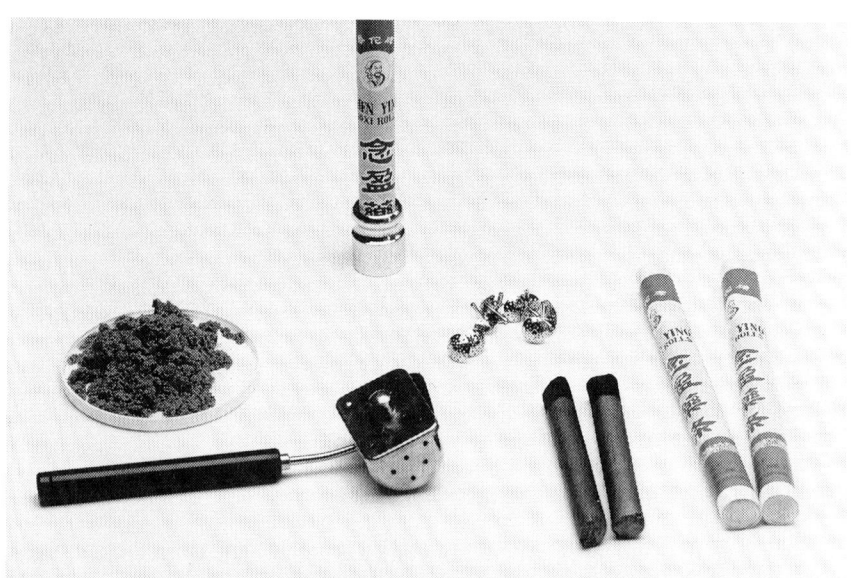

Moxazubehör (von links: Moxawolle, Moxaöfen, Hütchen zum Befestigen der Moxawolle, „nichtqualmende" Moxazigarre, Moxazigarre)

Es gibt verschiedene Arten der Anwendung: direkte und indirekte Brennbehandlung, das Brennen mit Moxakegeln, die Moxazigarre, das Moxabügeleisen und die sogenannte Naturbrenntherapie.

Die Anwendung der Beifußbrennbehandlung

Das direkte Brennen mit Beifußkegeln

Man nimmt dazu etwas feine Beifußwolle, formt aus ihr eine kleine Pyramide und setzt sie auf den zu behandelnden Akupunkturpunkt. Der Moxakegel brennt so weit herunter, bis er die Haut stark erhitzt hat, so daß man eine Rötung auf der Haut erkennt. Diese Technik wiederholt man mehrere Male.

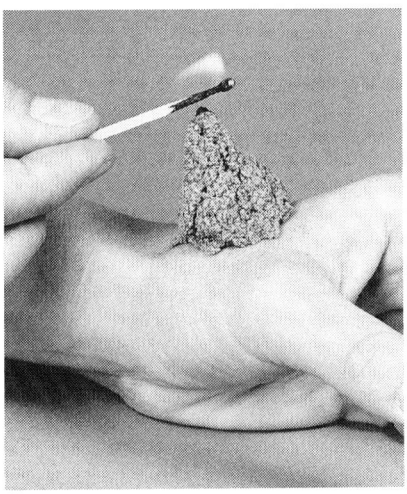 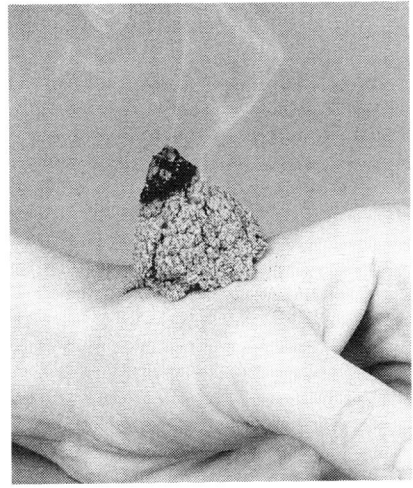

Es gibt auch eine narbenerzeugende Technik, bei der man den Moxakegel bis auf die Haut abbrennt, so daß eine leichte Verbrennung entsteht. Auf diese Weise will man die Regenerationsfähigkeit des Organismus verstärkt anregen.

Die indirekte Brennbehandlung

Bei dieser Methode nimmt man eine Scheibe Ingwer, Knoblauch, Aconitum (Eisenhut) oder Salz und legt dies zwischen Haut und Moxakraut.
Für die *Ingwerisolation* verwendet man eine 1/2 cm dicke Ingwerscheibe, durchlöchert sie mehrmals und legt sie auf den Akupunkturpunkt. Der auf ihr abgebrannte

Moxakegel erwärmt die Ingwerscheibe, so daß ihr erwärmend wirkender Saft in die Haut eindringen kann. Wenn der Patient ein Brennen spürt, wird die Scheibe samt Kegel hochgehoben und die Behandlung kurzfristig unterbrochen. Diese Methode eignet sich bei Zuständen, die von Leere und Kälte gekennzeichnet sind.

Die *Knoblauchisolation* wird ebenso durchgeführt. Es gibt noch eine andere Methode, bei der man Knoblauchmus auf den Lungenbereich streicht und wichtige Lungenzustimmungspunkte mit Moxakegeln erwärmt. Dies ist sehr hilfreich bei Lungenerkrankungen.

Moxa auf einer Schicht Salz eignet sich besonders im Nabelbereich. Man füllt den Nabel mit Salz, legt eine Scheibe Ingwer darüber und zündet darüber einen Moxakegel an. Diese Technik ist besonders wirkungsvoll bei Bauchschmerzen, Durchfall, Hodenschmerzen und anderen Krankheiten. In China verwendet man anstelle von Ingwer auch das scharfe *Aconitum carmichaeli*, um bei einer starken Nieren-Yang-Schwäche dem Körper ausreichend Wärme zuzuführen.

Die Behandlung mit der Moxazigarre

Die Moxazigarre ist ein etwa 20 cm langer Stab, in dem sich sehr fein zerstoßene und mit einem erwärmenden Medikamentenpulver vermischte Moxawolle befindet.

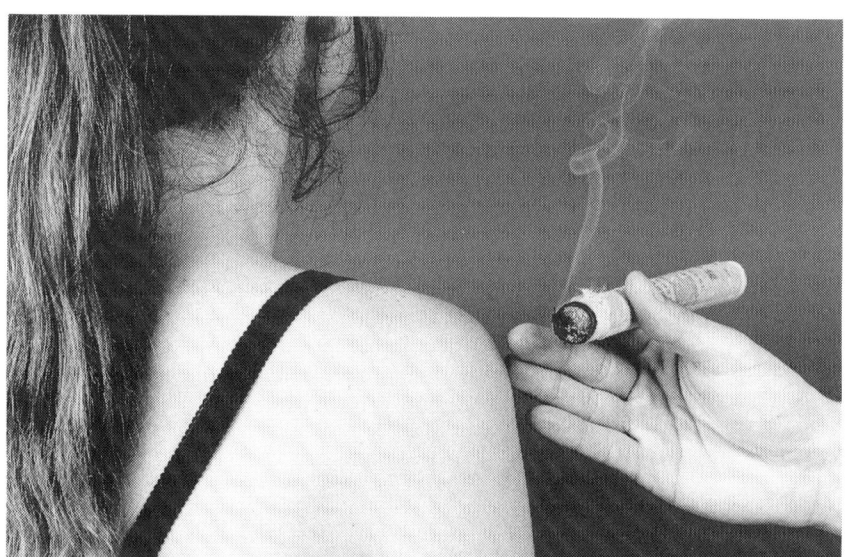

Brennbehandlung mit der Moxazigarre auf dem Punkt Dl 15 (Jianyu, Schultergelenkverbindung) einer schmerzenden Schulter

Diese Rollen sind fertig im Handel zu beziehen. Man zündet eine Seite der Zigarre an und wartet, bis sie einen glühenden Kegel gebildet hat. Dann nähert man sich dem zu erwärmenden Akupunkturpunkt und erwärmt die Haut, bis sie eine Rötung bekommt. Man muß darauf achten, daß der Patient kein Brennen, sondern nur eine angenehme Wärme oder Hitze verspürt. Die Räucherung soll 15–20 Minuten dauern.

Diese Methode zeigt bei chronischen Symptomen wie Verdauungsstörungen, Schmerzen infolge Zug oder Kälte, Durchblutungsstörungen und Schwellungen einen guten Heilerfolg.

Brennen mit dem Moxaöfchen

Für diese Methode verwendet man einen Metallbehälter, der wie ein kleines Bügeleisen aussieht. In ihn steckt man das abgeschnittene Stück einer Moxazigarre, entzündet es auf beiden Seiten und kann so großflächig unter leichtem Druck die zu behandelnde Stelle erwärmen.

Diese Methode eignet sich vor allem für Kinder oder Menschen, die Angst vor der normalen Brenntherapie haben.

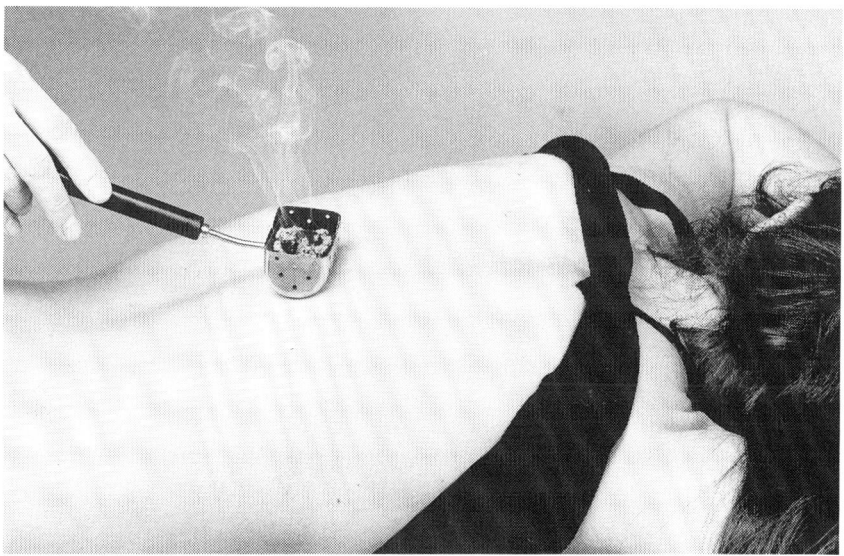

Behandlung des Blasenmeridians links und rechts der Wirbelsäule bei Rückenschmerzen durch Kälteeinwirkung

Die Wärmenadel

In China findet man häufig eine Kombination von Akupunktur und Moxabustion, indem man auf die gestochene Nadel einen Bausch Moxawolle setzt, sie anzündet und so die Nadel erwärmt. Die Wärme wird durch den Nadelkörper in den Akupunkturpunkt weitergeleitet. Falls die Moxawolle abfallen sollte, legt man zur Vorsicht ein Stück Papier unter die Nadel auf die Haut. Man brennt nach und nach 5 Moxakugeln ab, falls nötig. Dabei darf der Patient aber kein brennendes Gefühl empfinden.

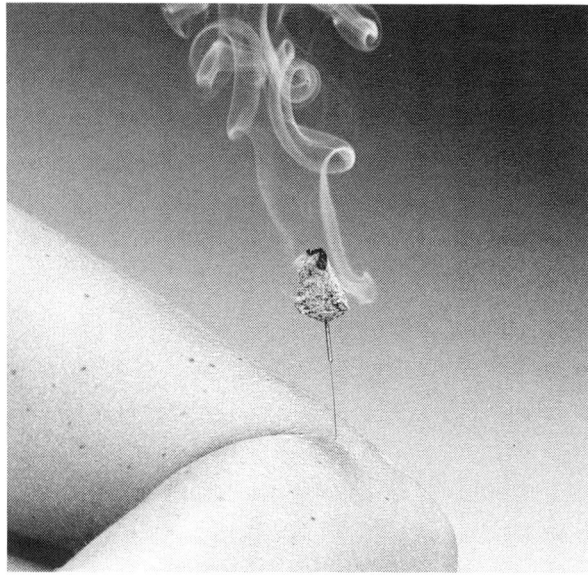

Hier wurde anstelle loser Moxawolle ein Stück Moxazigarre abgeschnitten und über die Akupunkturnadel gestülpt, die den Punkt DI 11 (Quchi) auf dem Dickdarmmeridian stimuliert.

Die Schröpfkopftherapie

In China nannte man das Schröpfen früher die „Hornmethode", weil man Trinkgefäße aus Tierhorn herstellte und diese bei der Behandlung von Geschwüren zum Ablassen von Blut und Eiter benutzte. Es gibt viele Variationen von Schröpfkopfgläsern: Bambusköpfe, keramische Köpfe, Glasköpfe, Aluminium-, Stahl- und Eisenköpfe sowie Plastikköpfe. Diejenigen aus Glas und Plastik sind am gebräuchlichsten, da sie durchsichtig sind und man den Verlauf des Schröpfens beobachten kann, um so die Behandlungszeit besser einzuschätzen.

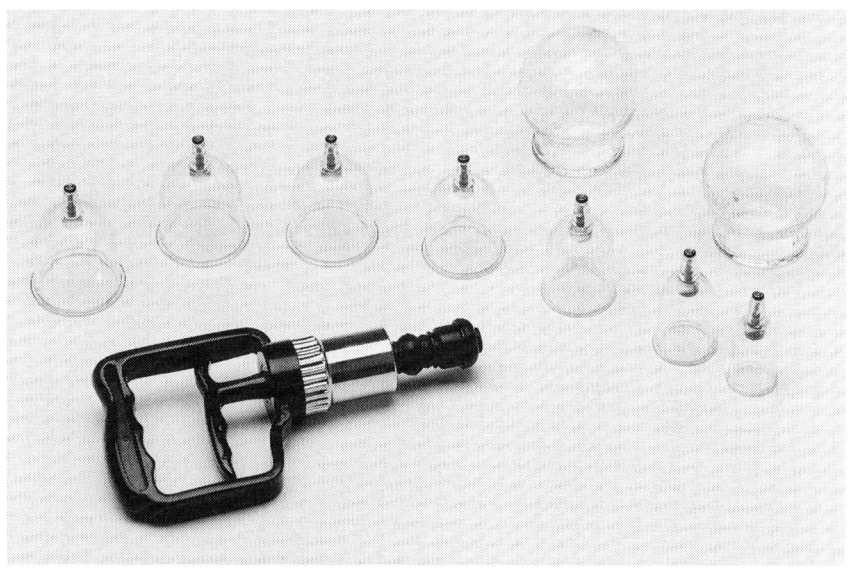

Moderne Schröpfgefäße mit Vakuumpumpe

Die verschiedenen Schröpfkopftechniken

Beim *unblutigen Schröpfen* wird durch verschiedene Methoden ein Unterdruck oder Vakuum im Schröpfkopfglas erzeugt. Dazu nimmt man einen Tupfer, ein Stück Papier oder Baumwolle, taucht es in Spiritus, zündet es an und streicht mit dem offenen Feuer innerhalb des Glases entlang, so daß die Luft herausweicht. Nun stülpt man das Glas blitzschnell auf die zu behandelnde Hautstelle und drückt es fest an. Das Vakuum zieht die Haut hoch, wodurch sich die Kapillaren ausdehen und eine lokale Blutfüllung herbeigeführt wird.

Man nennt dies auch eine künstliche Hyperämie, wie man sie bei Entzündungen sieht. Die Poren der Haut öffnen sich unter dem Sog des Schröpfkopfs und ziehen so Wind und Feuchtigkeit aus dem Körper und vertreiben überschüssige Kälte.

Die Schröpfkopftherapie hat die Aufgabe, den Fluß von Qi und Blut in den Meridianen anzuregen und zu erwärmen, Schmerzen zu stillen, Schwellungen zu beseitigen sowie Feuchtigkeit und Kälte zu vertreiben.

Bei einer anderen Technik wird ein Stück Baumwolle mit etwas Vaseline an der Seite des Glases festgeklebt, dann angezündet und auf die Hautstelle gestülpt; das Feuer

131

wird durch das Vakuum sofort gelöscht, so daß es nicht zu einer Verbrennung kommen kann, vorausgesetzt, die Baumwolle fällt nicht herunter.
Diese Technik verwendet man gerne, wenn man mehr Zeit zum Überstülpen benötigt, z. B., wenn man einen Schröpfkopf über eine gestochene Akupunkturnadel stülpt, um die Wirkung der Akupunktur und ihren Reiz zu verstärken.
Mit Schröpfköpfen umzugehen ist kinderleicht und eignet sich hervorragend als vorbeugendes Hausmittel. Als Schröpfkopfgläser kann man genausogut Joghurtgläser, Trink- oder Marmeladengläser benutzen. Damit die Gläser gut haften und keine Luft ansaugen, bestreicht man entweder ihren Rand oder die zu behandelnde Stelle mit Vaseline. Übrigens, jeder Hauttyp reagiert anders auf das Schröpfen, so daß die Behandlungszeit je nach Typ des Schröpfkopfes, nach Stärke des Vakuums und nach Konstitution des Patienten zwischen 2 und 10 Minuten variiert.
Achten Sie darauf, daß keine zu starken „Knutschmäler" sichtbar bleiben, auch wenn diese dem „Knutschfleck" ähnlichen Gebilde nach einigen Tagen wieder verschwinden.
Die geeignetste Zone für die Schröpfkopftherapie ist der Rücken, da die Gläser dort bestens Halt haben. Man kann entweder mehrere Gläser nebeneinander benutzen oder ein einzelnes Glas und massiert durch Verschieben den vorher eingecremten Rücken. Auf dem Rücken befinden sich die Zustimmungspunkte aller inneren Organe auf dem Blasenmeridian, etwa 4 cm links und rechts der Wirbelsäule.

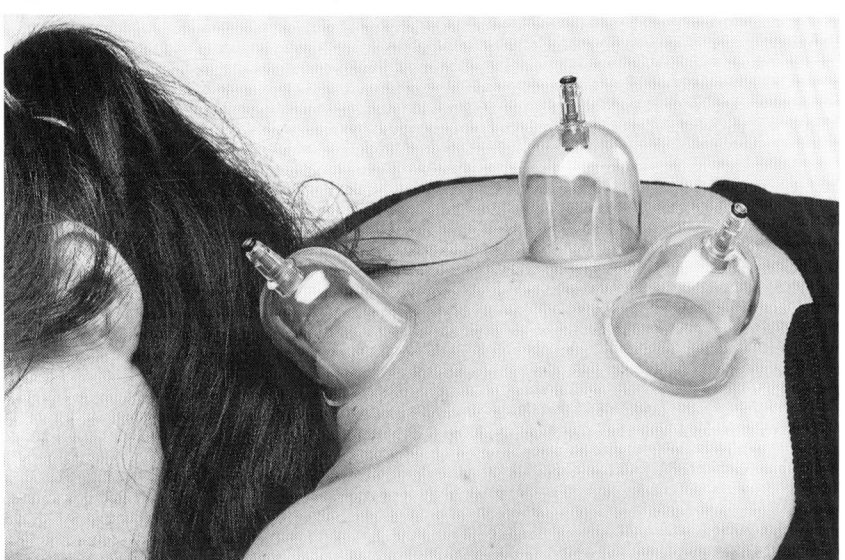

Schröpfen der Schulter

Diese Akupunkturpunkte eignen sich therapeutisch, um einen guten Heilerfolg zu haben. Die zu behandelnden Krankheiten sind Bauch- und Magenschmerzen, Kopfschmerzen, Husten, Asthma, Lenden- und Rückenschmerz, Schwierigkeiten, den Arm zu heben oder das Bein zu bewegen, Krämpfe, Menstruationsstörungen und Ausfluß.

Für die Schröpfkopftherapie gibt es auch Verbote bzw. Kontraindikationen: schweres Herzleiden, Hautkrankheiten und chronische Geschwüre, Hämophilie, allgemeine Ödeme, extreme Schwäche des Bindegewebes oder der Hautbeschaffenheit, hohes Fieber mit Kopfschmerzen und Krämpfen, dünne Muskeln, Knochenvorsprünge und Stellen, an denen sich Haare befinden.

Eine weitere Technik ist das *blutige Schröpfen*; hier wird der Meridian oder der Akupunkturpunkt durch eine Dreikantnadel blutend gestochen oder mit Hilfe einer Pflaumenblütennadel geöffnet, und über der Stelle wird ein Schröpfkopfglas gesetzt, das das Blut ansaugt. Dadurch wird eine größere Menge Blut erzeugt.

Diese Methode wird angewandt bei Entzündungen im Muskelgewebe, akuten Verstauchungen oder chronischen Verspannungen, neurogener Dermatitis, Entzündungen um ein Gelenk (rheumatische Arthritis) und psychosomatischen Magen-Darm-Störungen.

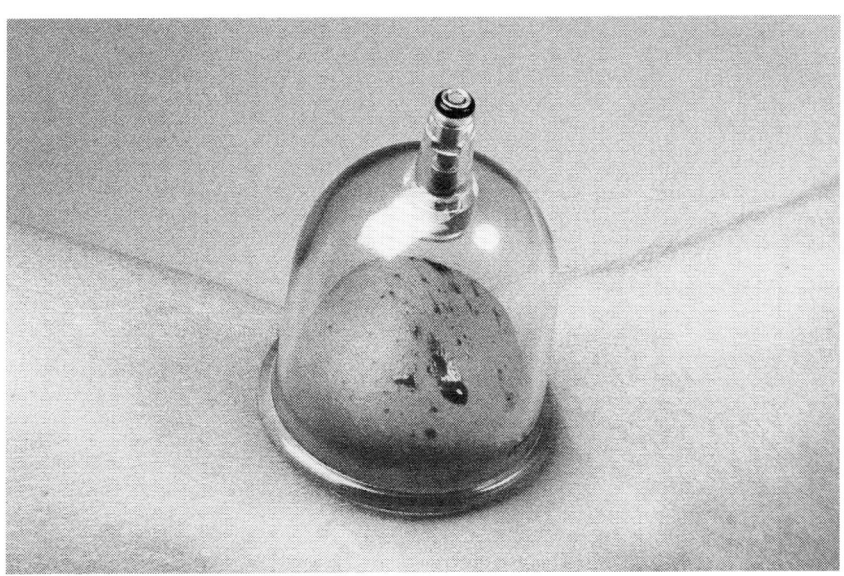

Blutiges Schröpfen

Massage und Akupressur

Die Akupressur ist eine Druckmassage, die mit den Fingern oder unter Zuhilfenahme von Massageinstrumenten ausgeführt wird. Früher verwendete man Knochen- oder Elfenbeinnadeln, die vorne zu einer Kugel zusammenliefen.

Um eine Massage durchzuführen, muß man das grundlegende Prinzip der Diagnose, das Erkennen einer Yin- oder Yang-Konstitution, verstehen.

Wenn man von einer *Yang-Konstitution* redet, meint man einen Füllezustand, der sich als überschüssige Energie sichtbar macht. Dies zeigt sich in Entzündungen, geröteter Haut, verspannter Muskulatur mit Myogelosen oder Knötchen, Schmerzen, Krämpfen, Fehlhaltungen und in der mangelnden Körperbeweglichkeit. Die Fülle an Yang-Energie muß mit Hilfe sedierender Maßnahmen ausgeglichen werden. Hierfür verwendet man Massagetechniken, die den Patienten beruhigen, wie sanfte Ausstreichungen, leichte Hautverschiebungen, Vibrationen, Walkungen sowie suggestiv wirkende Entspannungs- und Wahrnehmungsübungen.

Eine *Yin-Konstitution* ist dagegen ein Mangel an Vitalität und Energie. Hier versucht man den Körper und den Kreislauf anzuregen. Die Methode des Tonisierens, Ergänzens, Aktivierens und Sammelns äußert sich auch in den hier notwendigen Massagetechniken: Fingerknetungen, Zirkelungen, Hautabhebungen, Säge- und Harkengriff, Hackungen, Klatschungen, Klopfungen und allgemeine, kräftigende Druckmassage.

Man darf aber nicht vergessen, daß die Schönheit der Massage in der Berührung und dem partnerlichen Austausch menschlicher Energien und Wärme beruht. Sie galt nie als ärztliche Behandlungsmethode und wird nie mit der Wirkung von Akupunktur vergleichbar sein. Die Massage gehört zu den vorbeugenden, ganzheitlichen Hygienetechniken; denn sie entspannt den Geist, regt Blut- und Flüssigkeitszirkulation in den Geweben an und öffnet die Hautporen, damit das Wei Qi, die Abwehrenergie, frei zirkulieren kann. Man kann bei regelmäßiger Anwendung von Massage und Tai Chi Chuan zahlreichen Zivilisationskrankheiten vorbeugen.

Die Ernährung

Das Wesen der Ernährung

Der Mensch lebt, weil er die organische Substanz von Pflanzen und Tieren verdauen und in körpereigenes Gewebe verstoffwechseln kann.

Dies ist ein rein physiologisches Wunder der Natur, dem wir wenig Beachtung schenken.

Jedes Lebewesen existiert durch die Aufnahme von Sauerstoff, Wasser und Nahrung. Darum bedeutet

1. Essen ist Leben und 2. Nahrung ist Medizin.

Ein Grund mehr, zu lernen, was unter lebenswichtiger Nahrung zu verstehen ist, zumal jedes Nahrungsmittel, ob Gemüse, Kräuter, Obst oder Getreide, als eine Medizin angesehen werden kann, die allmählich, über Jahre und Jahrzehnte, über Gesundheit und Krankheit entscheidet.

Die Ernährung ist nach Ansicht der 5-Elemente-Diätetik mehr als nur eine Energiezufuhr; dies wird dadurch deutlich, daß Essen und Trinken seit alters her von traditionellen Riten durchdrungen sind. In vielen Religionen wird vor dem Essen die Dankbarkeit durch ein Gebet dargebracht. Auch Küche und Eßzimmer galten als heilige Räume, in ihnen wurde das Pflanzen- und Tierreich geopfert, damit jeder Mensch sich täglich erneut entwickeln und wachsen kann.

Während im Hinduismus der religiöse Aspekt der Reinigung und das gereinigte Essen betont werden, findet in der 5-Elemente-Diätetik oder dem *Yin-Yang-Kochen*, wie es in China auch genannt wird, der Umgang mit dem Feuerelement große Verehrung. Denn nur mit Hilfe des Feuers konnte ungenießbare und unverdauliche Nahrung über den Prozeß des Kochens in eine eßbare Form umgewandelt werden.

Der Begriff des „Feuers" bedeutet für die chinesische Ernährungstherapie mehr als eine Heizplatte, die den Kochtopf erwärmt. Es ist eine Energiequelle, die den Körper erwärmt (besonders im Winter) und ihm ein großes Maß an Lebenskraft (Qi) schenkt.

Die Umwandlung von Nahrung in Energie nennt man in der chinesischen Medizin das „ministerielle Feuer", das den Körper nicht nur erwärmt, sondern ihm sowohl die Abwehrkraft als auch die Willenskraft stärkt. Beide sind notwendig, ein langes Leben (chines.: Chang Ming) zu ermöglichen. Denn die körperliche Verfassung spiegelt den geistigen Zustand wider, und die Art zu denken und zu handeln (das Bewußtsein) verändert den Umgang mit dem Körper bzw. mit der Ernährung.

In diesem Sinne ist die Ernährung eine „Näherung" an eine sinnvolle Lebensweise und keine Entwicklung großartiger Theorien. Durch kluge Worte und ausgewählte Argumente lassen sich alle Theorien vernünftig beweisen, aber auch widerlegen. Soll man sich von Rohkost ernähren, weil die Vitamine nicht durch einen Kochprozeß zerstört werden; soll man Nahrungsmittel essen, die viele Mineralien enthalten; soll man Eiweiß von Kohlenhydraten trennen, weil die Art ihres Stoffwechsels unterschiedlich ist; soll man kein Fleisch essen und Vegetarier werden; soll man biologisch-ökologisch erzeugte Lebensmittel essen, weil sie frei von Kunstdünger und Pflanzenschutzmitteln sind? Es gibt zahlreiche Ernährungsformen, und viele von ihnen haben einen therapeutischen Wert, den wir je nach unserer eigenen Konstitution berücksichtigen können.

Harmonisches Kochen

Schon vor Tausenden von Jahren spielte die Ernährungstherapie bei den Essensgewohnheiten der Chinesen eine große Rolle. Es war ihnen nicht gleichgültig, wie und was man aß und trank. Von Generation zu Generation wurde die Wirkung einzelner Nahrungsmittel untersucht, aufgeschrieben und weitergereicht. Oft waren es chinesische Ärzte oder Taoisten, die das Wissen und die Grundlagen von Yin und Yang sowie den 5 Elementen in ihre Ernährung integrierten.

Harmonisches Kochen ist kein Kochen mit chinesischen Lebensmitteln oder exotischen Rezepten. Grundsätzlich können alle Nahrungsmittel beim Kochen verwendet werden, jedoch sollte man einige wichtige Grundregeln berücksichtigen.

Diese Richtlinien, auf denen die harmonische Ernährung basiert, werden in diesem Buch erklärt. Teilweise ähneln sie denen, die uns von der Vollwerternährung bekannt sind.

Oft suchen wir in der Ernährung nach therapeutischen Wundermitteln, die uns vorschreiben, was wir essen sollen oder nicht. In der chinesischen Ernährungstherapie lassen sich alle Nahrungsmittel verwenden, doch gibt es in Mitteleuropa eine so gro-

Allgemeine Richtlinien für die Ernährungspraxis

1. Ernähren Sie sich von organisch angebauten Nahrungsmitteln, die ohne Kunstdünger und Pflanzenschutzmittel gewachsen sind.
2. Vermeiden Sie denaturierte Nahrungsmittel, besonders solche mit Konservierungsstoffen und Färbemitteln.
3. Essen Sie Nahrungsmittel aus dem Land und der Region, in der Sie leben.
4. Ernähren Sie sich in erster Linie mit Grundnahrungsmitteln, den Getreidearten (50 %).
5. Gemüse (25 %), Hülsenfrüchte (10 %), Obst (10 %) und Fleisch (5 %) ergänzen die Getreide, deren Anteil auch erhöht werden kann. Der mengenmäßige Anteil variiert je nach Jahreszeit und Konstitution.
6. Essen Sie Nahrungsmittel, die in der jeweiligen Zeit wachsen, benutzen Sie „Naturkonserven", winterharte Gemüse, Lagergemüse und Lagerobst.
7. Kochen Sie täglich und wenn möglich harmonisch mit allen 5 Geschmacksrichtungen.
8. Fasten Sie eimal in der Woche abends oder einen Tag lang, machen Sie im Frühjahr oder Herbst eine Getreidekur.
9. Vermeiden Sie extremes Salzes oder Würzen, Geschmacksverstärker oder Konzentrate.
10. Trinken Sie wenig, wenn möglich heißes Quellwasser oder einen harmonischen Tee mit Erdequalität.
11. Die Mahlzeiten sollen dreimal täglich eingenommen werden, regelmäßig und abends nicht später als 3 Stunden vor dem Schlafengehen.
12. Überfüllen Sie den Magen nicht, essen Sie langsam und bewußt, und kauen Sie gut. Die Nahrung sollte in Ruhe und in ausreichender Zeit aufgenommen werden.

ße Auswahl an Nahrungsmitteln, daß ich einige Anregungen geben möchte, welche zu meiden sind und auf welche man statt dessen ausweichen kann. Diese Auswahl erfolgte nach den Grundsätzen der Qualität; die Chinesen bezeichnen dies als *Qi-reiche* Nahrung.

Nahrungsmittel, die Sie meiden sollten

● Weißmehlprodukte (Brötchen, Nudeln, Plätzchen, Kuchen, Knäckebrot, Zwieback);

● künstlich hergestellte Nahrungsmittel, die Farbstoffe, Chemikalien oder Konservierungsstoffe enthalten, bestrahlte und geschwefelte Trockenfrüchte;

● Kaffee (insbesondere löslicher Kaffee) und Schwarztee nur in geringen Mengen;

● Schokolade, Süßigkeiten aller Art, Speiseeis, weißer Zucker;

● natrium- und kaliumreiche Mineralwässer, kohlensäurereiche, gesüßte Limonaden;

● Salz, salzhaltige Speisen (Cornflakes, Erdnüsse, Chips, Hamburger);

● konzentrierte Säfte, Essig, große Mengen Südfrüchte;

● Spirituosen, Bier, geschwefelte Weine, Zigaretten;

● Milch (Frischmilch, H-Milch, Dosenmilch), künstlich hergestellte Nahrungsfette (Margarine, Backfette), salzige Käsearten (besonders überbacken);

● tiefgefrorene und durch Mikrowelle erwärmte Lebensmittel, Konserven;

● Schweinefleisch, Wurst, konzentrierte Fleischextrakte, fetthaltige Speisen.

Lebensmittel, die Sie statt dessen essen sollten

● Produkte aus Vollkorngetreide (Weizen, Grünkern, Dinkel, Reis, Buchweizen, Gerste, Hafer, Bulgur, Quinoa, Hirse, Amaranth, Roggen);

● Gemüse aller Art, je nach Jahreszeit angepaßt, Samen und Nüsse;

● einheimisches Obst (im Winter getrocknet oder gelagert);

● Milchprodukte in gesäuerter Form (Joghurt, Dickmilch, Kurmolke, Quark), Frischkäse, Hüttenkäse;

● Ersatzmittel zum Süßen (Honig, Melasse, Gerstenmalz, Rohrzucker, Johannisbrot, Wasser von eingeweichten Rosinen);

● natrium- und kohlensäurearmes Quellwasser, reines Wasser, Weizenbier oder Weine guter Qualität in kleinen Mengen; Kräutertee, frisch oder getrocknet, sorgsam angewandt als Medizin;

● Hülsenfrüchte (Bohnen, Linsen), Mais, Keime und Sprossen;

● Naturkonserven (milchgesäuert, getrocknet, geräuchert);

● statt Salz in geringen Mengen Sojasoße, Tamari oder würzige Hefeflocken;

● Fleisch von Rind, Geflügel und Wild (geringe Mengen, eher im Winter), Wurst ohne Phosphat, Salpeter oder Geschmacksverstärker aus den oben genannten Fleischsorten.

Je besser die Qualität der Nahrung ist, die wir täglich zu uns nehmen, um so mehr Kraft (Qi) und Wärme (Yang) schöpfen wir aus ihr. Die Nahrung gleicht dem Baumaterial eines Hauses oder dem Brennmaterial eines Ofens: Minderwertige Baustoffe können ein Haus nicht ausreichend isolieren, und viel Wärme geht verloren; genauso wie bei einer Kohle von schlechter Qualität, die nicht wärmt, sondern den Ofen verschlackt. Nur ein gestärkter, vitaler Mensch schafft es, die vielen Bakterien und Viren abzuwehren, die versuchen, durch das natürliche Immunsystem des Körpers zu dringen.

Was sind natürliche, Qi-reiche Nahrungsmittel?

Im letzten Jahrzehnt hat der Verbrauch an Dünge- und Schädlingsbekämpfungsmitteln in der Landwirtschaft drastisch zugenommen. Selbst in der Lebensmittelindustrie zeichnet sich der Weg der Pharmaindustrie ab: Es gibt kaum noch ein natürlich hergestelltes und konserviertes Nahrungsmittel; Gemüse und Obst werden bestrahlt, begast oder gewachst; Fleisch und Wurst stecken voller Hormone, Antibiotika und Beruhigungsmittel, die den Tieren während ihrer Aufzucht verabreicht wurden.

Der Mensch lebt in einem Naturkreislauf; er ist ein Teil der Natur und kann sich seiner Umwelt nicht entziehen. Schädigt er sie, verletzt er nicht nur das höchste Gut taoistischer Anschauung, nämlich die Erde, sondern auch sich selbst als letztes Glied einer Nahrungskette.

Wenn er sich von gesunden, vitalen Pflanzen und gesunden Tierprodukten ernähren will, muß er den Boden, auf dem sie zu unserem Wohle gedeihen, pflegen. Ein Boden, der ausgelaugt wird, kann uns keine gesunden Nahrungsmittel liefern. Sollte er nicht die notwendige Ruhe und Pflege wie im organisch-biologischen Anbau bekommen, wo der Aufbau eines aktiven Bodenlebens gefördert wird, so daß die Mineralien, die wir aus den Pflanzen aufnehmen, wieder ein Bestandteil des Bodens werden können, ist die Gesundheit des Menschen gefährdet. Nur natürlich belassene Nahrungsmittel, wie sie in den Reformhäusern und Naturkostläden erhältlich sind, besitzen ausreichend Mineralien und Vitamine bzw. Vitalität (Qi).

Die Auswahl der Nahrung

Jede Form der Ernährung bedarf eines großen Maßes an Flexibilität und Anpassung an das jeweilige Körpergefühl oder an klimatische Veränderungen.

Fleisch

An kalten Tagen ist es durchaus angebracht, öfter Fleisch zu kochen; denn Fleisch ist ein wärmendes Energietonikum und wird in der chinesischen Ernährungstherapie häufig mit Heilkräutern zusammen als Kraftbrühe gekocht. Solche Rezepturen sind für Menschen mit einer kalten, das heißt leicht frierenden Konstitution bestimmt, die man allgemein als eine Yang-Schwäche bezeichnet.

In China wird heute noch traditionell an sehr kalten Wintertagen Fleisch von Hunden gegessen, die eigens dafür gezüchtet wurden, den Körper ausreichend zu erwärmen.

Während des Kochens mit Fleisch achtet man im harmonischen Kochen darauf, das Fleisch mit einem Stück Ingwer zuzubereiten; der Ingwer (scharf/heiß) hat eine entgiftende Wirkung.

Ansonsten versucht man, das eiweiß- und fetthaltige Fleisch durch kühlende Gemüse und Obst in ein energetisches Gleichgewicht zu bringen; Fleisch ist in der Temperaturausstrahlung Yang, erfrischendes Gemüse und Obst Yin.

Leidet man unter einer Yang-Schwäche, wird man versuchen, die erwärmende Temperaturausstrahlung des Fleisches zu steigern: einerseits durch eine wärmeverstärkende Kochmethode (Grillen oder Backen im Gegensatz zum Kochen in Wasser), andererseits durch die Auswahl des Fleisches (das wärmste Fleisch ist Lammfleisch) und erwärmende Zusätze, wie Rotwein, Nelken, Thymian und andere Gewürze.

Auch die Fleischarten wurden nach den 5 Elementen eingeteilt:

Holz	Feuer	Erde	Metall	Wasser
Geflügel	Lamm	Rind	Hirsch	Schwein
Ente	Hammel	Kalb	Reh	Fisch
Huhn	Ziege	Hase	Muscheln	

Fleisch ist im harmonischen und therapeutischen Kochen eine Medizin und wird entsprechend in geringen Mengen der täglichen Nahrung zugeführt. Dabei können Menschen mit einer warmen Konstitution, die eher schwitzen als frieren, ohne weiteres auf Fleisch verzichten und vegetarisch leben.

Die Beobachtung zeigt, daß viele Menschen, die vegetarisch leben, unter einer Qi- und Yang-Schwäche leiden. Dies äußert sich in einem Kältegefühl an Füßen, Knien oder Gesäß, einer Neigung zu Rücken- und Ischiasschmerzen, Funktionsschwäche von Niere und Blase sowie Neigung zu Durchfall oder Stuhl mit unverdauten Nahrungsresten.

Bei dieser Symptomatik darf öfter Getreide mit Gemüse und Fleisch gegessen werden, während Menschen, die übergewichtig sind, unter Verstopfung, Schlaflosigkeit, Bluthochdruck leiden oder zum Schwitzen neigen, auf Fleisch verzichten sollten. Allein dieser Verzicht auf Fleisch, Salz und andere Fette hätte hier einen therapeutischen Wert.

Beispiel für eine Kraftbrühe bei einer Yang-Schwäche

(bei Anämie, Ausfluß, Konzentrationsschwäche, Gebärmuttersenkung, niedrigem Blutdruck)

      2 ½ l Wasser
      300 g Rindfleisch
      30 g Ginseng (rot)
      100 g Möhren
      150 g Longan oder einige Lotoswurzeln

Von dieser Brühe, die man bis zu 4 Stunden kochen läßt, trinkt man 12 Tage lang 3 Tassen täglich.

Die Kraftbrühe bekommt hier durch die Heilkräuter (die Sie in chinesischen Lebensmittelläden kaufen können) eine besondere Wirkrichtung.

Möchte man dagegen das Yin stärken, zum Beispiel bei brüchigen Haaren, Fingernägeln oder einer Neigung zu Osteoporose, kocht man die gleiche Brühe mit zusätzlich 1 kg Markknochen. Den fettigen Gelee, der beim Abkühlen entsteht, ißt man 30 Tage lang auf Weizenbrot und trinkt die Brühe dazu. Auch Zusätze von schwarzen Bohnen und anderen Gemüsen können die Substanz (das Yin) stärken.

Rindfleisch gilt im 5-Elemente-Kochen als am ausgeglichensten, es stärkt Kranke in der Rekonvaleszenz und ist ein Milz-, Energie- und Bluttonikum.

Geflügel, speziell Hühnerfleisch, hat eine lange Tradition zur Stärkung der Muskeln und als Tonikum bei Nerven- und Blutschwäche. Huhn in Reiswein gekocht gilt als erfrischend bei Müdigkeit und stärkend bei Appetitlosigkeit und nach der Entbindung.

Eine schwangere Frau bildet während der Zeit der Schwangerschaft 1 Liter Blut mehr als sonst und etwa 10 Liter Körperflüssigkeit, die den Embryo in der Fruchtblase nähren und schützen. Nach der Entbindung benötigt die Mutter auch sehr viel Kraft und Flüssigkeit (Muttermilch), um das Baby zu stillen. Damit die Frau nach der Entbindung nicht erschöpft ist und dann unter Konzentrationsschwäche, Müdigkeit und Rückenschmerzen leidet, kocht sie sich eine Hühnerbrühe, die mit einer blut- und flüssigkeitbildenden Wurzel *(Angelica sinensis)* versetzt wird. Diese „Chickenessenz" genannte Brühe stärkt den Muskelaufbau.

Auch die Muttermilch selbst hat sehr viel Qi, das dem Säugling die Basis für eine gesunde Konstitution auf dem beginnenden Lebensweg schenkt.

Traditionell wird besonders gerne *Schweinefleisch* gegessen, auch die inneren Organe vom Schwein. Es handelt sich hier um chinesische Hängebauchschweine, die wegen ihrer Behaarung unseren Wildschweinen ähneln. Das deutsche, über-züchtete rosa Schwein liefert dagegen ein Fleisch, in dem viele Giftstoffe abgelagert sind, die zu vielfältigen Erkrankungen führen: Je mehr Schweinefleisch der Mensch ißt, um so größer ist die Gefahr, daß dies zu Unterleibsleiden, Nierenproblemen, hohem Blutdruck, Depressionen, Gallenleiden, Rheuma und Kopfschmerzen führt.*

Salz

Vor 20 Jahren wurde eine japanische Variante des 5-Elemente-Kochens, die *Makro-biotik*, verbreitet und fand großen Zuspruch in Ernährungskreisen. Dort wurden Nahrungsmittel nach Yin und Yang eingeteilt, ohne Energie bzw. Temperaturaus-strahlung und das Element eines Nahrungsmittels zu berücksichtigen. Besonders dem Salz wurde dort eine heilende Wirkung beim Würzen zugesprochen, was sich nachträglich als unrichtig erwies.

Salz hat eine kalte Temperaturausstrahlung und eine entgiftende Wirkung. Es hilft bei Zahnfleischbluten, wenn man es als Zahnpulver verwendet, beseitigt bei äußerer Anwendung Juckreiz oder beim Gurgeln Halsschmerzen. Als Gewürz jedoch taugt es nicht viel; denn da es ein anorganisches Mineral ist, wird es nicht verdaut, sondern schwemmt das Körpergewebe mit Wasser auf, trägt zur Steinbildung im Körper bei und lagert sich in Arterien, Venen und Kapillaren ab. Salzesser haben in der Regel einen hohen Blutdruck.

Wer sich vollwertig ernährt, wird nur ein geringes Bedürfnis nach Kochsalz haben, während der häufige Genuß von Fleisch und Fisch wegen des Mangels an Eigenge-schmack zu starkem Salzen und Würzen verführt. Salz macht süchtig und lähmt die Geschmacksnerven auf der Zunge. Da es nicht in den Stoffwechsel eingebaut wird, kann es, wenn in großen Mengen gegessen, auch nicht mehr ausgeschieden werden. Man bekommt einen großen Durst, ein Zeichen dafür, daß man zuviel Kochsalz gegessen hat, denn der Körper sehnt sich nach Flüssigkeit, es aufzulösen und aus-zuscheiden. Besonders nach dem Genuß von salziger Wurst, salzigem Gebäck und salzigem Käse vermehrt sich der Durst und das Verlangen nach alkoholischen Getränken.

---

* Siehe dazu auch den Ratgeber „Gesünder leben ohne Schweinefleisch" von Dr. Gerhard Eckert, erschienen im Dr. Werner Jopp Verlag, Wiesbaden, ISBN 3-926955-05-8.

Getränke

Was soll man trinken?

Das einfachste und natürlichste Getränk bleibt gutes Quell- oder Brunnenwasser. Das Wasser muß dem Körper unbedingt zugeführt werden, um die Körperwärme durch Verdunstung und Schweißbildung angemessen zu regeln. Dieses Wasser sollte mineralstoffarm und frei von Schwermetallen, Chlor, Fluorid oder Nitrat sein. Nach T. C. Fry und Dr. P. C. Bragg kann der Körper nur *reines Wasser* verarbeiten. Dies ist Wasser in seiner reinsten Form — und das ist dampfdestilliertes Wasser, wie wir es in Wein, Obstsäften, Wassermelonen oder als Gletscher- und Regenwasser finden.

Aus Sicht der chinesischen Ernährungslehre gibt es zu diesem Thema keine genauen Anhaltspunkte, außer den von chinesischen Ärzten empfohlenen:

● Trinken Sie wenig Flüssigkeit und wenn, dann mineralstoffarmes und kohlensäurefreies Wasser oder Kräutertee.

● Trinken Sie keine Flüssigkeit während der Mahlzeiten (in Schlückchen 1/4 Stunde später).

Viele Menschen trinken tendenziell zu viel. Meist enthält die übliche Nahrung schon genügend Wasser; Obst, Salate und Gemüse sind besonders wasserreich. Unter Umständen reicht jedoch die durch die Nahrung zugeführte Flüssigkeitsmenge nicht aus. Dann empfindet man Durst und muß trinken. Nur sollte man sich nicht an unnötiges Trinken gewöhnen oder den Durst durch salzreiche Kost oder alkoholische Getränke erzeugen. Kein Tier trinkt ohne oder über den Durst; und zwar deswegen, weil sie einfaches Wasser ohne leckere Reizstoffe trinken; denn Einfachheit führt zur Mäßigkeit. Schon ein Zusatz von Fruchtsäften kann einen dazu verlocken, mehr Flüssigkeit als nötig zu trinken.

Es ist unglaublich, was manche Menschen täglich an Kaffee, Tee, Limonaden, Mineralwasser, Suppen und anderen Dingen trinken; oft 2 – 3 Liter, dabei hat man kaum die Hälfte nötig. Man sollte soviel trinken, daß man ungefähr 4- bis 5mal täglich urinieren muß, sofern man keine Blasen- oder Nierenschwäche hat. Ansonsten verwässert ein Zuviel an Trinken das Blut, schwächt die Leistungsfähigkeit der Blutkörperchen sowie die Abwehrkraft gegenüber Infektionskrankheiten und schwemmt den Körper auf.

Heutzutage ist gutes Quell- oder Tafelwasser, kohlensäurefrei und salzarm, in jedem Lebensmittelhandel zu bekommen. Es eignet sich hervorragend als kühles, aber auch als heißes Getränk. Von diesem Wasser wird man nur soviel trinken, wie man braucht; da es ohne Zusätze ist, hat es auch keine spezifische Wirkung wie andere Tees und Getränke (z. B. Kaffee, Schwarztee und auch viele Kräutertees), die somit als Alltagsgetränke ungeeignet sind. Unser Leitungswasser ist durch Chlor und Kalk nicht mehr zum Trinken geeignet.

Ich empfehle, auch beim Zubereiten von Tee und beim Kochen stark wasseraufsaugender Nahrungsmittel (z. B. Getreide) Quellwasser zu verwenden. Sollte Quellwasser zu schal schmecken, kann es mit etwas Obstsaft oder Fruchttee verbessert werden, um ihm etwas mehr Mineralien und Vitamine zuzufügen. Die besten Zusätze zum Trinkwasser sind Zitronen-, Johannisbeer-, Brombeer- oder Heidelbeersaft sowie alkoholfreier Apfel- und Traubensaft. Diese Säfte zerstören durch ihre Säure schädliche Keime und liefern dem Körper zugleich die Nährsalze der betreffenden Früchte. Nur sollte man wirklich reinen Saft kaufen und keinen, der einer chemischen Küche entstammt, gezuckert und verdünnt ist.

Der 100prozentige Obstsaft eignet sich durch den hohen Gehalt an Obstsäuren nicht als Getränk oder nur schluckweise gekaut in kleinen Mengen. Achten Sie bei Säften auf Qualität der Ware, denn durch die Fortschritte der chemischen Industrie sind „Saftfälschungen" sehr leicht möglich.

Das sogenannte „Etwas-trinken-Gehen" ist wegen des gemütlichen Beisammensitzens in Mode gekommen. In den Cafés und Kneipen trinkt man oft nicht aus Durst, sondern weil es bestellt oder bezahlt ist. Viele der dort angebotenen Getränke sind schlecht verdaulich und in großen Mengen gesundheitsschädlich. Außerdem ist die Luft rauchig und stickig, und die Atmosphäre lädt zum Rauchen und Genuß alkoholischer Getränke ein.

Sollte es sich nicht ganz vermeiden lassen, ein Bier zu trinken, dann trinken Sie Hefeweizen oder auch Weißbier genannt; es ist immer frisch, lebendig, hat einen hohen Gehalt an Vitamin B und einen geringen Salzgehalt. Dazu ist es ein erfrischendes und beruhigendes Sommergetränk. Im Winter können Sie es auch einmal heiß trinken; erwärmen Sie die offene Flasche im Wasserbad. Ein großer Teil des Alkohols verfliegt bei etwa 70 °C. Das Weizenbier wärmt die Nieren, die Füße und eignet sich hervorragend als Gute-Nacht-Schlummer-Trunk. Es ersetzt so manche Wärmflasche im Winter. Ein Glas sollte genügen, auch wenn keine Gefahr besteht, süchtig zu werden; oder haben Sie schon einmal einen Alkoholiker gesehen, der Getreideesser und Vegetarier war, geschweige denn einen Weizenbier-Alkoholiker?

Tee – Alltagsgetränk der Chinesen

Das liebste Getränk der Chinesen ist grüner Tee, ein unfermentierter schwarzer Tee. Bei der Fermentation werden die Teeblätter mit feuchter Hitze behandelt. Dadurch wird der Geschmack des Tees verstärkt und zum Teil lieblicher. Doch enthalten sowohl Grüntees als auch Schwarztees den nervenerregenden Stoff Tein, der mit dem Koffein des Kaffees verwandt ist; auch der Gehalt an Harnsäure ist groß, so daß dieser Tee ab und zu getrunken werden kann, nicht aber als Alltagsgetränk.

Die Chinesen kennen 5 Arten von schwarzen Teesorten, die nach den 5 Elementen Holz, Feuer, Erde, Metall und Wasser eingeordnet werden können (s. Kapitel: Die 5 Elemente):

Holz — morgens	— grüner Tee	ein sehr guter Frühstückstee, der erfrischt und weckt, ohne den Magen zu überfordern
Feuer — mittags	— Pu Erh, Tuo Cha	grobe, leicht fermentierte Tees, die cholesterinsenkende Eigenschaften besitzen und gut zum Mittagessen passen
Erde — nachmittags	— Jasmintee Blütentee	gelbe, liebliche Jasminblüten geben dem schwarzen Tee ein blumiges Aroma
Metall — später Nachmittag	— weißer Knospentee	eine helle klare Tasse einer Abkochung feiner Blätterknospen junger Schwarzteesträucher
Wasser — abends	— schwarzer Tee	feinkrümeliger, stark fermentierter Tee mit anregenden und beruhigenden Eigenschaften

Der Verbrauch von Tee und Kaffee stieg in den letzten Jahrzehnten deutlich an, dadurch leider auch die Zahl der Menschen, die an Gicht, Rheuma und nervösen Leiden erkrankten. Daß in England die Gicht außerordentlich verbreitet war, hängt sicherlich mit dem Genuß von Fleisch und Tee zusammen, die beide vermehrt Harnsäure enthalten.

Doch wer möchte auf die wärmende, anregende, schlafverscheuchende Wirkung verzichten oder auf den obligatorischen Frühstückskaffee, den Bürokaffee, den nachmittäglichen Kaffee und Kuchen oder die abendliche Tasse schwarzen Tees? Nach einem schweren Mahl hilft der Kaffee verdauen, und nach beendeter Weintafel dämpft ein Mokka die betäubende Wirkung des Weins.

Kaffee, Tee, aber auch Kakao regen durch ihre bitterwarme Wirkung den Stoffwechsel und die Herztätigkeit an und führen entsprechend zu gesteigerter Wärmeentwicklung. Eine gelegentliche Tasse Kaffee oder Tee bei naßkaltem Wetter ist behaglich und vergiftet auch Herz und Magen nicht, doch heutzutage werden sie in vielen Büros kannenweise statt tassenweise geleert, was zu einer verfrühten Herzerschlaffung führen kann.

Auch bei mancher Symptomatik, wie Übelkeit durch zuviel Schleim in der Lunge, bei Bronchitis oder Lungenemphysem, kann die abführende, diuretische und austrocknende Wirkung der Kaffeebohne hilfreich sein.

Wenn Sie schon nicht auf Kaffee verzichten wollen, dann kochen Sie ihn wie zu Omas Zeiten in einem Kochtopf und sieben den Satz später ab. So werden die erregenden Giftstoffe an die Bitterstoffe gebunden; der Kaffee wird dunkler, schmeckt intensiver, und das nervöse Herzklopfen taucht nicht mehr auf. Eine andere Methode, das Nervengift und den Bitterstoff zu binden, ist die Zugabe von Milch und Zucker, wie dies viele Kaffeetrinker tun. Es handelt sich bei diesem Gemisch jedoch um eine Art Verkäsung, bei der die Bitterstoffe durch die Milch umhüllt werden, was für die Verdauung genauso nachträglich ist wie die Reizung der Magenschleimhaut durch die Bitterstoffe.

Erinnern Sie sich, wie wertvoll der Magen, der im Chinesischen auch „Palast der Mitte" genannt wird, für die Ernährung des gesamten Organismus ist, schonen Sie ihn. Ist er erst einmal ruiniert, ist die Versorgung des Körper mit Nährstoffen unzureichend.

In einigen Reformhäusern und Naturkostläden finden Sie einen wohlschmeckenden und nährstoffreichen Kaffeeersatz aus Getreide, Löwenzahn- und Klettenwurzel sowie Malz. Er ist bekömmlich und magenschonend.

Die alten Chinesen sahen im natürlichen, unfermentierten grünen Tee eine Medizin und kein Volksgetränk, obwohl er nun in dieser Weise mißbraucht wird wie bei uns der Kaffee. Der grüne Tee ist zwar auch bitter, doch ist er kühler, löscht Durst und regt die Verdauung an.

Wenn man 1 Eßlöffel Teeblätter und 1 Eßlöffel getrockneten Ingwer zu Pulver mörsert und mit warmem Wasser 2- bis 3mal täglich einnimmt, läßt sich eine akute Magenschleimhautentzündung in 2–3 Tagen kurieren, bei Menschen mit chronischer Gastritis normalisiert sich der Stuhlgang.

Übrigens, schwarze Tees lassen sich sehr gut mit Früchten, Kräutern oder Blüten mischen und verfeinern, während die vielen Schwarztees in den Teegeschäften nur mit naturidentischen (synthetisch hergestellten) Aromastoffen und Parfüm angereichert sind.

Jeder Kräutertee hat eine spezifische Wirkung und kann nicht von jedermann gleich vertragen werden. Hier einige Beispiele bekannter Teesorten:

Name	Geschmack	Energie	Ort der Wirkung
Fenchelsamen	scharf, süß	warm	Magen, Blase, Unterleib

Wirkung: Er wärmt sehr schnell innere Regionen, reguliert die Verdauung, regt die Zirkulation der Flüssigkeiten an und beseitigt Krämpfe und Schmerzen, bildet Milchflüssigkeit

Indikation: Magenschmerzen durch Kälte, Blasenstörungen, Menstruationskrämpfe, Blähungen, Hernien, milchbildend, Erbrechen, Arthritis

Name	Geschmack	Energie	Ort der Wirkung
Pfefferminze	scharf	kühl	Lunge, Leber

Wirkung: Sie beseitigt Spasmen der Bronchialmuskulatur, stimuliert die Kälterezeptoren, kühlt den Kopf, beseitigt neuralgische Schmerzen und Entzündungen
Indikation: Kopfschmerz, Trigeminusneuralgie, Halsschmerzen, Juckreiz entzündeter Hautareale

Apfel	süß, sauer	kühl	Lunge, Herz

Wirkung: Er produziert Flüssigkeit, regt die Verdauung an, befeuchtet die Lunge, stärkt das Herz
Indikation: Verdauungsstörungen, Durchfall, morgendliche Übelkeit, niedriger Blutdruck

Zitrone	sauer	kalt	

Wirkung: Sie regeneriert Körperflüssigkeit, harmonisiert den Magen, löscht Durst
Indikation: Halsschmerzen, trockener Mund, Verdauungsstörungen, Sommerhitze, Husten

Maishaar	süß	neutral	Leber, Gallenblase

Wirkung: Es ist harntreibend, kühlt Hitze, entzündungswidrig, schwemmt Gallensteine hinaus, regt die Nierenfunktion an
Indikation: Nasenbluten, Bluthochdruck, Gallen- und Nierensteinprophylaxe, Nephritis, Ödeme, erhöhter Blutzucker

Petersilie	salzig, sauer	warm	Niere, Magen

Wirkung: harntreibend, bewegt gestaute Nahrung, entgiftend
Indikation: Verdauungsstörungen, Nahrungsmittelstau, Brustabszeß

Hagebutte	süß, sauer	leicht wärmend	Magen, Leber

Wirkung: Sie regt die Verdauung an, verringert Blutfett
Indikation: koronare Herzkrankheit, erhöhter Blutdruck, Bauchschwellung, Ausfluß

147

Es gibt noch zahlreiche andere Kräutertees, die – über eine längere Zeit getrunken – eine therapeutische Wirkung haben, aber auch wegen ihres Gehalts an Nährsalzen als gesundheitsfördernd gelten.

Im besonderen wirken Kräutertees sehr oft auf das Stoffwechselsystem des Verdauungstrakts. So sollte man die Getränke in verschiedene Kategorien einteilen: in Durstlöscher, Flüssigkeitszuführer, Verdauungsförderer und Nährstoffgetränke.

Als *Durstlöscher* eignen sich keine gezuckerten oder salzreichen Getränke; es sei denn, man ist Marathonläufer und schwitzt ein paar Liter Wasser aus dem Körper. Sämtliche Limonaden, Colas und Mineralwässer sind ungeeignet zum Durstlöschen; im Gegenteil, sie erzeugen oft noch mehr Durst. Statt dessen sind gesäuerte warme Tees, Zitronen- oder Apfelwasser erfrischender.

Wenn der Körper unter *Flüssigkeitsmangel* leidet, braucht er mehr kühlendes, erfrischendes Gemüse und Obst, und als Getränk genügt einfaches Quellwasser.

Verdauungsunterstützend sind alle leicht bitteren, erwärmenden Getränke. Der bittere Geschmack fördert die Peristaltik von Magen und Darm, und die erwärmende Wirkung regt die Verdauung an. Bier und Alkohol eignen sich nicht vor und während dem Essen, weder als Aperitif noch als Nahrungsverdünner. Während des Essens sollte nicht getrunken werden, denn sonst wird die Nahrung nicht ausreichend gekaut, eingespeichelt und vorverdaut.

Unter *Nährstoffgetränken* versteht man mit Mineralien, Vitaminen und Kohlenhydraten angereicherte Getränke, die früher häufig als Krankenkost Verwendung fanden, wenn der Patient keine feste Nahrung aufnehmen konnte. Sehr nahrhaft sind Getreidetees, die aus 1 Teil geschrotetem geröstetem Getreide, z. B. Weizen oder Reis, mit 10 Teilen Wasser 1/2 Stunde lang geköchelt werden. Nach dem Abseihen erhält man eine wohlschmeckende cremige Flüssigkeit. In China kocht man solch einen Weizentee mit roten Datteln bei Schlaflosigkeit und typischen Wechseljahrsymptomen.

Auch in altdeutschen Kochbüchern oder bei Hildegard von Bingen finden sich Rezepte, in denen nährstoffreiche Getränke für Arbeiter und Kranke aus Gersten-, Dinkel- oder Brotwasser hergestellt wurden. Beim Brotwasser röstet man einige Scheiben Schwarzbrot, übergießt sie mit kochendem Wasser, läßt sie ziehen, seiht durch und fügt etwas Zitronensaft hinzu.

Kuhmilch ist ebenfalls sehr nährstoffreich, doch führt sie leicht zu Unverträglichkeit und Verdauungsstörungen. Sie sollte nur in kleinen Schlückchen getrunken werden und ist eher für Babys und Kinder im Wachstum und nicht für Erwachsene geeignet. Trinkt man sie wie Wasser, bildet ihr Kasein im Magen Klümpchen, die den Verdauungssäften schwer zugänglich sind.

Eine andere Milch, die viel wertvoller ist, scheint in Vergessenheit zu geraten. Es ist die *Molke* oder das *Serum lactum* – das Serum der Milch, eine grünlichgelbe Flüssigkeit, die sich abscheidet, wenn das Kasein der Milch ausfällt. Heutzutage ist sie ein

Abfallprodukt, das man an Schweine verfüttert, obwohl die Molke vor gar nicht langer Zeit noch als *heilendes Wasser* bezeichnet wurde. Durch ihren hohen Gehalt an Milchzucker und wertvolle Eiweißstoffe ähnelt sie in ihrer Beschaffenheit dem menschlichen Blut und kann bei einer mehrtägigen Trinkkur den Darm entgiften. Da Frischmolke leicht gärt, kann man sie heute als Diätmolke mit Vitaminanreicherungen in großen Lebensmittelgeschäften kaufen.

Die Diät-Kurmolke wird durch Dampf erhitzt, schockgekühlt und keimfrei abgefüllt. Sie besitzt trotz dieses Haltbarkeitsprozesses weiterhin ihre diätetische Wirksamkeit und sollte beim Heilfasten und bei Getreidekuren nicht fehlen. Gerade Menschen, die unter Darmfunktionsstörungen leiden und ihr Gewebe entgiften möchten oder Übergewicht oder verengte Blutgefäße haben, finden in der Kurmolke ein diätetisches Hilfsmittel.

Erinnern Sie sich: Der saure Geschmack entspricht dem Holzelement und wirkt energetisch auf die Organe Leber und Gallenblase. Sehr oft decken sich die komplizierten, aber genaueren physiologischen Aussagen der westlichen Medizin mit denen der chinesischen Heilkunde; nur die chinesische Sprache und die Art der Formulierung erscheint uns im Westen fremdartig.

Die Ernährung, ein Stück Lebenskunst

Der verstorbene Dichter Emil Ritterhaus sagte einmal: „Gesundheit kauft man nicht im Handel, sie ruht in unserem Lebenswandel."

Vor etwa 90 Jahren betrug die durchschnittliche männliche Lebensdauer 35,6 Jahre. Würde man die große Säuglingssterblichkeit im 1. Lebensjahr außer Betracht lassen, hätte sich die Zahl um 10 Jahre erhöht. Heute liegt das Durchschnittsalter bei über 70 Jahren, und die Altersforscher (Gerontologen) hoffen, mit Hilfe der orthomolekularen Ernährungsweise das Lebensalter auf 120 Jahre zu steigern. Diese Möglichkeit, die Lebensdauer zu verdoppeln, wurde im Tierversuch erprobt; dort gelang es durch eine gezielte Unterernährung in Form einer fett- und eiweißarmen Diät, sowohl die Lebensdauer zu verdoppeln als auch das Auftreten von Alterserkrankungen zu senken. Denn was nützte uns ein längeres Leben, wenn Krankheiten sich dadurch gravierend verschlimmern, so daß das verlängerte Leben zu einem Siechtum würde.

Auch die Taoisten sprechen von einem erreichbaren Lebensalter von 100 – 120 Jahren, abhängig davon, wie unsere „Lebensbatterie" (s. Seite 36) gepflegt wird. Sie glauben, daß 3 Prozesse für das Erreichen eines respektablen Alters verantwortlich sind: 1. Essen und Trinken, 2. Atmen und Denken. Dies sind die wahren Arzneien für Langlebigkeit und Gesundheit.

Das, was uns eine Basis im hektischen, bewegten Lebensalltag gibt, nämlich lebenswichtige Nahrung, Schlaf, Körperbewegung (Atmung) und geistiges Wachstum, ist eingebettet in einem sozialen Gefüge, dem man sich nur schlecht entziehen kann. Wenn man in einer Großstadt wohnt, wird man dem ständigen Klimawechsel in den Gebäuden, dem Lärm und vielen äußeren, visuellen Reizen ausgesetzt; dazu lastet auf jedem eine mögliche Überreizung durch Genußmittel, Fernsehen und viele andere Formen körperlicher und geistiger Erschöpfung (Straßenverkehr, Abgase, Licht von Werbung und Straßenlampen, chemische Gerüche, Staub u. a.). Innerhalb dieses sozialen Umfeldes ist es schwierig, eine harmonische Ernährung durchzuführen, obwohl gerade die Stadtmenschen es nötig hätten, ihren Körper über innere (Ernährung) und äußere (Sauna, Dampfbad) Maßnahmen zu reinigen.

Beispiele praktischer Lebenskunst

Der griechische Philosoph Pythagoras (um 570 – um 480) lebte äußerst mäßig und war noch mit 60 Jahren ein vollkommen kräftiger Mensch, heiratete um diese Zeit und wurde Vater von 7 gesunden Kindern.
Der englische Mathematiker Isaac Newton (1643 – 1727) hatte einen sehr schwächlichen Körper, befand sich aber unausgesetzt wohl und starb im Alter von 84 Jahren. „Trotz des schwächlichsten Körpers", schrieb er, „bin ich so alt geworden, die regelmäßige Lebensordnung hat mir das Leben gerettet."
Ein gewisses Hemmnis für eine vernünftige Lebensweise bildet die ererbte Schwäche. Sie kann den ganzen Körper oder nur einzelne Organe betreffen: das Nervensystem (Neurasthenie), Herz-Kreislauf (Herzinsuffizienz), Lunge (Asthma, Heuschnupfen), Niere (Blasenschwäche) u.a. Ererbte Eigenschaften sind nicht unveränderlich, doch erhöht eine unzweckmäßige Lebensweise die Gefahr, daß sich vererbte Schwächen manifestieren.
Es schadet nicht, eine Tasse Kaffee oder Schwarztee zu trinken, Fleisch zu essen, einen Likör zu trinken oder gar zu rauchen, sondern der regelmäßige tägliche Genuß ist schädlich und doppelt schädlich für den, der erblich belastet ist.
Und wer ist das heute nicht? Ein Grund mehr, die eigene Lebensweise und Ernährung zu überprüfen, inwieweit man selbst von diesen denaturierten, vitalitätslosen Genußmitteln abhängig ist.
Mäßigkeit wurde schon von Valerius Maximus, einem römischen Schriftsteller des 1. Jahrhunderts, der über 100 Jahre alt geworden sein soll, gepriesen: *„Die Mäßigkeit ist ein Baum, dessen Wurzel Genügsamkeit heißt und dessen Früchte Gesundheit und Zufriedenheit sind."*
Gerade Chinesen und Japaner wurden jahrelang als mäßig gelobt, da sie sich nur von Reis, Gemüse und manchmal von Früchten oder Rohrzucker ernähren und grünen

Tee (unfermentierter schwarzer Tee) trinken. Für chinesische Bauern und Studenten gilt dies noch heute; doch nun zeigen sich auch in China die Nebenwirkungen der eingeführten Fastfood-Produkte und der Nachahmung westlichen Lebensstils. Auf meiner Chinareise entdeckte ich mit Erstaunen, daß die meisten Chinesen, die in Restaurants aßen, nur Fleischspeisen bestellten, die mit fetten, scharfen Soßen serviert wurden, ohne jegliche Beilagen. Der Reis wurde nie mit dem Essen zusammen serviert, sondern am Ende des Mahls als ein Füllmittel für Hungrige des zudem übermäßigen Essens; getrunken wurde Alkohol oder eine Art Cola, geraucht wurde sogar während des Essens. Hier konnte man wieder einmal beobachten, wie der anfängliche Wohlstand verlockt, Mäßigkeit in Zügellosigkeit umzuwandeln.

Was bedeutet mäßiges Essen?

Wer ohne Hunger ißt und ohne Durst trinkt, ist unmäßig. Doch warum soll man aufhören, wenn es am besten schmeckt – oft ißt man weiter, weil es dasteht oder bezahlt ist.

Eine wichtige Erkenntnis der chinesischen Heilkunde ist die Notwendigkeit, das Leben mit all seinen Inhalten in den natürlichen Rhythmus von Tag und Nacht zu integrieren. Dieser Rhythmus ist der „Erde-Rhythmus"; er hat eine Dauer von 24 Stunden und variiert in der Tag- (Yang) und Nachtphase (Yin) entsprechend den Jahreszeiten. Am Tag, der Yang-Bewegung, an dem wir aktiv und beschäftigt sind, schöpfen wir dreimal täglich neue Energie beim Frühstück, Mittagessen und Abendessen.

Ich empfehle, möglichst mit 3 Mahlzeiten täglich auszukommen, bei denen man sich nicht überfüllen sollte. Bei häufiger Überfüllung dehnen sich die Magenwände übermäßig aus und werden dadurch vollends kraftlos. Dies führt zu mangelhaften Bewegungen, die Speisen bleiben meist unverdaut zu lange im Magen und führen zu einer leicht sauren Gärung mit Aufstoßen, Blähungen, Durchfall und Bauchschmerz. Ein gelegentlicher Verstoß ist nicht weiter gefährlich. Im Notfall steigt das Magen-Qi nach oben, d. h., der Magen rebelliert schlimmstenfalls durch Erbrechen.

Was man zuviel ißt, kann der Magen-Darm-Trakt auch nicht genügend verarbeiten. Ein Teil der Speisen wird unverdaut ausgeschieden, und der Stuhl zeigt unverdaute Nahrungsreste. Ein zweiter Teil wird als Fett gespeichert, und ein dritter, „giftiger" Anteil zerfällt in Säuren (z. B. Harnsäure), bewirkt Störungen des Blutgemisches und gichtige Ablagerungen in den Gelenken.

Überfütterung macht immer krank. Man lebt doch nicht, um zu essen, sondern ißt, um zu leben. Dazu sagt ein altdeutscher Spruch: *„Arbeit, Mäßigkeit und Ruh' schließt dem Arzt die Türe zu"* oder *„Wer trinkt ohne Durst und ißt ohne Hunger, stirbt um so jünger"*.

Der Magen leidet aber nicht nur durch das Zu-viel-Essen, sondern auch durch das Zu-oft-Essen. Zwischen 7 und 8 Uhr gibt es das erste Frühstück, um 10 schon das zweite. Um 12 Uhr geht's zum Mittagessen, um 16 Uhr gibt's Kaffee mit Stückchen und um 19 Uhr ein reichhaltiges Abendbrot. Man füllt den Magen meist schon wieder, wenn er noch nicht leer ist und Zeit gefunden hat, mit den Resten des vorherigen Mahls aufzuräumen. Oft wird sogar noch nach dem Abendbrot der Magen durch Bier und salziges Gebäck weiterhin belastet und kommt den ganzen Tag nicht zur Ruhe.

Die Neigung, Fernsehfilme bis in die späte Nacht zu sehen oder in der Nacht zu studieren, führt dazu, daß der Magen wieder anfängt zu knurren und man Appetit auf Süßigkeiten oder anderes bekommt; dadurch wird der Magen über Nacht mit unnötigem Ballast gefüllt und quittiert dies am nächstem Morgen neben Müdigkeit mit geschwollenen roten Augen und einer leichten Übelkeit, der man mit Kaffee Einhalt gebieten will. Ja wenn der Magen wenigstens einen Sonntag hätte; ausgerechnet dann, muß er meist die doppelte Arbeit verrichten.

Wer die Verdauungsorgane gesund halten will, sollte sich mit 2–3 Mahlzeiten täglich begnügen. Die vielen kleinen Zwischenmahlzeiten beanspruchen den Rhythmus und die Erholungsphasen des Magens. Gerade er liebt die Regelmäßigkeit und läßt sich auf feste Essenszeiten einstellen. So gilt es, nach 19 Uhr nichts mehr zu essen, wenn möglich ab und zu einmal auf das Abendessen zu verzichten (s. Abendfasten), damit sich der Magen erholen kann, und – sofern es der Beruf zuläßt – gleiche Essens-und Schlafzeiten einzuhalten.

Rhythmus gibt dem Menschen die notwendige innere Stärke, einen kreativen und sinnvollen Tag zu erleben. Er stabilisiert das sich ständig wandelnde Tagesgeschehen und erhält die Vitalkräfte, die wir jeden Tag durch Atmung, Bewegung, Nahrung und Schlaf auffrischen können.

Die Mineralien

Die vielen Mineralien, die wir in verdaubarer Form vorfinden, wie Kalk, Phosphor, Kieselsäure, Eisen, Kalium, Natrium u. a., machen die giftigen Säuren, die sich im Organismus bilden, unschädlich und halten das Blut in optimalem Gleichgewicht. Es gibt etwa 30 Mineralien, die alle unsere Gesundheit und Persönlichkeit beeinflussen. Diese anorganischen Mineralstoffe müssen teilweise nur in Spuren in der Nahrung enthalten sein.

Die 10 wichtigsten Mineralstoffe werden hier kurz vorgestellt, ihre Wirkung auf den Organismus beschrieben und ihr Vorkommen in Nahrungsmitteln, wie Fleisch und Geflügel, Fisch, Obst, Gemüse, Samen, Milchprodukte, aufgezählt.

Kalzium:
Aufbau von Knochen und Zähnen, Nervenruhe, Muskelspannung (bes. Herzmuskel), Blutbeschaffenheit
Vorkommen: Lachs, Austern, Orangen, Rosinen, Sojabohnen, Petersilie, Mangold, Emmentaler, Joghurt, Eidotter, Weizenkleie, Mandeln, Edelhefe

Phosphor:
Aufbau und Erhalt von Knochenstruktur, Zähnen, Gehirnzellen, Nervensystem, Säure-Basen-Gleichgegewich
Vorkommen: Kalbsleber, Lachs, Hering, Rosinen, Avocados, Kichererbsen, Langbohnen, Sojabohnen, Eidotter, Weizen, Haferflocken, Weizenkleie, Edelhefe

Eisen:
Sauerstofftransport, Anzahl der Blutkörperchen, Blutdruck, Blutkonsistenz
Vorkommen: Kalbsleber, Muscheln, Austern, Sojabohnen, Petersilie, Weizenkleie, Weizenkeime, Edelhefe, Blattgemüse

Kalium:
Wachstum des Körpers, Stabilisator für Zellen, Zellstoffwechsel
Vorkommen: Kabeljau, Rosinen, Avocados, Aprikosen, Bananen, Spinat, Kartoffeln, Sojabohnen, Blattgemüse, Pilze, Kelp

Magnesium:
Aufbau sämtlicher Gewebe (bes. Muskel), Einfluß auf Nervenstärke (Schlaf, Gemüt)
Vorkommen: Garnelen, Bananen, Rosinen, Bohnen, Spinat, Mais, Petersilie, Weizenkleie, Weizenschrot, Nüsse, Mandeln, Samen, Reis

Mangan:
Festigkeit von Knochen und Gewebe, Schutz der Auskleidung von Herz und Blutgefäßen, Libido
Vorkommen: Ananas, Bananen, Limabohnen, Süßkartoffeln, Blumenkohl, Weizenschrotbrot, Erdnüsse, Sonnenblumenkerne, Edelhefe

Natrium:
Säure-Basen-Gleichgewicht, Regulation der Körper- und Zellflüssigkeiten
Vorkommen: Schinken, Hummer, Blattgemüse, Stangensellerie, Käse, Joghurt, Roggenbrot, Butter, Eiklar, Edelhefe

Zink:
Speicherung von Glykogen (energieerzeugende Substanz), Unterstützung der Atmung, der Zellen, Anregung der Vitamine
Vorkommen: Kalbsleber, Lamm, Krabben, Blumenkohl, Mais, Kopfsalat, Joghurt, Eidotter, Brot, Sonnenblumenkerne, Käse, Edelhefe

Silizium:
Hautbeschaffenheit, Vitalität, Sehschärfe, Verbindung mit anderen Mineralien, Knochenaufbau
Vorkommen: Buchweizen, Leber, Linsen, Pilze, Getreide

Kupfer:
Verhütung von Anämie, Verwertung von Eisen
Vorkommen: Leber, Ananas, Bananen, rote Bete, Pilze, Sonnenblumenkerne, Hefe, Weizenbrot
Sämtliche besprochenen Mineralien werden im wesentlichen dazu benötigt,
● den Körper auf einem hohen Leistungsniveau zu halten,
● für Wachstum und Aufbau sämtlicher Gewebe,
● für Stoffwechsel und die Kontrolle der Zellflüssigkeiten,
● mit anderen Mineralien, Vitaminen und Enzymen die aufgenommene Nahrung in Energie zu verwandeln.
2 Eßlöffel Edelhefe decken den Tagesbedarf an Eisen, Phosphat, Kalium, Kupfer, Selen und zusätzlich an lebenswichtigen Aminosäuren ab. 1 Scheibe Weizenbrot mit Emmentaler Käse reicht für den Kalziumbedarf eines Tages. Bei einer etwas abwechslungsreichen Kost dürfte kein Mensch an einem Mineralstoffmangel leiden, es sei denn, daß er wenig Obst, Gemüse und ballaststoffreiches Getreide ißt. Mineralien werden nur durch lebendige (organische) Pflanzenkost aufgenommen. Alle Mineralien in anorganischer Form sind bei ständiger Einnahme gesundheitsschädlich und tragen nicht umsonst, wie Jod und Eisen, einen Totenkopf auf den Fläschchen in der Apotheke. Wäre mineralreiches Wasser gesund, bräuchten wir nur hin und wieder etwas entsalztes Meerwasser zu trinken, denn es enthält 16 Mineralien und fast 50 Spurenelemente; Meerwasser ist jedoch gesundheitsschädlich für den Menschen.
Die Chinesen hatten wohl früher ein Gespür dafür; denn sie tranken in Gebirgsregionen mineralstoffarmes Gletscherwasser oder Schnee- und Regenwasser. Bei auf einseitiger Ernährung beruhendem Mineralstoffmangel behandelten sie die Erkrankung mit entsprechenden Tierorganen. Bei einem Kropf (Schilddrüsenunterfunktion), dessen Ursache ein Jodmangel sein kann, verwendeten sie die Schilddrüsen von Tieren (oft Schweinen) und tranken dazu einen Tee aus Seealgen. Beide Produkte enthalten Jod in ausreichender Menge; jodiertes Speisesalz ist keine geeignete Alternative.

Doch sollte niemand so naiv sein und meinen „Viele Mineralien helfen auch viel";
nur das ständige Gleichgewicht, auch unter Mineralien und Vitaminen, erhält die
Funktionstüchtigkeit der Organe und bewahrt die Gesundheit.

Ernährungskuren

Betrachten wir uns Menschen aus einer rein biologischen Sicht, so stellen wir fest,
daß wir nur Säugetiere sind, die sich täglich mit Essen und Trinken versorgen müssen. Ohne Nahrung zu sich zu nehmen, ohne zu atmen, kann kein Mensch überleben. Der Körper ist eine Umsetzung der Nahrung; darum ist Essen gleich Leben.
Dieses Naturbedürfnis gehört zu den grundlegenden Prinzipien des Überlebens,
zum Kampf um die eigene Existenz. Nur wenn der Mensch genügend Nahrung hat,
lebt er friedlich und kann auch neue Gesundheitstheorien in der Ernährung, wie
Vegetarismus, Rohkost oder biologische vollwertige Ernährungsweise, überprüfen.
In Ländern, in denen die Menschen zum Teil noch verzweifelt versuchen, eine
Mahlzeit täglich zu bekommen, läßt sich nicht über Vitamine und Mineralstoffe dis-
kutieren. Hier werden die Menschen oft noch als Folge von Mißernten zum Fasten
gezwungen oder essen einmal täglich einen Brei aus Getreide (je nach Land und Kultur Reis, Gerste oder Hirse) und sehr selten Gemüse, Obst oder gar Fleisch; diäte-
tisch gesehen eine lebenslange Ernährungskur, denn in der chinesischen Ernährungstherapie wird eine solche Kur mit Getreide durchgeführt.
In den westlichen Ländern, in denen das Angebot an Nahrungsmitteln angesichts
der Erzeugerüberschüsse geradezu verschwenderisch ist, ißt der Normalverbrau-
cher mehr wegen seines Appetits denn aus Hungergefühlen.
Die Ernährung eines jeden schwankt sehr oft durch das Konsumverhalten seiner
Mitmenschen, durch gesellschaftliche Verpflichtungen oder Mode und ist daher
abhängig vom individuellen Bewußtseinszustand. Doch sollte niemand zu einer
bestimmten Ernährungsweise, sei es aus politischen, gesundheitlichen oder religiö-
sen Gründen, gezwungen werden.
Jeder Mensch hat für sich selbst in Erfahrung zu bringen, ob die eigene körperliche
Struktur fähig ist, zu fasten, eine Ernährungskur durchzuführen oder auf tierisches
Eiweiß zu verzichten. Keine zwei Menschen zeigen auf eine gegebene Diät die gleichen Reaktionen. Genausowenig wie man den Körper innerhalb kurzer Zeit auf ein
Idealgewicht bringt, kann man eine Ernährung umstellen oder vollständig fasten,
ohne ihn gesundheitlich zu schädigen.

Der Magen-Darm-Trakt ist für die chinesische Medizin ein empfindliches und wichtiges Organ; denn es bildet die „Mitte" des Körpers, das Erdelement und ist, durch die Verwandlung pflanzlicher und tierischer Nahrung in Energie, die Quelle sämtlicher körperlicher und geistiger Kräfte. Dies ist der Grund dafür, daß der Magen als *Meer der Nahrung* bei den chinesischen Medizinern hohes Ansehen genoß und von krankmachenden Eigenschaften verschont bleiben sollte.

Diese Erkenntnisse waren in China schon früh bekannt, und besonders die Taoisten, die an ihrer Gesundheit sehr interessiert waren, stärkten den Magen und den entsprechenden Meridian durch gezielte Übungen und Behandlungstechniken der Akupunktur und der Brenntherapie.

Die beste Möglichkeit, den Körper vor pathogenen (krankheitserregenden) Einflüssen zu schützen und seine Widerstandskraft zu erhöhen, ist eine jährliche Säuberung ähnlich eines Frühjahrsputzes. Der geschwächte oder geschädigte Organismus gleicht einem Haus, in dem sich viel Schmutz angesammelt hat. Es bedarf einer Generalreinigung, die das Haus durch gründliches Putzen von der alten Schmutzschicht befreit. Der Körper braucht eine ähnliche Generalreinigung. Dies ist die Aufgabe einer Ernährungskur; sie bewirkt gegenüber dem Fasten eine Reinigung mit gleichzeitiger Vitalisierung, gleicht das Yin und das Yang des Körpers aus, ohne ihn der Kräfte (Qi) zu berauben.

Die Dauer einer solchen Kur beträgt 12 Tage; denn dies ist ein Zehntel der Zeit, die das Blut zur Erneuerung benötigt. Eine Ernährungsumstellung für die Dauer von 120 Tagen erneuert das ganze Blut und hat dem entsprechend tiefgreifende Auswirkungen auf Geist und Körper.

Ich erinnere daran, daß das Blut das Nährsubstrat für alle Körpergewebe ist. Seine Zusammensetzung ist keinesfalls starr; sie schwankt in Abhängigkeit der zugeführten Nährsalze, die in Getreide und Salaten in ausreichender Menge enthalten sind. Nährsalzreiche Nahrung, frische Luft, Sonnenlicht, Bewegung und Wasser (Waschungen) sind die Faktoren, die das Blut und seinen Kreislauf von innen und außen stärken.

Die Schutzkraft des Blutes (chin. Qi-Xue) ist wesentlich durch den Gehalt an alkalischen Salzen bedingt; vermindert sie sich, wird die Gerinnungsfähigkeit des Blutes schwer, Wunden heilen schlecht, und Infektionskrankheiten werden nur schwer abgewehrt. Das „gute Blut wird zu einem schlechten Saft", wie der deutsche Volksmund und die chinesischen Ärzte sagen.

Magen und Milz sind in der chinesischen Medizin die zentralen Organe, die durch Verdauung und Umwandlung der Nahrungsmittel das Blut erzeugen. Dazu sagt das Nei-Jing: „Der mittlere Erwärmer bekommt Qi und Säfte; beide verwandelt er in Blut". Ist genügend Blut vorhanden, dann ist der Organismus stark und gesund, und Haare, Haut, Muskeln sowie sämtliche innere Organe werden ausreichend ernährt. Sowohl die westliche als auch die chinesische Medizin betonen die Zusammenhänge zwischen einer Ernährungsumstellung und der Qualität des Blutes. Bevor man anfängt, die Ernährung auf ein vollwertiges 5-Elemente-Kochen umzustellen, bedarf es der Reinigung durch eine Ernährungskur.

Die Ernährungskur ist eine Getreidekur; denn die Zerealien (Weizen, Grünkern, Dinkel, Roggen, Hafer, Gerste, Reis und Hirse) haben Yin und Yang harmonisch in sich vereint. Sie sind vom Geschmack her leicht süßlich und besitzen die Qualität des Erdelements. Die Erde ist die Mutter aller übrigen Elemente, da Metall, Wasser, Feuer und Holz aus ihr wachsen, entspringen oder in ihr enthalten sind. Zur Erdqualität gehört auch ihr pulsierender 24-Stunden-Rhythmus von Tag und Nacht.

Die Getreide werden im Frühling gesät, reifen im Sommer heran, werden im Herbst geerntet und über Winter gelagert. Sie durchlaufen den gesamten Jahreszyklus, brauchen viel Zeit, gesunde kräftige Erde und wärmende Sonne. So vereinigt das kleine Getreidekorn das Yin und das Yang von Erde und Sonne, von Sommer und Winter und trägt in sich ein großes Potential an Lebenskraft (Qi).

Die Frühlingskur (Holzkur)

Im Frühling beginnt das Yang allmählich zu wachsen, die Natur zeigt ein zartes Grün; die Knospen verkünden, daß das Qi und die Säfte, die sich im Winter gesammelt haben, bereit sind, nach oben zu sprießen – eine Kraft der Erneuerung. Diese Erneuerung liegt in den Wurzeln des Holzelements, der Pflanzen, die erst im Frühling neue Kraft für Wachstum aufnehmen können.

Auch der Mensch schöpft neue Kräfte und fängt an, seine Umgebung mit dieser sprießenden Vitalität zu reinigen und frisch zu gestalten.

Wenn die ersten warmen Sonnenstrahlen erscheinen, ist die richtige Zeit für eine 12tägige Frühjahrskur gekommen.

Für sie verwenden wir die Getreide Weizen, Grünkern und Dinkel (die im Naturkostladen oder Reformhaus erhältlich sind). Grünkern ist das unreif geerntete, gedörrte und geschälte Korn des Dinkel, der eine anspruchslose, winterharte Weizenart mit lockerer Ähre ist.

Weizen zählt nach der chinesischen Diätetik zum Erdelement, schmeckt süßlich und hat eine kühlend-erfrischende Natur. Er wirkt auf die Meridiane Milz, Herz und Nieren, indem er die Hitze des Herzens kühlt und den Geist beruhigt, den Durst löscht und Qi und Blut anregt; er ist leicht harntreibend und beeinflußt die Körpertemperatur.

Er eignet sich für folgende Symptome: Herzklopfen, spontanes Schwitzen oder Nachtschweiß, Hitzewallungen, Unruhe und Nervosität, Schlaflosigkeit, trockener Mund und Kehle, Verdauungsstörungen. Da Weizen den Körper leicht abkühlt, eignet er sich auch bei Fieber und Hauterkrankungen, die in der chinesischen Medizin als eine Hitze des Blutes interpretiert werden.

Der heute angebaute Weizen ist ein sehr großer Stickstoffsammler; er sammelt 10mal soviel Stickstoff (Nitrate) wie das übrige Getreide. Da die deutschen Bauern mit Düngemitteln nicht sparsam umgehen, sollte wegen der Gefahr von Allergien Weizen nur von natürlich bearbeiteten Standorten gewählt werden; die sogenannten „biologisch" wirtschaftenden Betriebe versuchen mit großer Sorgfalt, den Boden, auf dem das Getreide wächst, optimal mit Nährstoffen zu versorgen, nicht aber die Pflanze selbst. Folglich wird die Weizenpflanze stärker und robuster gegen Pilzkrankheiten und eindringende Schädlinge. Die Weizenkur über 12 Tage kann je nach körperlicher Verfassung unterschiedlich streng gehandhabt werden.

Bei der strengsten Form wird morgens, mittags und abends nur natürlich gekochter Weizen (oder Dinkel und Grünkern) ohne Gewürze gegessen; dazu trinkt man 12 Tage lang ein einziges Getränk. Folgende Kräuter bieten sich für eine Teekur während der Frühlingskur an: Breitwegerich, Melisse, Petersilie (ohne Stengel), Frauenmantel, Sauerdorn, Schafgarbe, Pfefferminze, Chrysantheme (chin.), Birkensaft und Kurmolke. Das Wirkungsspektrum dieser Kräuter kann in guten Heilkräuterbüchern oder im Kapitel „Getränke" nachgelesen werden, soweit sie aufgeführt sind.

Diese Teesorten wurden unter dem Kriterium ausgesucht, den Weizen bei seiner Reinigung zu unterstützen; deshalb lassen sich auch alle harntreibenden Teesorten verwenden, da sie den Reinigungsprozeß im Stoffwechsel anregen.

Die Weizenkur kann auch durch das Essen von altbackenem Weizenbrot oder Gemüse aus dem gleichen Element Holz ergänzt werden, z. B. Brokkoli, Zucchini, Schalotten, Kopfsalat, Sprossen, Petersilie, Schnittlauch. Wenn man sich für ein Gemüse oder eine andere Ergänzung entschieden hat, sollte man dies die weiteren 12 Tage beibehalten.

Aus Weizen (Grünkern oder Dinkel) läßt sich auch eine Suppe herstellen. Dazu wird das Getreide zunächst sanft geröstet, geschrotet und gekocht; hat der Getreidebrei die Konsistenz einer Suppe, kann man ihn mit Dickmilch (ebenfalls säuerlich Holzelement) etwas cremig rühren.

Es gibt mehrere Möglichkeiten, den Weizen zu kochen, geschmacklich aufzubessern oder die reinigende Wirkung zu unterstützen. So kann man den Weizen auch in Hühnerbrühe, Birkensaft oder mit einem Schuß Weizenbier kochen.

Wenn Sie sich für eine Zubereitungsart entschieden haben, sollten Sie diese nicht wechseln, sondern ohne Unterbrechung und Störung durchführen, damit sich der Körper auf die Selbstreinigung konzentrieren kann. Je mehr Nebenprodukte oder Getränke man dem Holzgetreide hinzufügt, desto mehr wird die Wirkung, die vom Getreide ausgeht, beeinträchtigt, und die Kur sollte dann über einen längeren Zeitraum als 12 Tage gemacht werden.

In den folgenden Monaten wird die Kur jeweils 3 Tage bis zum nächsten Frühjahr wiederholt, um dem Körper jeden Monat erneut einen sanften Reiz zu geben und ihm bei der Umstellung auf eine getreide- und Qi-reiche Ernährung zu helfen.

Die Herbstkur (Metallkur)

Grundsätzlich gilt das schon bei der Frühlingskur Beschriebene, nur wählt man zu dieser Jahreszeit ein Getreide (und bei Bedarf Gemüse) des Metallelements aus. Für die Metallkur, die meist noch in den warmen Tagen des September oder Oktober durchgeführt wird, verwendet man daher Reis oder Gerste.

Der braune Vollkornreis, im besonderen der Rundkornreis, ist ernährungsphysiologisch sehr wertvoll. Der Reis schmeckt in gekochtem Zustand süßlich und roh durch die Reiskleie ein wenig scharf. Das Temperaturverhalten ist neutral, also weder erwärmend noch kühlend.

Reis stärkt den Funktionskreis von Milz/Bauchspeicheldrüse und Magen, entwässert den Körper und ist deshalb auch bei Bluthochdruck sehr hilfreich. Doch in erster Linie ist er ein Energie-(Qi-)tonikum, das auch bei Müdigkeit, Konzentrationsschwäche, Appetitlosigkeit und allgemeiner Erschöpfung eingesetzt wird. Reis stärkt die Verdauungsorgane, hilft auch bei stärkstem Durchfall und scheidet überschüssige Flüssigkeiten aus (Ödeme, Nierensteine, Harnsäureüberschuß).

Sollte die Außentemperatur zu stark abkühlen und derjenige, der eine *Reiskur* durchführt, frieren, kann man das Energieniveau des Reis anheben, indem man ihn mit einem Stück scharfem, warmem Ingwer kocht. Sollte man eine Erkältung bekommen, muß man die Ernährungskur abbrechen und die Kälte mit frisch aufgebrühtem Ingwertee, heißen Ingwerumschlägen auf den Nieren und scharf-heißen Gerichten ausschwitzen.

Bevor der Reis zubereitet wird, wäscht man ihn, fügt je nach Reisart und Konsistenz 2- bis 3mal soviel Wasser hinzu sowie ein paar Tropfen Öl, um wichtige Aminosäuren zu ergänzen und damit er durch die sich lösende Stärke nicht zusammenklebt. Man köchelt ihn bei geringer Hitze und läßt ihn noch einige Zeit nachquellen.

Anders ist es, wenn man einen Porridge kocht, eine Art Reisbrei, der noch heute in China traditionell jeden Morgen gegessen wird. Dieser kann mit einer Vielzahl von verschiedenen Gemüsen oder Heilkräutern gekocht werden und erhält dadurch einen hohen therapeutischen Stellenwert.

Gerste findet in unseren Breitengraden als Nahrungsmittel weniger Verwendung, außer als vorbehandelte Perlgerste (Graupen). In Naturkostläden erhält man sie als Nacktgerste oder gepreßt als Gerstenflocken. Der größte Teil der Gerstenernte wird für das Bierbrauen benötigt. Gerstenmalz, das man manchmal in Brauereien erhalten kann, eignet sich hervorragend als Frühstücksmüsli. Ansonsten kennt man Gerstenkorn auch als Ersatz für Kaffee.

In China verwendet man die Gerste als heilsamen Tee – 1 Tasse geröstete Gerste mit 10mal soviel Wasser kochen – gegen Sommerhitze, Müdigkeit, Verdauungsschwäche, starkes Schwitzen und Durst. Da der Tee harntreibend ist, benutzt man ihn ab und zu auch bei Entzündungen im Blasenbereich.

Als Getreide wird Gerste wie Weizen zubereitet und an 12 aufeinanderfolgenden Tagen gegessen. Sie hilft bei Durchfall und Entzündungen des Magen-Darm-Trakts.
Eine *Wasserkur* oder *Feuerkur* über 12 Tage durchzuführen, ist nicht möglich, da diese Elemente extrem wirken und keine Harmonie besitzen. Eine Wasserkur (zum Wasserelement zählen die Hülsenfrüchte, die eine stärkende Wirkung auf den Funktionskreis von Niere und Blase haben) mit Bohnen würde zu starken Blähungen führen und den Verdauungstrakt belasten, und eine Feuerkur, z. B. mit Buchweizen, bewirkt aufgrund der erheblichen Flüssigkeitsaufnahme im Darm Störungen des Wasserhaushalts mit Durst und innerer Hitze.
Für eine *Erdekur* verwendet man Hirse; sie ist sehr aufbauend und ausgleichend und kann während des ganzen Jahres als Kurgetreide gegessen werden. Sie regt das Qi des Verdauungstrakts an, scheidet überschüssige Hitze und Feuchtigkeit aus und eignet sich besonders für Diabetiker.
Auch Hafer und Roggen, als Flocken gepreßt oder als volles Getreide, können als Müsli gegessen oder in anderer Zubereitung gekocht werden. Ihre therapeutische Wirkung ist ähnlich der der anderen Getreidearten; der Hafer hat eher eine Wirkrichtung auf den Funktionskreis der Niere und der Roggen eine entlastende Wirkung bei Erkrankungen der Venen und des Herzens.

Fasten

Die chinesische Medizin empfiehlt eine rhythmische und regelmäßige Einnahme der Nahrung, da sich der Körper auf feste Essenszeiten leichter einstellt. Sie vermeidet es wenn möglich, den Magen mit schwerverdaulicher Nahrung zu überlasten oder durch degenerierte Nahrung zu schwächen.
Jede Form von schlechter Nahrungsaufnahme oder Verdauung führt zu einem verlangsamten Stoffwechsel und einer energetischen Schwäche des Körpers, die sich durch Gelüste, wie Appetit auf Süßigkeiten, oder körperlich durch Müdigkeit, Muskel- und Konzentrationsschwäche bemerkbar machen.

Totales Fasten

Ein totales Fasten bedeutet Askese und Nahrungsentzug; beim Gesunden stellt sich anfangs ein Hungergefühl ein, welches den Körper in eine Reaktionsbereitschaft versetzt, angelegte Reserven anzugreifen.

Diese Reserven dienen bei längerer Krankheit dazu, den Menschen weiterhin zu nähren, da man während dieser Zeit oft nichts einnehmen kann, weil jede zusätzliche Verdauungsarbeit das notwendige Blut, das zur Infektionsabwehr benötigt wird, nun im Magen-Darm-Trakt sammelt.

Zunächst werden die Fettpolster angegriffen und aufgebraucht. Das Fett speichert aber auch Giftstoffe, die nun in den Körperkreislauf schwemmen; in dieser Phase können Vergiftungs- und Reizerscheinungen auftreten, die das Befinden unangenehm beinflussen.

Das totale Fasten stellt einen starken Eingriff in das Stoffwechselsystem des Körpers dar, der zu Gewichtsverlust führt, und sollte nur unter fachlicher Anleitung durchgeführt werden.

Überschußfasten

Das Überschußfasten ist kein Fasten im eigentlichen Sinne, sondern eine Entwöhnung von künstlich hergestellten Nahrungsmitteln, die bei häufigem Verzehr eine gesundheitliche Schädigung verursachen können; im besonderen sollte der Genuß von Süßigkeiten, Eis, Schokolade, Pudding, stärkehaltigen Nahrungsmitteln, Spaghetti, Kuchen, Soßen, gezuckerten Getränken, Konserven, raffinierten Produkten und chemisch haltbar gemachten Lebensmitteln ernsthaft eingeschränkt oder besser noch darauf verzichtet werden. Jeder Überschuß, ein Zu-viel-Essen und zu häufiges Essen oder Essen mit extremen Geschmacksrichtungen (z. B. scharf oder salzig), belastet den Organismus.

Dieses erste einfache Fasten wird sich bei den leckeren, gaumenfreudigen Reizstoffen, die in den Regalen der Geschäfte zu finden sind, als äußerst schwierig erweisen. Leider wird der Appetit durch diese Art Speisen angeregt und verleitet dazu, mehr zu essen, als wir sollten, weil wir eher auf den Geschmack achten wollen als auf den Hunger.

Auch die Gewohnheit, selbst von den besten Nahrungsmitteln zu viel zu essen oder aus ihnen unverdauliche Kombinationen herzustellen, kann sich genauso nachteilig auswirken wie der Genuß minderwertiger Nahrung.

Teilfasten

Beim Teilfasten verzichtet man auf eine Mahlzeit des Tages, sei es Frühstück, Mittag- oder Abendessen. Es ist jedoch ratsam, eher ein *Abendfasten* abzuhalten; denn morgens verspüren viele Menschen ein Unwohlsein und eine leichte Übelkeit, wenn sie nichts essen und trinken.

Die morgendliche Übelkeit ist oft ein Resultat von warmem, schwerem oder zu spätem Abendessen, das der Magen während der Nacht nicht verdauen kann. Wenn dies auch noch schleim- und säurebildende Nahrungsmittel waren, werden sie nicht vollkommen verdaut und gären im Verdauungstrakt; die Gärungsprozesse fördern die Produktion von Schleim im Körper, der sich in Katarrhen, Erkältungen und Darmbeschwerden äußert und sich morgens als geschwollene Augen, Übeleit oder vermehrter Auswurf zeigt.

Aus diesem Grund ist ein Abendfasten geradezu ideal. Der Magen bleibt über eine sehr lange Zeit, etwa 18 Stunden, von jeglicher Nahrung verschont, kann die verbliebenen Reste vom Mittagessen gründlich zerkleinern und wird dadurch in seiner Arbeit stark entlastet.

Aber nicht nur der Magen allein besorgt die Verdauung; beim abendlichen Teilfasten werden auch andere Organe, Dünndarm, Dickdarm, Leber, Gallenblase und Bauchspeicheldrüse, entlastet.

Das Teilfasten, das an einem beliebigen Tag der Woche durchgeführt werden kann, sollte aber jede Woche am gleichen Wochentag wiederholt und kann durch Heilgymnastik und leichten Sport ergänzt werden.

Dieser Abend ist eine sehr gute Möglichkeit, einmal Zeit für sich selbst zu nehmen, etwas Angenehmes und Entspannendes (außer essen) zu tun und die eigene Kreativität zu schulen. Lesen Sie einen meditativen Text oder ein Gedicht, malen oder schreiben Sie, und benutzen Sie diese Stunden für einen privaten Austausch mit dem eigenen Selbst.

Das Teilfasten hat nicht das Ziel, Übergewicht abzubauen. Es reguliert und harmonisiert den Stoffwechsel und bewirkt eine optimale Tätigkeit des Verdauungssystems, was sich bei sämtlichen Magen-Darm-Erkrankungen (Durchfall, Verstopfung, Bauchschmerzen, Magengeschwür, Morbus Crohn, Reizkolon) auf Dauer positiv auswirkt.

Stellen Sie anfangs nicht zu hohe Ansprüche an sich selbst, sonst werden Sie leicht frustriert; haben Sie Geduld, und gewinnen Sie immer mehr Disziplin und innere Stärke, auf die lockenden degenerierten Lebensmittel und „Süßstoffe" zu verzichten.

Vollfasten oder Eintagesfasten

Das Voll- oder Eintagesfasten umfaßt einen Tag und eine Nacht; genaugenommen sind es vom letzten Abendessen um ca. 19 Uhr bis zum Frühstück um ca. 7 Uhr des übernächsten Tages 30 Stunden, in denen man außer Flüssigkeit keine Nahrung zu sich nimmt.

Es gibt verschiedene Möglichkeiten, dieses Eintagesfasten nach der eigenen persönlichen Situation zu gestalten, je nachdem, ob man an diesem Tag arbeitet und/oder auf Nahrung verzichtet werden kann. Der Körper soll gestärkt und nicht geschwächt werden; daher sollte jeder sehr eigenverantwortlich mit sich umgehen und sich überlegen, wie streng er diesen Tag gestalten will.

Optimal wäre es, an diesem Tag nur heißes oder lauwarmes (Zimmertemperatur) Quellwasser zu trinken. Dieses hat keine spezifische Wirkung, außer den Körper zu erfrischen und ihm ausreichende Mineralien für diesen Fastentag zuzuführen.

Wenn man etwas mehr Geschmack und Substanz im Getränk haben möchte, kann man auch Obst- und Gemüsesäfte oder Kräutertee trinken.

Die Getränke sollten nicht zu kalt und schluckweise, am besten gekaut, getrunken werden. Gemüsesaft, im besonderen Tomatensaft, läßt sich auch mit Nährhefeflocken oder Weizenkeimflocken versetzen, wodurch ein großer Teil fehlender Vitamine und Spurenelemente für diesen Tag abgedeckt ist.

Eine weitere Möglichkeit ist das Trinken von Kräutertees; hier gibt es eine große Auswahl, und man kann sich einen wohlschmeckenden Tee mit gezielter therapeutischer Wirkung aussuchen, um den gesamten Organismus zu unterstützen.*

Sollte das Trinken von Tee und Säften nicht ausreichen, unterstützt man den Magen durch leichte Kost, wie Früchte, Salat, Nüsse, altbackenes Brot oder Reissuppe.

Aus Reis läßt sich auch ein leckerer und nährstoffreicher Tee herstellen, indem man 1 Tasse Vollkornreis leicht anröstet, ihn mahlt und ½ Stunde in 1 – 2 Liter Wasser köchelt, bis man einen cremigen Tee erhält. Den abgesiebten ausgekochten Reis kann man ein zweites Mal aufkochen oder verfüttert ihn an ein Haustier.

In gleicher Weise kann man auch einen Getreidetee aus Weizen, Dinkel oder Gerste herstellen. Der Vorteil der Getreidetees ist, daß sie sehr nahrhaft und vollwertig sind und den Körper, der beim Fasten leichter zum Frieren neigt, erwärmen.

Getreidetees lassen sich auch sehr gut als Krankenkost verwenden. Das Korn besitzt das geballte Qi (Kraft) der Pflanze; diese Samenkraft speichert Nahrungsstoffe und die Wärme des Feuer- bzw. Kochprozesses und stärkt und erwärmt so den Leib.

Das volle Tagesfasten benötigt mehr Disziplin und kann im Anschluß an ein Abendfasten probiert werden. Hier gilt die gleiche Fortführung des Fastens wie beim Teilfasten; suchen Sie sich einen geeigneten Tag der Woche, und wiederholen Sie es wöchentlich am gleichen Tag, möglichst lebenslang.

Das mentale Fasten

Das mentale Fasten ist ein verstandesmäßiges Fasten, d. h., alles Denken und Han-

---

* Näheres hierzu finden Sie in dem Ratgeber „Heilpflanzen – Die wichtigsten Arten und ihre Anwendung" von Apotheker Mannfried Pahlow, ebenfalls erschienen im Dr. Werner Jopp Verlag, Wiesbaden, ISBN 3-926955-03-1.

deln soll in positiver Weise ausgerichtet werden. Um dies zu ermöglichen, muß man wie beim Essen darauf achten, sich nicht mit unnötigen Dingen zu füllen. Es ist besser, auf passive Informationsträger wie Fernsehen, Kino und Kriminalromane oder ähnliches zu verzichten, da sie den Verstand emotional stark beeinflussen und man nicht mehr in der Lage ist, auf eigene Empfindungen und Bestreben zu reagieren. Anstatt die Phantasie und die Kreativität anzuregen, werden Ängste in Form von Alpträumen erzeugt.

Wenn die Nahrung dem Körper versagt wird, befreit er sich von möglichen Stauungen und Sperren; er beginnt, sich von innen her zu nähren. Eine Art „innerer Heiler" übernimmt die Führung; er zehrt das auf, was für den Körper am wenigsten wichtig ist, und setzt neue Kräfte frei. Die Sensibilität für diesen Prozeß sollte durch positives Denken und positive Lebenseinstellung unterstützt werden.

Fasten – im Einklang mit sich selbst

Ein wesentlicher Vorteil des Teil- oder Eintagesfastens ist die Möglichkeit, es jede Woche bis ans Lebensende zu wiederholen, um dem Organismus, speziell dem Verdauungssystem (chin. der mittlere Brennraum), einen Reiz zu geben.

Chinesische Heilkunde ist eine Reiztherapie. Solche Reize werden nicht nur durch Akupunkturnadeln oder über die Hände, wie bei der Massage, ausgesendet, sondern auch über Nahrungsmittel, Kräuter oder durch das Weglassen gewohnter Speisen (siehe „Überschußfasten").

Während das Getreidefasten (auch andere Heilfastenarten) einmal jährlich als „Generalreinigung" wiederholt wird, kann das teilweise Fasten langfristig die inneren Kräfte stärken, damit „falsche" Eßgewohnheiten vermieden werden.

Vergessen Sie nicht, daß Fasten keine rein körperliche Leistung ist; ein Nahrungsentzug (Reduktionsdiät) verfeinert die Sinne und vermehrt die Träume. Man ist empfindsamer als üblich und beschäftigt sich mehr mit sich selbst.

Diese Idee entstammt der chinesisch-taoistischen Meditationsphilosophie. Die Taoisten, jene Einsiedler, die im Einklang mit der Natur lebten, versuchten mit vielen körperlichen und geistigen Reinigungsmethoden, die Gesundheit zu erhalten, das Leben zu verlängern und unbewußte Kräfte im Inneren wahrzunehmen und zu entfalten.

Der Magen – Palast der Mitte

„Der Bauch hat keine Ohren"; deshalb gaben so viele Lehrer, die sich mit der Kunst eines gesunden Lebens befaßten, Anleitungen über die Art zu essen.

Der Magen braucht seine Zeit zum Ausruhen, und daß es von Vorteil wäre, einen Tag in der Woche zu fasten bzw. zu kuren oder wenigstens ab und zu eine Mahlzeit ausfallen zu lassen, habe ich bereits erwähnt. Wer seinen Magen liebt, überdehnt weder seine Magenwände durch üppiges Essen, noch verletzt er sie durch das Schlucken zu heißer Speisen; langsames Essen, ohne Luft zu schlucken, und sorgfältiges Kauen sind ebenfalls sehr wichtig.

Dazu ein altdeutsches Sprichwort: *„ Willst du lange leben und bleiben gesund, dann iß wie die Katze und trink' wie der Hund".* Ein Hund ist sehr gierig, frißt alles schlingend in sich hinein, während eine Katze bedächtig und langsam frißt. Beim Trinken nimmt der Hund dagegen Schlückchen für Schlückchen zu sich und löscht seinen Durst.

Damit man gut kaut, sollte man weiche Speisen entweder mit ein paar Nüssen oder Samen zusammen oder mit einem Schnittchen altbackenem Brot essen.

Das, was dem Magen schadet, könnte man schlicht *Überreizung* nennen. Einmal sind es die wechselnden thermischen Reize, wie kühlschrankkalte Limonaden, Speiseeis oder dampfend heiße Suppen, andererseits überreizt ein zu scharfes Salzen, brennende Gewürze oder reichlicher Gebrauch von Essig die Magenschleimwände.

Auch *Alkohol* schädigt die Verdauung, indem er sie verlangsamt; bekanntlich benutzt man Spiritus (Alkohol) zum Einlegen verschiedenster Präparate, da er Zersetzung und Fäulnis verhindert. Entsprechend verweilt die Nahrung beim Genuß alkoholischer Getränke länger als nötig im Verdauungstrakt. Außerdem entzieht Alkohol der Schleimhaut Wasser, sie trocknet aus. Wenn jemand meinen sollte, daß ein Schnaps den Appetit oder die Verdauung anregt, so ist dies ein Irrtum; die Hauptwirkung der Verdauungsschnäpse beruht auf den bitteren Kräutern in ihnen mit ihrer abführenden Wirkung und auf den Obstsäuren in den Likören, die appetitanregend sind, während der Alkoholanteil selbst nur in kleinen Mengen eine zerstreuende Wirkung hat. Daher werden Tinkturen in hochprozentigem Alkohol hergestellt, da sich die medizinischen Tropfen so rascher im Körper verteilen und an den gewünschten Zielort eilen können. Große Mengen Alkohol betäuben jedoch den Magen und verderben den Appetit und den Genuß einfacher Speisen.

Somit wird Alkohol nach der chinesischen Diätetik als toxisch eingestuft. Er gehört zum Element Metall, da er einen scharfen Geschmack hat. Durch sein heißes Temperaturverhalten wirkt er über den Kontrollzyklus auf den Funktionskreis der Leber. „Das Yang (hier Hitze) der Leber nimmt zu und steigt nach oben, und das Qi (hier Funktion) der Leber wird blockiert", wie es in der chinesischen Diagnostik heißt. Dies geht mit folgender Symptomatik einher: Galle wird gestaut oder erbrochen; die Rippen und Flanken schmerzen; Blutungen aus der Nase und blutiger Husten können auftreten sowie Schwindel, Kopfschmerzen und Schlafstörungen. Es ist ein ernster Zustand, der mit dem chinesischen Begriff „Re Du" beschrieben wird.

Über die 5-Elemente-Zyklen bleiben alle Organe bzw. Funktionskreise miteinander in Verbindung. Das vermehrte Yang im Holzelement beeintächtigt das Erdelement bzw. das Qi des Magens. Die Nahrung wird nicht ausreichend verdaut, und wie beschrieben entzieht der Alkohol der Schleimhaut Wasser. Die Magenschleimhäute entzünden sich wegen des eingetrockneten „Schleims", der in chinesisch *Tan* genannt wird. Tan wird auch als trübes Qi bezeichnet. Es handelt sich dabei um zähflüssige Ablagerungen, die in Verbindung mit Hitze vielerlei Schwellungen (Tumore) und Krebs (Entartungen von Zellen) hervorbringen können.

Für das *Rauchen* gilt Entsprechendes. Der Rauch hat wie der scharfe Geschmack eine zerstreuende Wirkung und verletzt das Qi der Lungen. Deshalb entspricht der Rauch dem Metallelement. Ähnlich wie Alkohol bewirkt Rauchen eine Yang-Fülle der Leber und eine Qi-Schwäche des Magens. Dadurch wird ebenfalls Schleim produziert, der die Blutgefäße verstopft und zu einem Blutstau (chin. Yu Xue) führt. Durch starkes Rauchen werden also nicht nur die Lungen verteert, sondern auch die empfindlichen Magennerven und Arterien angegriffen. Dies verursacht nicht selten Magenkrämpfe oder eine Magenschleimhautentzündung.

Eine Kombination aus Zigaretten- und Alkoholmißbrauch hat schwerwiegende Folgen: Die Hitze (Re) erzeugt Schleim (Tan), der wiederum einen Blutstau (Yu Xue) bewirkt, dieser erzeugt toxische Substanzen (Re Du), und die toxische Hitze erzeugt Krebs.

Das, was der chinesische Arzt als „trübes Qi" oder Tan bezeichnet, hat bestimmt schon jeder einmal gespürt. Wer kennt es nicht, wenn Augen, Finger oder Gelenke geschwollen sind, die Zunge sich pelzig anfühlt und ein pappiger Geschmack im Mund ist?

Nach der chinesischen Meridianlehre haben Magen und Milz die Aufgabe, die Nahrungsstoffe in Blut zu verwandeln. Wird die Umwandlung und der Weitertransport der Nahrungsstoffe gestört, entsteht „trübes Qi" im Bauch: Blähungen, Blubbergeräusche, Appetitlosigkeit und ungeformter Stuhl. Es handelt sich hier um eine Anhäufung von zuviel Flüssigkeit, die nicht geügend über Nieren und Blase (Wasserelement), über die Lungen und die Atmung (Metallelement) ausgeschieden wird.

Bei diesen Anzeichen ist es wichtig, fettige Nahrungsmittel, die Tan erzeugen, strikt zu vermeiden. Dazu zählen das Braten mit Öl und Fett, gegrilltes Fleisch, überbackener Käse, Sesam-, Mandel- oder Haselnußmus, Sahne und andere fetthaltige Produkte. Auch auf scharfe Gewürze muß verzichtet werden, denn sie führen zu innerer Hitze, die sich mit dem Tan vereinigen und toxische Substanzen bilden. Hier gilt es, die Speisen besonders gut zu kauen, da der Speichel (für die Taoisten der „goldene Nektar") diese toxischen Substanzen neutralisiert und so den Körper schützt.

Wenn man schlecht kaut und zuviel feine Nahrung (Fleisch, helle Backwaren, Eier usw.) zu sich nimmt, verstopfen die harten Massen, besonders bei sitzender Lebensweise, die zarten Darmwände, drücken die feinen Blutgefäße zu und hemmen die Blutzirkulation. Die Darmwände werden allmählich gereizt und entzünden sich;

ähnlich wie das Wasser eines verstopften Grabens fault, bilden die verstopften Darminhalte Zersetzungs- und Fäulnisstoffe; die den Organismus langsam vergiften.

Die Ursache bleibt die falsche Ernährung, und ein Griff zu *Abführmitteln* darf nur ein Notgriff sein. Denn eine dauerhafte Einnahme überreizt die Darmnerven, so daß die Schleimhaut vermehrt Flüssigkeit absondert; aber jeder starke Reiz führt allmählich zur Erschlaffung.

Nach einer Hauptmahlzeit sollte man sich ausruhen und keine körperliche Arbeit verrichten, damit genügend Blut, das sonst in den Muskeln gebraucht würde, in die Verdauungsorgane fließt, damit auch die Magendrüsen genug Säfte absondern – sonst verlangsamt sich die Verdauung.

Essen ist eine Handlung der Harmonie. Nicht umsonst „geht Liebe durch den Magen". Daher liebt man bei Gastmählern leichte Musik und anregende Unterhaltung. Mürrische Menschen werden bei einem guten Mahl meist zugänglicher. Doch sollte man nach Aufregungen oder großer Ermüdung (oft nach Radwanderungen) nichts essen oder Getränke hinunterschütten. Der Magen versagt dann leicht.

Und denken Sie daran, Mahlzeiten möglichst pünktlich einzunehmen; der Magen knurrt oft mehr aus Gewohnheit als aus Hunger. *„Man muß seinen Magen behandeln wie einen Diener, dann wird er nicht unser Herr"*. Das ist Lebensklugheit.

Kochen nach den 5 Elementen

Nach der chinesischen Diätetik ist es sinnvoll, bei Erkältung einen scharfen Ingwertee zu trinken und kühlend wirkende Obstsäfte zu vermeiden. Besonders leichte Symptome finden in der westlichen Diät wenig Beachtung; die Chinesen dagegen sammelten mit Hilfe der traditionellen 5-Elemente-Lehre ein großes Wissen über viele Körperreaktionen. Denn auch scheinbar harmlose Symptome kündigen ein Ungleichgewicht an, das sich ohne weitere Beachtung und Behandlung verschlimmern kann.

Ein wesentlicher Unterschied zwischen westlicher und chinesischer Diät ist die Betrachtungsweise der Nahrungsmittel. Westliche Ernährungsberater wählen die Kost nach Mineralien, Vitaminen, Eiweiß-, Kohlenhydrat- und Fettgehalt aus. In der chinesischen Ernährungslehre interessieren keine Kalorien und Inhaltsstoffe (höchstens einmal am Rande), dort wird der Geschmack, die Energie bzw. die Temperaturausstrahlung, die Bewegung (auch Wirkrichtung genannt) und die allgemeine Wirkung der Nahrungsmittel auf die Organe und Meridiane beachtet.

Wie oft reagieren wir intuitiv richtig und essen bei kalter Witterung etwas, das den Körper erwärmt, und wenn es heiß ist, etwas mit erfrischender Ausstrahlung. Die folgende Tabelle gibt einen Überblick über das Temperaturverhalten einiger häufig verwendeter Nahrungsmittel:

Klassifizierung der Nahrungsmittel nach der Temperatur

Nahrungsmittel mit kalter und kühler Energie

Algen	Ananas	Artischocken	Austern
Baldrian	Bananen	Bier	Birkensaft
Birnen	Bohnen	Brombeeren	Brottrunk
Buttermilch	Chicorée	Chinakohl	Eiweiß (Eiklar)
Endivien	Ente	Erdbeeren	Feigen
Feldsalat	Frischkäse	Frühlingszwiebeln	Gerste
Grapefruit	Gurken	Hibiskus	Honigmelone
Hopfen	Joghurt	Kaki	Kartoffeln
Kefir	Kiwis	Kohlrabi	Krabben
Kurmolke	Magerquark	Majoran	Mandarinen
Mango	Milch	Mineralwasser	Mirabellen
Miso	Muscheln	Orangen	Pfefferminze
Pflanzenöl	Pilze	Radieschen	Reis
Rettich	Rhabarber	rote Bete	Salat
Salz	Schafgarbe	Sellerie	Sesam
Sojabohnen	Sojasoße	Spinat	Stachelbeeren
Tofu	Tomaten	Weißdorn	Weißkohl
Weizen	Wirsing	Zitronen	Zucker

Nahrungsmittel mit warmer und heißer Energie

Anis	Äpfel	Aprikosen	Banchatee
Basilikum	Bockshornsamen	Bohnenkaffee	Brokkoli
Buchweizen	Chili	Curry	Dill
Eigelb	Erbsen	Erdnüsse	Fenchel
Getreidekaffee	Ginseng	Hagebutten	Hammel
Hefe	Himbeeren	Hirse	Honig
Huhn	Ingwer	Kalb	Karotten
Karpfen	Kirschen	Knoblauch	Kohl
Koriander	Kümmel	Kürbis	Lamm

Lauch	Lorbeer	Mais	Muskat
Nelken	Nüsse	Petersilie	Pfeffer
Pflaumen	Rind	Rinderleber	Rosinen
Rosmarin	Rotwein	Safran	Sago
Salbei	Sauerkirschen	Schnaps	Senf
süßer Reis	Süßholz	Thymian	Walnüsse
Weintrauben	Wermut	Wild	Ziege
Ziegenkäse	Zimt	Zwiebeln	

Neutral

Zerealien: Weizen, Gerste, Hafer, Roggen, Reis, Grünkern, Dinkel

Bemerkung: Die Temperaturausstrahlung der einzelnen Nahrungsmittel schwankt je nach Sorte, Herkunftsland, Reifegrad und verändert sich bei der Zubereitung.

Eine weitere Möglichkeit, das Temperaturverhältnis eines Nahrungsmittels zu beeinflussen, ist das Kochverfahren.
Im 5-Elemente-Kochen werden folgende Kochtechniken unterschieden: Garen im Dampf, Kochen in Wasser, Dünsten in Wasser, Braten und Grillen über Feuer oder Grill sowie Backen. Auch diese Kochverfahren können nach Intensität ihrer Wärmezuführung unterschieden werden:
Das Kochen mit Wasser sowie das Garen im Dampf oder Wasserbad ermöglichen einen sanften Austausch zwischen Kochflüssigkeit und Nahrungsmittel und entsprechen einer *Yin-Zubereitungsart.*
Das Braten in Öl, Schmoren, Grillen über Holzkohlenfeuer oder im Backofen und das Kochen mit Alkohol oder erwärmenden Gewürzen und Kräutern gelten als *Yang-Zubereitungsart.*
Das Kochen mit verschiedenen Zubereitungsarten verstärkt oder vermindert die Temperaturausstrahlung des Essens und unterstützt die Harmonisierung. So läßt sich das Kochen an die jeweilige Jahreszeit und an die eigene Körperverfassung anpassen. Das bedeutet, das man im späten Frühjahr und im Sommer, in der warmen Jahreszeit, vorwiegend erfrischende und kühle Nahrungsmittel roh oder sanft gekocht (blanchiert, gegart) zu sich nimmt, während man im Herbst und im Winter, in der kalten Jahreszeit, sowohl erwärmende Nahrungsmittel als auch erwärmende Yang-Zubereitungsarten auswählt.
Gerade wenn Sie sich vegetarisch ernähren wollen, können Sie auf erwämende Nahrung und Wärme zuführende Kochverfahren nicht verzichten, da der Organismus sonst eine Qi- und Yang-Schwäche (als erstes im Verdauungssystem) bekommen kann.

Im Kapitel über die 5 Geschmäcker und ihre Wirkung habe ich schon von der Wirksamkeit der Energiebewegung eines Geschmacks berichtet. Jeder der 5 Geschmäkker — sauer, bitter, süß, scharf und salzig — hat eine spezielle Wirkungsrichtung. **Saure Nahrungsmittel** sind (betrachten wir ihre Energiedynamik) Yin und wirken nach unten und innen. Nahrungsmittel von grüner Farbe und saurem Geschmack entsprechen dem Holzelement und sollten vorwiegend im Frühjahr gegessen werden.

Bittere Nahrungsmittel sind Yin und führen das Qi nach unten und innen; sie entsprechen dem Feuerelement. Nahrungsmittel mit bitterem Geschmack und rötlicher Farbe sollten im Sommer gegessen werden.

Süße Nahrungsmittel sind Yang und harmonisierend; sie zählen zum Erdelement. Nahrungsmittel von gelber Farbe und süßem Geschmack können das ganze Jahr, vorwiegend am Ende der jeweiligen Jahreszeit gegessen werden.

Scharfe Nahrungsmittel sind Yang und wirken nach oben und außen. Nahrungsmittel von weißer Farbe und scharfem Geschmack entsprechen dem Metallelement und sollten vorwiegend im Herbst gegessen werden.

Salzige Nahrungsmittel sind Yin und wirken nach unten. Sie entsprechen dem Wasserelement. Nahrungsmittel von schwarzer Farbe und salzigem Geschmack sollten im Winter bevorzugt werden.

Damit Sie erkennen, welche Nahrungsmittel einen salzigen, sauren, bitteren, süßen oder scharfen Geschmack haben, müssen Sie einzelne Proben roh und gekocht versuchen. Mit der Zeit werden sich Ihre Geschmacksknospen sensibilisieren. Außerdem werden Sie feststellen, daß gleiche Nahrungsmittelarten je nach Herkunftsland, Qualität der Ware oder verwendetem Kochverfahren ihren Geschmack verändern. Denn Kochen ist ein Prozeß der Alchimie. Rohe ungenießbare oder giftige Nahrungsmittel (Kartoffeln, Bohnen) können nach dem Kochen gegessen werden. Manchmal ändert sich auch der Geschmack, wie etwa bei Zwiebeln, die in rohem Zustand scharf, in gebratenem süß schmecken; eine Verwandlung vom Metall- zum harmonischen Erdelement.

Um die Erforschung des Geschmacks zu erleichtern, werden in der folgenden Tabelle die wichtigsten Nahrungsmittel nach den Elementen und ihrem Geschmack eingeordnet:

Holz — sauer

Getreide: Weizen, Grünkern, Dinkel
Gemüse und Eis-, Feld-, Kopfsalat, Frühlingszwiebel, Gurke, Keime und
Gewürze: Sprossen, Sauerkraut, Spinat, Zucchini, Tomate, Hefeflocken, viele frische Kräuter (Sauerampfer, Sauerdorn, Hibiskus, Schafgarbe, Birke, Zitronenmelisse, Petersilie, Schnittlauch)

Obst: Zitrone, Orange, Birne, Stachelbeere, Himbeere, Johannisbeere, Sauerkirsche, Pampelmuse, saurer Apfel (Boskop), Rhabarber, Kiwi
Milchprodukte: Buttermilch, Joghurt, Kurmolke, Frischkäse, Schafskäse, Magerquark, saure Sahne
Fleisch: Geflügel (Ente, Huhn, Taube)

Feuer – bitter
Getreide: Buchweizen, Roggen, Gerste
Gemüse und   Artischocke, Endiviensalat, rote Bete, Klettenwurzel, Löwenzahn-
Gewürze: wurzel, Dill, Lorbeer, Basilikum, Kümmel, Anis, Fenchel, Eskariol, Salbei, Thymian, Wermut, Rosmarin, Baldrian, Enzian
Obst: rote Trauben, Apfel, getrocknete Aprikose
Milchprodukte: Ziegenkäse und Ziegenmilch
Fleisch: Lamm, Hammel, Ziege

Erde – süß
Getreide: Hirse, süßer Reis, Quinoa
Gemüse und   Erbsen, grüne Bohnen, Karotte, Kürbis, Petersilienwurzel, Kartof-
Gewürze: fel, Tomate, Aubergine, Mais, Pilze, Süßkartoffel, Zimt, Süßholz, Safran, Vanille, Malzzucker, Brombeer- und Himbeerblätter, Maishaar
Obst: Pfirsich, Kirschen, Apfel, Datteln, Rosinen, Feigen, Mirabelle, Ananas, Banane, Mango, Wassermelone
Milchprodukte: Kuhmilch, Butter, Sahne, milder junger Käse, Öl
Fleisch: Rind, Kalb (Tofu)

Metall – scharf
Getreide: Reis, Gerste, Hafer, Kleie
Gemüse und   Knoblauch, Lauch, Zwiebel, Senf, Blumen-, Grün-, Weiß-, Rosen-,
Gewürze: Chinakohl, Sellerie, Wirsing, Radieschen, Rettich, Chili, Ingwer, Nelke, Pfeffer, Muskat, Zimt, Koriander
Milchprodukte: scharfer, gereifter Käse
Fleisch: Hirsch, Wildschwein, Fasan

Wasser – salzig
Getreide: Hafer (Buchweizen, Reis)
Gemüse und   schwarze Sojabohnen, Sesam, schwarzer Rettich, Mungobohnen,
Gewürze: Petersilie, Algen, Kelp, Grünkohl, Walnuß, Champignons
Obst: Kastanien
Fleisch: Fisch, Krebse, Austern, Krabben

Im allgemeinen zählen die schnellwachsenden Pflanzen, wie Keime und Sprossen, die säuerlich, knackig und frisch schmecken, zum *Holzelement.*
Die festen Blattgemüse, oft blütenähnlich wie Artischocke und Endiviensalat, und viele Samen, die alle leicht bitter schmecken und in ihrer Konsistenz knusprig oder kroß sind, zählen zum *Feuerelement.*
Die rundlichen, süßen Gemüsesorten, oftmals weich, cremig und saftig, lassen sich dem *Erdelement* zuordnen.
Die Wurzelgemüse und Wurzeln von Heilkräutern sind oft scharf, z. B. Meerettich, Ginseng, und in ihrer Konsistenz trocken und faserig, eine Eigenschaft des *Metallelements.*
Die Hülsenfrüchte und Meeresgemüse und alles mit wäßriger, zerlaufender Konsistenz zählen zum *Wasserelement.*
Viele Menschen haben in der Hektik ihrer beruflichen Beschäftigung keine Zeit mehr, regelmäßig und harmonisch zu kochen oder zu essen. Als Ersatz nehmen sie einen Schnellimbiß zu sich, sei es Joghurt, Butterbrote, Pizza, Pommes frites oder andere Fastfoodprodukte. Diese Form der einseitigen Ernährung ist sowohl aus Sicht westlicher wie auch chinesischer Ernährungslehre unzureichend. Es fehlen nicht nur Mineralien, Vitamine und Ballaststoffe, sondern auch die energetische Wirkung nicht vorhandener Geschmäcker. Das führt zu einem inneren Ungleichgewicht, so daß sich Vorlieben für einen Geschmack entwickeln. Das Verlangen nach einem bestimmten Geschmack ist als Hinweis zu verstehen, daß sich der Körper wünscht, sich auszugleichen.
Die Ursache für diese einseitige Ernährung kann auch im emotionalen oder psychischen Bereich liegen, ist aber oftmals mit einer organischen Schwäche kombiniert. Doch selbst wenn man sich wie ein Barbar mit schlechten Gewohnheiten ernährt, paßt sich der Körper über eine gewisse Zeit an, bis er langsam mit immer stärkeren Symptomen meldet, daß er chronisch geschwächt ist. Mit Zunahme des Alters und Abnahme der inneren Wachstumskräfte verringert sich die Vitalität, so daß auf eine gesunde Ernährung und Lebensweise geachtet werden muß, um schmerzfrei zu leben.
Die Wirkung der Ernährung funktioniert langsamer als die von Emotionen oder bioklimatischen Einflüssen, sowohl aus heilender wie aus krankmachender Sicht. Wird die 5-Elemente-Ernährung, einschließlich der allgemeinen Richtlinien, befolgt, ist sie die vernünftigste Krankenversicherung, die man eingehen kann, da die Abwehrkräfte konsequent erhalten und aufgebaut werden.

Der Prozeß des Kochens

Nach der traditionellen 5-Elemente-Lehre oder genauer: nach den 5 Wandlungsphasen unterliegt der Mensch dem Rhythmus des Kosmos, der sich in den 4 Jahreszeiten widerspiegelt.

Die Wandlungsphase Holz (Frühjahr) kündigt die Expansion bis dahin schlafender Kräfte an, wie ein Baum, der sich mit seinen Ästen in den Himmel und mit den Wurzeln in das Erdreich gräbt. Diese aktive Kraft erreicht im Sommer (der Wandlungsphase Feuer) ihren Höhepunkt und wandelt sich im Herbst, einer Zeit der Vorsorge für den Winter, um. Die aktiven Kräfte schwinden zunehmend, und solche der Ruhe und Passivität treten in den Vordergrund. Im Winter (der Wandlungsphase Wasser), einer Zeit, in der der Schnee symbolisch die Erde versiegelt, ruhen die Lebenskräfte tief im Inneren des Körpers.

Diese Kraft des Universums, die nach der taoistischen Anschauung jedes Lebewesen durchdringt, bleibt immer die gleiche Energie, die sich nur in den Grundqualitäten (Aktivität und Passivität) verändert. Die Begriffe Yin und Yang sowie die 5 Wandlungsphasen sind nur Beschreibungen dieser Kraft.

Auch beim Kochprozeß können wir die Verwandlung und Veränderung von Energie beobachten und durch den Fütterungszyklus der 5 Elemente beschreiben.

Holz: Es stellt die Voraussetzung der aktiven Energie dar, das die Wärme und das Feuer erzeugt; reiben Sie einmal die Hände aneinander, und es entsteht Wärme. Entsprechend entsteht durch die Verbrennung von Holz, Gas oder von elektrisch geladenen Teilchen in der Herdplatte eine Hitze, die einen Topf voll Wasser zum Kochen bringt.

Feuer: Die Hitze ist die Kraft, die durch Bewegung entsteht und die Fähigkeit besitzt, Nahrungsmittel zu erwärmen.

Erde: der Übergang von aufbauenden Kräften zu abbauenden; hier erfolgt nach der Erhitzung des Nahrungsmittels (Yang) die Auflösung, z. B. durch Aufsaugen des Wassers.

Metall: Nach einiger Zeit des Kochens entsteht Druck im Kochtopf, der die Auflösung bzw. Veränderung eines Nahrungsmittels vom rohen zum gekochten Zustand beschleunigt. Wenn der Topfdeckel zu klappern beginnt, entsteht Dampf und Druck, der zusammen mit der Hitze die Verformung des Gekochten herbeiführt.

Wasser: Das vorher rohe Nahrungsmittel hat sich durch den Kochprozeß in Form, Farbe und Geschmack verändert.

Das Gekochte ist nun nicht nur eßbar geworden, sondern es überträgt die durch den Kochprozeß gespeicherte Energie auch an den Körper. Vielleicht hat dieses abstrakte Beispiel deutlich gemacht, daß auch das Kochverfahren einen Einfluß auf die Wirkung eines Nahrungsmittels hat. Eine in Wasser gekochte Banane (mit Schale) schmeckt und wirkt anders als eine gebratene oder gegrillte oder rohe Banane. Probieren Sie es einmal aus: Kochen Sie eine Banane mit Schale in einem Topf Wasser. Nach einer Weile wird die Banane unansehnlich schwarz. Wenn Sie nun die Schale öffnen und die gekochte Banane essen, werden Sie schmecken, daß sich die Süße der Banane jetzt erst vollständig entfaltet hat. Auch das Temperaturverhalten hat sich verändert: Die Banane ist nicht mehr süß/kalt, sondern wirkt nun erwärmend auf den Körper; ein Vorteil, den Mütter bei der Ernährung ihrer Säuglinge beachten sollten, wenn diese durch die rohen Bananen unter Blähungen leiden.

Anleitung zur Zubereitung

Die 5 Geschmäcker entsprechen den 5 Wandlungsphasen. Daher lag es nahe, im biologischen Rhythmus der Natur, das heißt im „Fütterungszyklus" (s. „Die 5 Wandlungsphasen") zu kochen. Der Fütterungszyklus ist der Rhythmus des Kosmos, der Jahreszeiten und des Energieverlaufs des Qi in den Organen und Meridianen. Verwenden Sie die Ihnen bekannten, ernährungsphysiologisch bedeutsamen Nahrungsmittel zum Kochen, und ordnen Sie diese nach den Kategorien Geschmack, Farbe, Konsistenz und Aussehen entsprechend den 5 Elementen ein, falls Sie sie noch nicht in der 5-Elemente-Liste gefunden haben sollten.

Jetzt können Sie beginnen, auch eigene Gerichte nach den 5 Elementen umzustellen, indem Sie darauf achten, daß alle Geschmacksrichtungen in Ihrem Essen enthalten sind. Sobald eine Mahlzeit alle Geschmacksrichtungen enthält, wird der Körper harmonisiert, und es entstehen keine Gelüste nach anderen schädlich wirkenden Lebensmitteln, wie Schokolade, Gebäck, Alkohol usw.

Stellen Sie sich einmal vor, es wäre Frühjahr, und Sie wollten sich einen vollwertigen Eintopf mit erwärmender Wirkung kochen. Er könnte so aussehen:

Weizenschrotsuppe mit heißer Temperaturausstrahlung
Erde: Scharfe Zwiebeln in Öl anrösten (werden süßlich),
Metall: Knoblauch, Pfeffer, Lauch und ein Stück Ingwer dazugeben,
Wasser: Wasser, Sojasoße (Tamari) hinzufügen,
Holz: Weizen- oder Grünkernschrot, Nährhefeflocken,
Feuer: Rosmarin und geriebenen Ziegenkäse dazugeben.

Dieser einfache Eintopf ist nahrhaft, vitamin- und mineralstoffreich und hat durch den hohen Anteil an scharf-heißen Gemüsen und Gewürzen eine erwärmende Wirkung auf den Körper, so daß er gut zur kalten Jahreszeit, speziell zum Frühjahr, paßt; denn Nahrungsmittel, die dem Holzelement entsprechen (hier Weizen und Grünkern), sollten vorwiegend im Frühjahr gegessen werden.

Mit welchem Element fängt man beim Kochen an?
Man kann mit jedem Element bzw. jedem Geschmack oder Nahrungsmittel beginnen.

Einige Besonderheiten sind jedoch zu berücksichtigen:
Kochendes Wasser entspricht dem Feuerelement, kaltes Wasser dem Wasserelement. Im obigen Beispiel beginnt die Reihenfolge beim Erdelement, denn das Anbraten oder Dünsten mit Fett, Butter oder Öl entspricht dem „Charakter des Erdelements".
Weiterhin kann man mehrere Nahrungsmittel eines Geschmacks hintereinander verwenden: Knoblauch, Pfeffer, Lauch und Ingwer sind scharf und entsprechen dem Metallelement.
Eine andere Möglichkeit besteht darin, den Fütterungszyklus mehrere Runden zu durchlaufen, wie folgendes Beispiel zeigt:

Griechischer Salat nach 5 Elementen
Holz: Joghurt, Petersilie, Zitronensaft
Feuer: Dill, Schnittlauch, Basilikum
Erde: 2 Eßlöffel Öl
Metall: Knoblauch
Wasser: einige salzige Oliven
Holz: Kopfsalat, 3 Tomaten, Gurke
Feuer: rote Paprikaschote
Erde: geraspelter Käse

Der Phantasie sind beim 5-Elemente-Kochen keine Grenzen gesetzt. Mit der Zeit entdecken Sie neue Kombinationen oder werden feststellen, daß Sie schon öfter intuitiv in dieser Reihenfolge gekocht haben. Sie können auch eigenen Rezepte in dieser Reihenfolge umstellen. Sollte es Ihnen schwerfallen, sich zu merken, welche Nahrungsmittel zu welchem Element gehören, hängen Sie sich eine Liste in die Küche, oder versehen Sie Gewürze mit farbigen Punktaufklebern. Nach einigen Anfangsschwierigkeiten werden Sie Routine bekommen und über das neue Bewußtsein im Umgang mit Nahrungsmitteln und die Kenntnis über ihren Geschmack, ihr Temperaturverhalten und ihre Wirkung begeistert sein, denn: Bewußtes Kochen entwickelt Freude am Kochen.

Die individuelle Diät

Das harmonische 5-Elemente-Kochen gleicht den Körper aus und bildet die Basis dafür, einen gesunden, intakten Körper und Geist zu erhalten. Häufig ist der Körper jedoch durch chronische Krankheiten geschwächt, so daß man aufgrund der körperlichen Verfassung eine individuelle Ernährung entwickeln muß.

Jeder Mensch hat durch Vererbung organische Schwächen und Stärken. Sie wissen, daß alle Organe über den Fütterungs- und Kontrollzyklus miteinander verbunden sind. Sobald ein Organ zu schwach oder auch zu stark ist, beeinflußt es andere Organe und verschlechtert die gesamte Verfassung des Körpers.

Oft tauchen Symptome wie Herzklopfen, Migräne oder Sodbrennen auf, und die Person geht zu einem Arzt westlicher Medizin. Dieser untersucht das Herz, den Magen oder sucht beim Patienten mit Migräne nach einem Nervenleiden und findet keinen organischen Schaden. Der Patient geht wieder nach Hause und fragt sich: Wieso bin ich bei guter Gesundheit, wenn ich Migräne oder Herzklopfen habe?

Ein chinesischer Arzt wird dagegen herauszufinden versuchen, weshalb das Organ aus dem Gleichgewicht gekommen ist, das heißt, ob es unter *Hitze, Kälte, Trockenheit* oder *Feuchtigkeit* leidet und ob es unter- oder überaktiv ist.

Lesen Sie nochmals die Kapitel über die "bioklimatischen und psychischen Faktoren" sowie die "Diagnose akuter und chronischer Krankheiten". Sie werden feststellen, daß Sie entweder zu Krankheiten bzw. Symptomen mit Yang- oder Yin-Charakter neigen.

Wenn Sie sich häufig heiß und durstig fühlen, ein gerötetes Gesicht haben und unter Verstopfung oder anderen Anzeichen von Hitze (Entzündungen) leiden, dann haben Sie eine heiße physische Konstitution und sollten Nahrungsmittel essen, die kalt und erfrischend sind sowie von bitterem oder scharfem Geschmack.

Leiden Sie oft unter kalten Händen und Füßen, haben ein blasses Gesicht und Neigung zu weichem Stuhl oder Durchfall, dann sind Sie ein Kältetyp und können mehr Nahrungsmittel mit warmer oder heißer Temperaturausstrahlung essen, die einen süßen, scharfen und bitteren Geschmack haben.

Fühlt sich Ihr Körper oft müde und schwer an, hat Übergewicht, Gelenkschwellungen oder Ödeme, haben Sie eine feuchte Konstitution, dann sollten Sie Nahrungsmittel essen, die harntreibend sind und die Feuchtigkeit ausscheiden. Diese Nahrungsmittel haben einen bitteren oder scharfen Geschmack und sind erwärmend. Süße, befeuchtete und salzige, wasserspeichernde Nahrungsmittel sind hier zu meiden.

Wenn Sie häufig durstig sind mit trockener Haut, Nase und Mund und oft Halsschmerzen oder trockenen Husten haben, so haben Sie eine trockene Konstitution und sollten Nahrungsmittel auswählen, die befeuchtend sind; dazu zählt der süße und saure Geschmack. Die Temperaturausstrahlung sollte erfrischend sein.

Die Konstitutionstypen in der Übersicht:

Kälte – Feuchtigkeit   =   Yin-Typ
Hitze – Trockenheit   =   Yang-Typ

Therapeutisches Kochen

Im Kapitel über die diagnostischen Methoden haben Sie erfahren, daß Krankheiten über einen Charakter verfügen und nach den Regeln der chinesischen Medizin in eine Krankheit mit Yin- oder mit Yang-Charakter eingeteilt werden können. Es gibt unabhängig vom Krankheitsort 4 Krankheitszustände:

- Yang-Fülle
- Yang-Leere
- Yin-Fülle
- Yin-Leere

Die charakteristischen Symptome, die jedes dieser 4 Krankheitsbilder je nach Sitz der Erkrankung zeigt, wurden im Kapitel über die Diagnose akuter und chronischer Erkrankungen beschrieben. Jeder Mensch hat die Tendenz zu einer Erkrankung des Yin (Substanz, Blut, Flüssigkeit) oder des Yang (Vitalität, Energie, Funktion). Wenn Sie die Symptomatik dieser Krankheitsbilder aufmerksam lesen, werden Sie feststellen, daß Sie entweder zu Krankheiten des Yin oder des Yang neigen.

Wie lassen sich diese Krankheitsformen mit Hilfe der Ernährung behandeln? Einige Beispiele:

Krankheit mit Yin-Fülle

Eine Krankheit, bei der das Yin (die Flüssigkeiten) ein Übergewicht bekommt, tritt besonders gerne in den kalten, feuchten Jahreszeiten auf. Im Winter dringt die Kälte in den Körper ein, man schwitzt weniger, und die Nieren versagen bei einer zusätzlich schleimfördernden Ernährung ihre Arbeit, Überschüsse an Wasser und Mineralien auszuschwemmen. Dies führt zu Gelenkschwellungen, Ödemen, Schwellungen feiner Schleimhäute, wie bei einer Erkältung mit Schnupfen, Husten und Kopfschmerzen.

Das geeignete chinesische Therapieverfahren lautet in direkter Übersetzung:
1. die Kälte vertreiben und den Körper erwärmen,
2. die Oberfläche auflockern (Schwitzen),
3. die Lunge verbreiten (Funktion erhalten).

Der geeignete, hilfreiche Geschmack ist süß und scharf. Beide verursachen eine Yang-Bewegung, das heißt, sie wirken von unten nach oben und von innen nach außen. Diese Wirkrichtungen sind notwendig, denn wie soll etwa ein Schnupfen oder Kopfschmerzen gelindert werden, wenn die Wirkung nach unten, in den Bauch gerichtet wäre?

Weiterhin sollten die Nahrungsmittel erwärmend und heiß sein, damit der Körper zum Schwitzen gebracht wird, um die innere Kälte zu vertreiben.

Nahrungsmittel, die sauer und erfrischend sind, sollten wegen ihrer abkühlenden und zusammenziehenden Wirkung gemieden werden.
Hilfreiche Nahrungsmittel wären:
- aufgebrühter Ingwertee mit Süßholz oder Honig,
- Lauchsuppe mit Zwiebeln, Nelken, Muskat, Ingwer oder anderen scharf-warmen Gewürzen,
- Lauchgemüse mit in Öl gedünsteten Walnüssen.

Krankheit mit Yang-Fülle

Ein Überschuß an Yang äußert sich in Entzündungen und Rötungen, sowohl innerhalb der Organe, wie zum Beispiel bei einer Magenschleimhautentzündung, oder auch oberflächlich, wie bei einer Hautentzündung. Selbst eine unbehandelte Erkältung zeigt Hitzesymptome: Rötungen der Augen, Halsschmerzen, Fieber.
Das geeignete Therapieverfahren lautet:
1. die Hitze kühlen,
2. die Oberfläche auflockern,
3. das befallene Organ stärken.
Der geeignete Geschmack ist süß und scharf oder bitter.
Im Falle einer Erkältung mit entzündlichen Eigenschaften (z. B. Heuschnupfen) gilt die gleiche Therapie wie im vorangegangenen Beispiel (Krankheit mit Yin-Fülle). Einziger Unterschied ist die Temperaturausstrahlung, die erfrischend und kühl sein muß, damit die Hitze gekühlt und zugleich nach außen abgeleitet wird.
Die Hitze einer organischen Entzündung läßt sich mit Hilfe des bitteren Geschmacks über das Verdauungssystem nach unten ableiten; denn bitter hat die Wirkrichtung nach unten.
Hilfreiche Nahrungsmittel wären:
- Pfefferminztee oder chinesischer Chrysanthemenblütentee oder eine Teemischung aus Kamille, Pfefferminze und Baldrian,
- kühlende Säfte (z. B. Zitrone), Weizentee, Joghurt, Brottrunk,
- Gemüse: Kohlrabi, Sellerie, Rettich, Wirsing, Kohl, Kartoffeln, Möhren, Äpfel, Obst im allgemeinen,
- Getreide: Reis, Weizen, Dinkel.

Krankheit mit Yang-Schwäche

Ein Mangel an Yang bedeutet einen Mangel an Vitalität und Antriebskraft und macht sich als niedriger Blutdruck, Konzentrationsschwäche, Appetitlosigkeit, Blähungen, Schwitzen oder je nach organischer Schwäche durch andere Symptome bemerkbar.
Die Abwehrkräfte sind geschwächt, und der Körper fängt an zu frieren.

Das chinesische Therapieverfahren lautet:
1. die betroffenen Organe erwärmen,
2. das Yang der Niere behandeln, weil sie die Abwehrkraft stärkt.
Die geeigneten Geschmäcker sind bitter, süß und scharf. Der bitter-warme Geschmack hilft, das "ministerielle" Feuer (das Yang der Niere) zu erwärmen, der süß-warme Geschmack erwärmt Magen und Milz und hilft bei Verdauungsschwächen, der scharf-warme Geschmack treibt die wärmende Energie durch die Meridiane, das Blut durch die Gefäße und beugt Stauungen vor.
Bevorzugte Nahrungsmittel sind:
● Getreide: süßer Reis, Hirse (mit Bockshornkleesamen gekocht), Buchweizen, Hafer,
● Gemüse: Fenchel, Zwiebel, Lauch, grüne Bohnen, Blumen- und Rosenkohl,
● Obst: Nüsse (speziell Walnüsse), Kirschen, Aprikosen, gekochtes Obst,
● Gewürze: Anis, Kümmel, Rosmarin, Thymian, Salbei, Pfeffer, Muskat, Nelken,
● Fleisch: Rind, Hammel, Lamm mit „heißem" Kochverfahren (grillen, braten).

Krankheit mit Yin-Schwäche

Ein häufiges Krankheitsbild, das infolge des Alterungsprozesses auftritt. Der Körper trocknet aus, die Haut wird trocken und spröde, genauso wie die Haare. Die Chinesen sagen: „Das fehlende Yin kann das Yang nicht halten." Dies zeigt sich als Hitzewellen, Bluthochdruck, Nachtschweiß, Gelenkentzündungen oder als allgemeine Substanzschwäche, wie Parodontose des Zahnfleischs, Anämie (Blutarmut), Osteoporose (Knochenentkalkung).
Das chinesische Therapieverfahren lautet:
1. das Erdelement mit den Organen Magen und Milz behandeln, weil sie das Yin (Flüssigkeiten und Blut) regulieren,
2. das Yin aufbauen.
Die geeigneten Geschmäcker sind sauer-kalt und salzig-kalt. Beide erzeugen eine Yin-Bewegung nach unten und konzentrieren Flüssigkeit im Körper. Zu meiden sind Geschmäcker, die eine Yang-Bewegung auslösen (scharf, süß, bitter, warm, heiß).
Die bevorzugten Nahrungsmittel sind:
● Getreide: Hirse, Reis, Sago, Weizen, Gerste,
● Gemüse: Weiß- und Chinakohl, Sojabohnen (weiß, schwarz, gelb), Spinat, Keime und Sprossen (speziell Mungobohnensprossen), Salat (Feld-, Kopf-, Endiviensalat), Sauerkraut,
● Ergänzungen: Eigelb, Champignons, Algen, Sesam,
● Fleisch: Fisch, Krabben, Muscheln, Ente,
● Obst: Birnen, Apfelsinen, Zitronen, Rhabarber.

Charakter und Wirkung ausgewählter Nahrungsmittel

Es folgt ein Überblick über Charakter (Element, Geschmack, Temperaturverhalten) und Wirkung einzelner Nahrungsmittel, die häufig in der deutschen Küche verwendet werden. Jedes Nahrungsmittel hat je nach Zubereitungsart und Kombination mit anderen eine spezifische Wirkung. Viele Nahrungsmittel helfen bei Verdauungsstörungen oder Appetitlosigkeit, andere sind harntreibend und lösen Schwellungen, Ödeme oder regulieren den Wasserhaushalt.

Denken Sie auch daran, daß heilende Nahrungsmittel schädlich sind, wenn sie im Übermaß gegessen werden oder wenn sie nicht der Konstitution und dem Krankheitsbild entsprechen.

Vor einer Behandlung mit Nahrungsmitteln (therapeutisches Kochen) sollten Sie sich von einer Fachkraft, die chinesische Medizin praktiziert, untersuchen und anweisen lassen. Bei ernsthaften Krankheiten müssen andere Behandlungsmethoden hinzugezogen werden.

Nehmen Sie sich Zeit, wie es die alten Taoisten taten, und erschmecken und erforschen Sie die Wirksamkeit der Nahrungsmittel. Ihr Körper reagiert entsprechend und weiß am besten, was gut für Sie ist.

Getreide

Buchweizen
Element: Feuer
Geschmack: bitter
Temperaturverhalten: erwärmend
Wirkungsspektrum: appetitanregend, beruhigt Energie, die aufsteigt, dehnt den Darm und löst Stauungen

Gerste
Element: Metall
Geschmack: süß (leicht salzig)
Temperaturverhalten: erfrischend
Wirkungsspektrum: harmonisiert den Magen, hilft bei Nahrungsmittelstau, energiespendend, harntreibend und entgiftend

Hafer
Element: Metall (Erde)
Geschmack: süß, salzig

Temperaturverhalten: erfrischend
Wirkungsspektrum: harmonisiert Milz und Magen, stärkt die Physis, lindert Durchfall, energiespendend

Hirse
Element: Erde
Geschmack: süß
Temperaturverhalten: neutral
Wirkungsspektrum: energiespendend, baut Substanz auf, stabilisiert die Verdauung, hilfreich bei Übelkeit und Durchfall

Reis
Element: Metall (Erde)
Geschmack: süß, scharf (Reiskleie)
Temperaturverhalten: neutral
Wirkungsspektrum: stärkt Milz und Magen, hilfreich bei Verdauungsstörungen, Appetitlosigkeit, Erbrechen und Durchfall

Weizen
Element: Holz (Erde)
Geschmack: süß
Temperaturverhalten: kühl
Wirkungsspektrum: Herz- und Nierentonikum, hilfreich bei Schlafstörungen, Depression, löscht Durst und stoppt Schweißausbrüche, lindert innerlich Durchfall und äußerlich Verbrennungen.
Weiteres finden Sie im Kapitel „Getreidekur".

Gemüse

Gurken
Element: Erde
Geschmack: süß
Temperaturverhalten: kalt
Wirkungsspektrum: harntreibend und entgiftend, neutralisieren Giftstoffe, löschen Durst, hilfreich bei Schwellungen der Extremitäten, äußerlich bei Entzündungen und Verbrennungen

grüne Bohnen
Element: Erde
Geschmack: süß

Temperaturverhalten: neutral
Wirkungsspektrum: Nieren- und Milztonikum

Karotten
Element: Erde
Geschmack: süß
Temperaturverhalten: erfrischend
Wirkungsspektrum: entgiftend, stärken die Augen, befeuchten den Verdauungstrakt, hilfreich bei Husten und Verdauungsstörungen

Kartoffeln
Element: Erde
Geschmack: süß
Temperaturverhalten: erfrischend, neutral
Wirkungsspektrum: harntreibend, harmonisieren Milz und Magen, hilfreich bei Verstopfung, Magen-Darm-Geschwüren und Schwellungen

Kohl
Element: Metall
Geschmack: scharf
Temperaturverhalten: erfrischend
Wirkungsspektrum: kühlt Hitze im Körper, hilft bei Erkältungen mit bellendem Husten, löst Verstopfung

Kohlrabi
Element: Metall
Geschmack: scharf, süß
Temperaturverhalten: neutral, erfrischend
Wirkungsspektrum: Der Tee aus seinem Saft hilft bei Harnverhalten, Nasenbluten; entgiftend

Lauch
Element: Metall (Holz)
Geschmack: scharf
Temperaturverhalten: warm
Wirkungsspektrum: hilft gegen Kältesyndrom, löst Stauungen, bekämpft Durchfall und Schluckbeschwerden

Mais
Element: Erde

Geschmack: süß
Temperaturverhalten: neutral
Wirkungsspektrum: Magentonikum, hilfreich bei Gallensteinen und Harnwegserkrankungen; Besonderheit: $Maishaartee$ wirkt vorbeugend gegen Gallensteine und Bluthochdruck.

rote Bete
Element: Erde
Geschmack: süß
Temperaturverhalten: erfrischend, neutral
Wirkungsspektrum: wirkt nach unten und regt z. B. die Menstruation an, entgiftend, stärkt das Blut und das Herz

Salat
Element: Holz, Feuer
Geschmack: bitter
Temperaturverhalten: kalt
Wirkungsspektrum: harntreibend, wirkt auf Magen und Dickdarm (Nahrungsmittelstau), kühlt innere Hitze

Sellerie
Element: Metall
Geschmack: scharf, bitter
Temperaturverhalten: erfrischend
Wirkungsspektrum: harntreibend, kräftigt die Nieren, erniedrigt den Blutdruck, hilfreich bei Schwindel und Kopfschmerzen

Sojabohnen
Element: Wasser (Erde)
Geschmack: salzig, süß
Temperaturverhalten: neutral
Wirkungsspektrum: regen die Zirkulation von Blut und Wasser an, stärkend bei Erschöpfung und Nervenschwäche, entgiftend, hilfreich bei muskulären Krämpfen und Rheumatismus

Spargel
Element: Metall
Geschmack: bitter, scharf
Temperaturverhalten: erwärmend
Wirkungsspektrum: harntreibend, lindert Husten und Hautausschläge, stärkt das Herz

Tomaten
Element: Erde
Geschmack: süß, sauer
Temperaturverhalten: kalt
Wirkungsspektrum: bilden Körperflüssigkeit, stärken den Magen und die Verdauung, entgiftend, helfen gegen Wärmesyndrom

Zwiebeln
Element: Metall
Geschmack: scharf
Temperaturverhalten: heiß
Wirkungsspektrum: hilfreich bei Erkältungen mit verstopfter Nase und Kopfschmerzen, schweißtreibend, lösen Verstopfung

Gewürze und Kräuter

Anis
Element: Feuer
Geschmack: bitter, scharf
Temperaturverhalten: heiß
Wirkungsspektrum: bekämpft innere Kälte, stärkt die aktiven Energien, hilft bei Rückenschmerzen, Übelkeit

Ingwer
Element: Metall
Geschmack: scharf
Temperaturverhalten: heiß
Wirkungsspektrum: vertreibt innere Kälte, schweißtreibend, hemmt Übelkeit und Husten, kuriert den Magen bei Lebensmittelvergiftungen, Verdauungsstörungen, Magenkrämpfen

Knoblauch
Element: Metall
Geschmack: scharf
Temperaturverhalten: heiß
Wirkungsspektrum: regt das Qi im Körper an, wärmt Magen und Milz, hilft bei Ödemen, Durchfall und Husten, entgiftet Fleisch und Fisch, tötet Würmer, erniedrigt das Blutcholesterin

Majoran
Element: Metall (Erde)

Geschmack: scharf
Temperaturverhalten: erfrischend
Wirkungsspektrum: harn- und schweißtreibend, appetitanregend, löst Schleimansammlungen, reguliert die Körpertemperatur

Nelken
Element: Feuer
Geschmack: bitter, scharf
Temperaturverhalten: heiß
Wirkungsspektrum: erwärmen die inneren Organe, stärken die Funktion der Nieren, besänftigen aufsteigendes Qi (z. B. Schluckauf, Erbrechen, Mundgeruch); als Tee bei Verdauungsschwäche

Pfeffer
Element: Metall
Geschmack: scharf
Temperaturverhalten: heiß
Wirkungsspektrum: hilft bei Magenschmerzen durch Kälte, Lebensmittelvergiftung, Durchfall mit unverdauten Nahrungsresten

Rosmarin
Element: Feuer
Geschmack: bitter, scharf
Temperaturverhalten: erwärmend
Wirkungsspektrum: äußerlich gut für Haare und Kopfhaut, innerlich bei Kopfschmerzen und als Magentonikum, leicht schweißtreibend

Süßholz
Element: Erde
Geschmack: süß
Temperaturverhalten: neutral
Wirkungsspektrum: lindert Entzündungen, befeuchtet die Lungen, wirkt entgiftend, harmonisiert Kräutermischungen, hilfreich bei Bauchschmerzen, Appetitlosigkeit, Husten, Darmgeschwüren, Halsschmerzen, wirkt beruhigend bei Streß

Thymian
Element: Feuer
Geschmack: bitter, aromatisch
Temperaturverhalten: erwärmend
Wirkungsspektrum: leitet bei Husten, akuter Bronchitis oder Hals- und Kehlkopfentzündung aufsteigendes Yang nach unten, schleimlösend und antibakteriell

Obst

Aprikosen
Element: Erde
Geschmack: süß, sauer
Temperaturverhalten: erfrischend
Wirkungsspektrum: erhalten die Körperflüssigkeit, entgiftend, löschen Durst, helfen bei Husten

Bananen
Element: Erde
Geschmack: süß
Temperaturverhalten: kalt
Wirkungsspektrum: befeuchten die Därme und entgiften, kühlen innere Hitze, hilfreich bei Verstopfung, Durst und Alkoholismus

Kirschen
Element: Erde
Geschmack: süß
Temperaturverhalten: erwärmend
Wirkungsspektrum: Tonikum für das Blut, lösen Blutstagnation, vertreiben innere Kälte, vorbeugend bei Empfindungslosigkeit und Arthritis in Armen und Beinen

Orangen
Element: Holz (Erde)
Geschmack: sauer, süß
Temperaturverhalten: kalt
Wirkungsspektrum: neutralisieren Giftstoffe, appetitanregend, hilfreich bei Übelkeit, da schleimlösend; Orangen- oder Mandarinenschalen werden häufig beim Kochen zur Vorbeugung von Verdauungsstörungen verwendet

Pfirsiche
Element: Erde
Geschmack: süß, sauer
Temperaturverhalten: erwärmend
Wirkungsspektrum: führen den Eingeweiden Feuchtigkeit zu, regen die Blutzirkulation an, vorbeugend bei Husten und Asthma

Fleischprodukte

Ente
Element: Holz (Wasser)

Geschmack: salzig, süß
Temperaturverhalten: erfrischend
Wirkungsspektrum: bei Schwäche des Yin, Nervenschwäche, Asthma, beeinflußt
die Flüssigkeitszirkulation (Schwellungen), stärkt die Substanz von Niere und Leber

Fisch
Element: Wasser
Geschmack: süß, salzig
Temperaturverhalten: neutral, erwärmend
Wirkungsspektrum: eliminiert überschüssige Feuchtigkeit, stärkt Milz und Nieren,
hilfreich bei Durchfall und Schwellungen

Huhn
Element: Holz (Erde)
Geschmack: süß
Temperaturverhalten: warm
Wirkungsspektrum: Energie- und Bluttonikum, hilft bei allgemeiner Schwäche,
Müdigkeit, speziell für Mütter nach der Geburt oder bei Altersschwäche, wärmt
innere Bereiche; Hühnereier befeuchten bei Heiserkeit und Husten die Lungen

Lamm
Element: Feuer
Geschmack: süß, bitter
Temperaturverhalten: heiß
Wirkungsspektrum: Energietonikum zum Erwärmen des Körpers, stärkt das Qi und
das Blut, wirkt auf die Organe Niere und Milz, hilfreich bei Rückenschmerzen, Kälte-
und Schwächegefühl

Rind
Element: Erde
Geschmack: süß
Temperaturverhalten: erwärmend
Wirkungsspektrum: Tonikum für Milz und Magen, für Qi und Blut, hilfreich bei
chronischem Durchfall und Schwellungen

Schwein
Element: Wasser
Geschmack: süß, salzig
Temperaturverhalten: neutral
Wirkungsspektrum: reguliert den Flüssigkeitshaushalt, stärkt Nieren und Leber,
hilft bei Husten und Verstopfung (wegen der physiologischen Ähnlichkeit zum
menschlichen Organismus muß auf Qualität besonderen Wert gelegt werden)

Tai Chi Chuan

Bewegung, Meditation und heilgymnastische Übungen sind in China seit langer Zeit recht populär. Sie entwickelten sich aus der waffenlosen Selbstverteidigung und wurden erst im letzten Jahrhundert als Übungssysteme mit hohem gesundheitlichem Wert entdeckt.

In Peking wurde 1955 von der Regierung eine Tai-Chi-Form zusammengestellt, die den Namen „Peking-Form" erhielt und sich rasch über das ganze Land ausbreitete. Die Publikation eines Tai-Chi-Handbuches wurde in Millionenauflage in China verkauft. Es gilt für jung und alt als Übungsgrundlage, die das Tai Chi Chuan (in Hochchinesisch: Taijiquan) meist noch vor Sonnenaufgang beginnen; vielleicht bezeichnet man Tai Chi Chuan (kurz: Tai Chi) auch deshalb als „Schattenboxen", weil man die Übenden nur schemenhaft im dunklen Morgenschimmer erkennen kann oder weil es aussieht, als würde der Tai-Chi-Übende gegen einen imaginären Gegner kämpfen.

Leider mußte ich auf meiner Chinareise feststellen, daß die Zahl der Tai-Chi-Übenden stark abgenommen hat. Junge Leute spielen lieber Federball und Billard und joggen frühmorgens auf den Asphaltstraßen, während Tai Chi ein Vorrecht älterer Menschen zu werden scheint.

Ein chinesisches Sprichwort sagt: *„Wer in richtiger Weise regelmäßig Tai Chi übt, wird kräftig wie ein Holzfäller, geschmeidig wie ein Kind und gelassen wie ein Weiser."* Tai Chi, ursprünglich eine Kampfkunst, hat heute eine neue Bedeutung erlangt. Es ist zum einen eine Bewegungskunst und Gesundheitsübung, zum anderen eine Meditation mit philosophischem Hintergrund.

Langsame, weiche, fließende Bewegungen führen in Einklang mit dem natürlichen Atemrhythmus und den Bewegungsmöglichkeiten zu innerer Ruhe und Ausgeglichenheit, Konzentration und Ausdauer. Da Tai Chi Überanstrengungen und Verletzungen vermeidet, eignet es sich gleichermaßen für jung und alt, Starke und Schwache, Frauen und Männer. Man benötigt keine Ausrüstung und kann unabhängig von Witterung und Jahreszeit jeden Tag üben. Wenn man Taijiquan täglich nur ½ Stunde regelmäßig übt, spürt man, wie die inneren Kräfte des Körpers, „das vitalisierende Qi", geweckt werden und durch den Körper fließen, und man erfährt, daß man Kraft ohne Anspannung, Geschmeidigkeit ohne Härte trainiert; der Körper wird leicht, anmutig und frei beweglich.

Tai Chi Chuan und Gesundheit

Wie wirkt Tai Chi auf das Nervensystem?

Wenn man Tai Chi übt, werden nicht nur die Muskeln und die Gelenke bewegt und gestärkt, auch die Atmung, im besonderen das Auf und Ab des Zwerchfells, massiert die Organe des Bauches, vergrößert das Atemvolumen und wirkt über Rezeptoren beruhigend auf das zentrale Nervensystem.
Daß eine direkte Verbindung zwischen Nasenatmung und Gehirntätigkeit besteht, erforschte man im Davis Center für Neurobiologie in San Diego, USA. Dort stellte man fest, daß die Nase weit mehr ist als eine Geruchsvorrichtung; sie verändert die Durchblutung und die Tätigkeit in den einzelnen Hemisphären des Gehirns. Das bedeutet, daß der Stoffwechsel der Atmung die Gehirntätigkeit und andere Körpersysteme beeinflußt. Dieser Vorgang der langsamen, gleichmäßigen Nasenatmung wird unterstützt, indem man zwei wichtige Meridiane, das Lenker- und das Dienergefäß, miteinander verbindet, indem die Zungenspitze hinter die vorderen Zähne an den Gaumen gelegt wird, während Aufmerksamkeit und Konzentration in Form eines inneren Lächelns auf der Stelle, wo sich Nasenwurzel und Augenbrauen begegnen (auch als Tisra Til, das „dritte Auge", bekannt), verweilen und mit jedem Atemzug genährt werden.
Ein weiterer, entscheidender Faktor ist die ständig aufrecht getragene Wirbelsäule. Gleich einer Marionette, die am Kopf durch einen unsichtbaren Faden befestigt ist, reihen sich die Wirbel entspannt und natürlich übereinander, wie die Perlen einer Kette, bis sie durch ein sanft gekipptes Becken einen Zug in Richting Boden erhalten. Das Training der Wirbelsäule führt zu einem äußeren und inneren Aufgerichtetsein, welches sich positiv auf das zentrale Nervensystem auswirkt. Dies führt zu einer Steigerung der Konzentrationsfähigkeit, die Ruhe und Ausgeglichenheit bewirkt, und zu einer erhöhten Beweglichkeit sowie verbesserten Reflexen. Durch die vermehrte Durchblutung und Durchatmung des Gehirns verschwinden Schlaflosigkeit, Müdigkeit und Erregungszustände wie Nervosität, emotionale Unzufriedenheit, Migräne und Neurasthenie (Nervenschwäche) ohne medikamentöse Hilfe.
Wenn man anfängt, Tai Chi zu üben, beruhigen sich die zerstreuenden Gedanken; die Aufmerksamkeit ruht auf Bewegung und Atmung. Es entsteht ein Einklang zwischen Körper und Geist, der sich darin äußert, daß man den Körper leicht ausbalancieren und kontrollieren kann. Diese erhöhte Konzentrationskraft in gelassener Ent-

spannung stärkt die Vitalität für den Alltag und gibt ein Gefühl der Beständigkeit. Ruhe und Bewegung verbinden und ergänzen einander in stetiger Wandlung und bringen einen ins physische und psychische Gleichgewicht.

Wie wirkt Tai Chi auf das Herz-Kreislauf-Lungen-System?

Viele Menschen glauben, daß Tai Chi nur der Entspannung und dem Wohlbefinden dient; dies ist jedoch nicht richtig. Es wäre auch nicht vorteilhaft, denn der Mangel an Körperbewegung, den die sitzende Arbeitsweise mit sich bringt, führt häufig zu einer Muskelschwäche, die sowohl die Haltung (z. B. Rundrücken, X-Beine, Wirbelsäulenverkrümmung, Beckenschiefstand) als auch den Blutkreislauf nachteilig beeinflußt. Oft beachten wir zu sehr die schmerzenden, auffällig verspannten Muskelpartien und sehen nicht, daß diese Verspannungen meist das Resultat einer Muskelschwäche und Fehlhaltung sind, die die Schwäche auszugleichen versuchen. Betrachten wir dies nach den Regeln der chinesischen Diagnostik, kann man sagen: Eine Schwäche an Yin (d. h. einzelner Muskelgruppen) führt zu einer Fülle an Yang (hier Verspannungen).

Hierdurch wird verständlich, daß eine gesunde Bewegungslehre darauf achtet, Ungleichgewichte in der Muskulatur und Haltung zu harmonisieren. Schultern, die hochgezogen sind, werden gelockert; Rücken, die sich runden, werden gekräftigt; Knie, die nach innen fallen, werden geöffnet, und die Außenmuskulatur der Beine wird gestärkt.

Dies ist im allgemeinen die Arbeit einer Krankengymnastin, die man auch aufsuchen sollte, wenn bestimmte Körperpartien in Einzelarbeit behandelt werden müssen. Für den Alltag ist es Tai Chi, das die genannten Forderungen erfüllt, da seine Bewegungen kreisrund und offen ausgeführt werden. Die Beine sind leicht gebeugt, und die gleichmäßige Führung von Armen und Beinen ermöglicht es, daß alle Muskeln eine ausgewogene Spannung erhalten: Schwächen werden gekräftigt und Verspannungen gedehnt. Diese Wohlspannung (griechisch: Eutonie) treibt das Blut in den Venen und die Lebensenergie in den Meridianen voran, unterstützt die Pumpaktivität des Herzens und kann so auch bei einer Herzmuskelschwäche sehr hilfreich sein.

Die regelmäßige Atmung vergrößert das Atemvolumen; der Atem sinkt tiefer, da sich das Zwerchfell der Atembewegung leichter anpassen kann. Das Blut strömt leichter zur Lunge und zurück zum Herzen, wodurch ein besserer Gasaustausch erreicht wird, d. h., der Sauerstoff wird in größerer Menge gegen das Kohlendioxid eingetauscht. Die Durchblutung sämtlicher Muskelpartien und die Versorgung mit ausreichend Sauerstoff sind in der Lage, die aufgenommene Nahrung zu verbrennen und zu jeder Zelle zu transportieren. Herz- und Atemleistung bedingen einander; sie dienen auch der Kalorienverteilung sowie der Ernährung und Versorgung sämtlicher Vitalfunktionen des Körpers.

Viele Menschen atmen ihr ganzes Leben lang sehr oberflächlich und nutzen nur 1/5 ihres Atemvolumens aus. Dies liegt daran, daß sie nur mit dem Mund und dem oberen Brustabschnitt atmen. Das kann dazu führen, daß die Eigenelastizität der Lungenbläschen abnimmt; die Abgabe des Kohlendioxids wird verhindert, und es kann ein Lungenemphysem entstehen.

Das stark bewegte Zwerchfell massiert bei einer tiefen Vollatmung die Eingeweide und dringt bis zum Beckenboden hinunter und über den Schultergürtel in die Nackenmuskulatur bis in den Kopf. Dabei wird die Leber, die mit dem Zwerchfell verbunden ist, am stärksten massiert, was einem Blutstau der Leber vorbeugt. Das, was wir in der chinesischen Medizin einen *Blutstau der Leber* nennen, entspricht in der westlichen Medizin der Symptomatik einer Rechtsherzinsuffizienz (Funktionsschwäche des Herzens).

Wir atmen um so tiefer, je mehr wir uns bewegen. Leiden wir unter einem Bewegungs- und Atmungsmangel, wird das Blut, besonders das aus den Beinen, nur unzureichend zur rechten Seite des Herzens transportiert. Dies führt zu einem Rückstau bis in die Leber und zu vielseitigen Symptomen: Herzinsuffizienz mit Atemnot, Ödeme der Lunge, des Gesichts und der Knöchel, schwaches Bindegewebe mit Anlagen zu Hämorrhoiden und Krampfadern, Leberschwellung mit druckempfindlichen Flanken und vieles mehr.

In Peking wurde in Forschungszentren die Wirkung von Tai Chi auf Herz-Kreislauf-Lungen-Erkrankungen sowie Alterserscheinungen wie Arteriosklerose mit Erfolg getestet. Die Untersuchungen ergaben, daß der Herzmuskel gestärkt wurde, die Beziehung zwischen Herz und Gefäßen sich harmonisierte, der Stoffwechsel sich verbesserte und die Lungenkapazität, Brustaktivität (bei Verknöcherung der Rippen-Brustbein-Knorpel) sowie die Lungenventilation (Austausch von O_2 und CO_2) gesteigert wurde.

So gilt Tai Chi als Prophylaxe bei chronischen Zivilisations- und Alterskrankheiten, was auf eine Veränderung des Stoffwechsels körpereigener Substanzen zurückzuführen ist. Noch gibt es zu diesem Thema wenige Untersuchungen, außer daß festgestellt wurde, daß ½ Stunde Üben den Cholesteringehalt im Blut erniedrigt und den Albumingehalt erhöht, so daß einer Arteriosklerose (Verkalkung der Blutgefäße) vorgebeugt werden kann.

Der 60jährige Chinese Chen Fu berichtete in einer Zeitung über die Wirkung von Tai Chi, die er während 3 Monaten des Übens erlebt hatte: *„Ich bin 60 und seit vielen Jahren krank. Ich hatte chronischen Bluthochdruck; er fiel auf Werte zwischen 110 und 180 und verursachte bei mir Kopfschmerzen, so daß mein Denken immer langsamer wurde. Außerdem hatte ich eine geschwollene Halswirbelsäule, was sich durch starke Schmerzen äußerte; auch das Urinieren war sehr schmerzhaft. Ich fühlte mich schnell altern. Nun nach 3 Monaten Tai Chi hat sich mein Blutdruck ohne Medikamente überraschend auf Werte zwischen 89 und 130 eingependelt. Meine Kopfschmerzen sind ver-*

schwunden; dafür hat sich meine Konzentration verbessert. Auch meine Schulter und mein Nacken sind frei beweglich. Mein ganzer Körper fühlt sich stärker und kräftiger an; sogar die Augen sehen besser. Ich hätte nicht gedacht, daß die Philosophie des Tai Chi so anwendbar ist, und freue mich auf die verbleibenden Jahre meines Lebens."

Innere und äußere Haltung im Tai Chi Chuan

Tai Chi Chuan ist eine aneinandergereihte Folge von Bewegungselementen, die – aus dem Chinesischen übersetzt – recht poetische Namen haben: „Das Wildpferd schüttelt die Mähne", „der Affe weicht zurück", „der Kranich hebt seine Schwingen". Aus den Namen wird ersichtlich, daß viele Tai-Chi-Bewegungen aus der Beobachtung von Tierbewegungen stammen.

Beobachten Sie einmal das Spiel junger Katzen: Sie pirschen vorsichtig und aufmerksam, schieben langsam und leise Fuß für Fuß vor, halten inne und zentrieren sich, bevor sie ihre Kräfte konzentrierend im Sprung aufgeben und sich auf den gegnerischen Spielkamerad stürzen, der die anstürmende Kraft genauso weich aufnimmt und sich abrollen läßt.

Obwohl eine Katze durch ihre Wachsamkeit „100 PS" zu mobilisieren scheint, verspannt sie sich nicht und behält trotz aller Kraft ihre weiche Geschmeidigkeit und ihre Zentriertheit, so daß sie sogar von einem Baum fallend und sich drehend sicher auf ihre 4 Füße zu stehen kommt.

Die Beobachtung der Tiere, wie sie spielten, kämpften, sich bewegten, inspirierte Hua Tuo, den ersten Chirurgen der Weltgeschichte, eine heilgymnastische Übungsfolge zu schaffen, die er das „Spiel der fünf Tiere" nannte. Entsprechend der Charaktere der 5 Elemente ordnete er dem behäbigen Bären das Erdelement zu, dem eleganten und anmutigen Kranich das Metallelement, dem geschmeidigen und weichen Affen das Wasserelement, dem kraftvollen Tiger das Holzelement und dem dynamischen Hirsch das Feuerelement.

Hua Tuo war einer der ersten, der erkannte, daß Bewegung ein wichtiger Aspekt ist, den Körper ausgleichend zu kräftigen.

Die Übungen, die Hua Tuo schuf, bilden einerseits die Grundlage der heutigen Gymnastik, deren Ziel es ist, die Bedingungen des Arbeits- und Alltagslebens auszugleichen, andererseits die Grundlage für eine neuartige Form heilgymnastischer Atem- und Bewegungsübung, dem Chi Kung (hochchinesich: Qigong „Arbeit mit der Vitalkraft Qi"), die das bewußte Erleben von Atmung, Bewegung, Haltung und Verhalten im übenden Umgang ermöglicht.

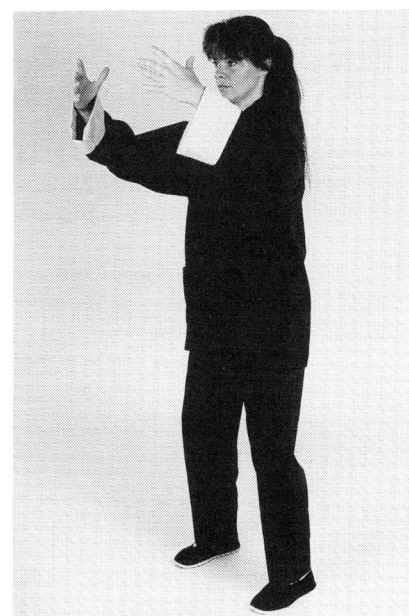 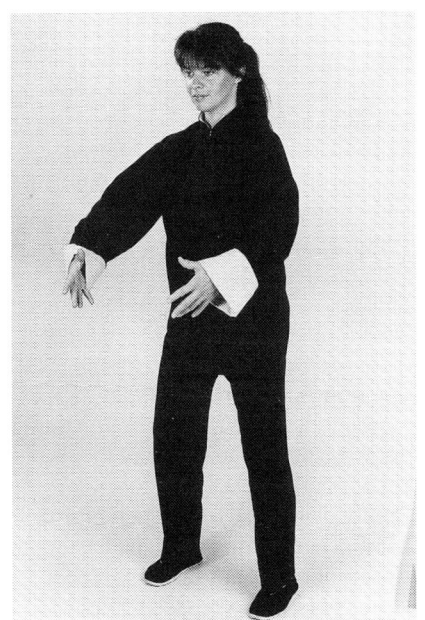

Die beiden Fotos zeigen die Grundhaltung im Chi Kung: links das Yang Chi Kung mit den Händen oben, rechts das Yin Chi Kung mit den Händen kreisrund vor dem Bauch.

Diese Haltung ähnelt der eines Kleinkinds, das zu laufen beginnt; die Arme und Beine halten einen unsichtbaren Ball, das Becken ist gekippt, die Beine sind gebeugt, die Wirbelsäule ist aufgerichtet, die Muskulatur bleibt entspannt. Während des Stehens für einige Minuten konzentriert man sich auf die gleichmäßige tiefe Atmung, damit das Qi belebt wird. Denn *„die innere Energie (Qi) wurzelt in den Füßen, entwickelt sich in den Beinen, wird in der Hüfte gelenkt und wirkt durch die Finger"* heißt es nach Chang San-Feng, einem taoistischen Mönch, der im 12. Jahrhundert n. Chr. lebte und auch als einer der Begründer des Tai Chi gilt.

Während des Übens dieser Haltungen bemerkt man mögliche Verspannungen, die durch die ungewohnte Belastung nichtgeübter Muskeln herrühren. Dies sind Zeichen von muskulären Ungleichgewichten, die aus einer allgemeinen Fehlhaltung resultieren.

Wie sehr wir in unseren Haltungs-, Bewegungs- und Verhaltensweisen bestimmten erlernten Mustern folgen, ohne sie zu hinterfragen, können Sie einmal selbst ausprobieren:

Falten Sie Ihre Hände, ehe Sie weiterlesen. Welcher Daumen liegt oben? Lösen Sie

Ihre Finger, und falten Sie die Hände erneut. Wenn zuvor der linke Daumen oben lag, nehmen Sie nun den rechten Daumen nach oben und verschränken die anderen Finger in gleicher Weise. Sicherlich spüren Sie den Unterschied; die ungewohnte Handhaltung erscheint geradezu unangenehm.

Wir besitzen viele ähnliche antrainierte und verfestigte Bewegungs- und Haltungsmuster, die uns vorkommen, als wären sie angeboren oder vererbt. Können Sie auch einen guten Bekannten auf größere Entfernung an der Art seines Ganges und seiner Haltung erkennen?

Jede innere Haltung wird an der äußeren Haltung sichtbar; die Art und Weise zu denken, zu handeln und fühlen spiegelt sich in der körperlichen Erscheinungsform wider. Umgekehrt entwickelt sich durch die äußeren „Ein-drücke" die Persönlichkeit des einzelnen.

Chi Kung und Tai Chi ermöglichen es den Übenden, Atmung, Körper und Bewegung durch wache Konzentration wahrzunehmen. Es ist ein stetiger Prozeß der Entdeckung, deren Ziel eine ganzheitliche (denken, fühlen, handeln) Harmonisierung der Körperkräfte ist.

Im Vergleich dazu ist eine herkömmliche Gymnastik (Liegestütze u. a.) eine mechanische Hauruckmethode, die bestenfalls Schweiß und Ermüdung verspricht. Beim Chi Kung und Tai Chi kann es eher sein, daß Sie die Übungsstunde erfrischt und geistig entspannt verlassen. Dies wirkt häufig weiter in die Alltagshandlungen hinein, so daß man eigene und fremde Empfindungen verschärft wahrnimmt.

Durch Tai Chi lernt man, Ungewohntes zu meistern, da ständig beide Körperseiten und beide Gehirnhälften trainiert werden. Das Resultat ist ein körperliches, geistiges und emotionales Gleichgewicht, geschaffen durch eine Verbindung aus Gymnastik und bewußter Körperwahrnehmung.

Die Körperstellung und ihre Wirkung

Schaut ein Betrachter beim Tai Chi zu, haben diese Bewegungen eine schwebende und tänzerische Anmut, da sie locker und leicht, wie Wolken am Himmel, ausgeführt werden; und doch erreichen sie bei aller Eleganz eine optimale Körperharmonie.

Die Beine stehen weder zu weit auseinander noch zu dicht beisammen; die Stellung ist schulterbreit. Dazu sagt Laotse in Vers 24 des Tao Te King: *„Wer sich auf die Zehen stellt, steht nicht fest. Wer die Beine spreizt, schreitet nicht fort. Wer sich erhebt, ragt nicht hervor"*.

Die Wirbelsäule wird nach oben und unten gestreckt; dies wird erleichtert, indem man die Beine sanft beugt, bis die Knie über den Zehen stehen. Die Hüfte kann nun kippen, so daß kein Hohlkreuz zu spüren ist, ohne die Bauch- und Kreuzmuskulatur anzuspannen; die Nackenmuskulatur wird leicht gestreckt.

Was bewirkt diese Stellung?

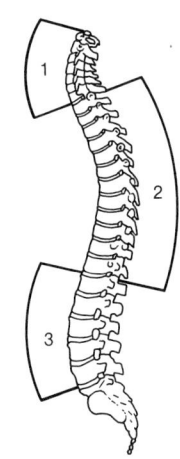

Die normale Krümmung der Wirbelsäule verläuft so, daß alle Zwischenwirbelscheiben und Wirbelkörperkanten gleichmäßig belastet werden. Nervenbahnen und Durchblutung sind dadurch frei. Durch das Tragen von hohen und harten Absätzen sowie durch eine Schwäche der Bauch- und Rückmuskulatur entsteht eine hohe Belastung und Einengung der hinteren Zwischenwirbelräume im Lendenbereich (3) und im oberen Brustwirbelsäulenbereich (1) (s. Abb.).

Durch die ständige Überlastung und Reizung kommt es zu einem vorzeitigen Verschleiß der Zwischenwirbelscheiben sowie zu einer Bildung von Knochenumbau an den Wirbelkörperkanten. Viele Beschwerden im Bereich des Schultergürtels, des Kopfes sowie der Lendenwirbelsäule sind die Folge falscher Wirbelsäulenstatik, bedingt durch unnatürliches Gehen und Stehen.

Das Kippen der Hüfte, indem das Steißbein in Richtung Boden gezogen wird, bewirkt eine Vergrößerung der hinteren Wirbelkörperkantenabstände in den Bereichen, in denen die meisten Schmerzen ihre Ursache haben. Dabei ist es nicht notwendig, die Lendenregion von innen herauszudrücken, was auch zu einer Kompression der Zwischenwirbelscheiben führen kann.

Ein weiterer wesentlicher Vorteil der gestreckten Wirbelsäule ist die Verteilung der Druckwelle beim Atemvorgang. Sollte die Lendenwirbelsäule zu stark gekrümmt sein, ragt sie zu weit in den Bauchraum hinein und drängt die Organe nach vorne unten. Das Gefäßsystem wird aus seiner natürlichen Lage verdrängt. Die Atembewegung kann sich nur bei möglichst gerader Lendenwirbelsäule gleichmäßig auf den Beckenboden, die Beckenorgane und Bauchdecke verteilen. Diese veränderte Haltung löst das Zwerchfell, so daß die Atmung die obere und untere Körperhälfte miteinander verbindet; es entsteht eine vertiefte Bauchatmung.

Bei den meisten Menschen ist die Atmung ein willkürlicher, nicht regulierbarer Prozeß, der leicht von psychischen Reaktionen beeinflußt wird. Angst läßt unseren „Atem stocken" oder „schnürt die Kehle zu"; so manche Sorge liegt wie ein „Stein auf der Brust" und macht das „Luftholen" schwer. Bei Nervosität, falscher Sitzhaltung oder Übergewicht fängt man an, oberflächlich und kurz zu atmen.

Im Tai Chi lernt man wieder, tief und gleichmäßig zu atmen, so daß sich das Zwerchfell durch bewußtes Atmen entspannt. Der Atemraum vergrößert sich, und die Weitung von Brust und Bauch schafft neuen Raum für Lebensfreude.

Die Geschichte des Tai Chi Chuan

Am Ende der Ming-Dynastie (Anfang des 17. Jahrhunderts) hatte die Gegend um Henan, eine Provinz in Zentralchina, sehr unter den Feldzügen der Mandschuren zu leiden. Immer mehr Bauern erhoben sich in Aufständen und suchten nach neuen Wegen der waffenlosen Selbstverteidigung; eine neue Form des Boxens entstand (Chuan = Faust). Kämpfte man bis dahin mit harten Schlägen und schnellen Bewegungen, versuchte man nun, die Prinzipien der chinesischen Philosophie einzubauen.

So heißt es in Vers 58 bei Laotse: *„Nichts in der Welt ist weicher und schwächer als Wasser, und doch nichts, was Hartes und Starkes angreift, mag es zu übertreffen. Schwaches überwindet das Starke, Weiches überwindet das Harte. Keinem in der Welt ist es unbekannt, aber keiner vermag es zu üben.“*

Diese philosophischen Weisheiten, das Harte durch Weiches zu überwinden oder oben und unten, innen und außen zu verbinden oder eine Wucht von 1000 Tonnen durch die Kraft einer Unze zu überwinden, war der Versuch, Kraft und Geschmeidigkeit harmonisch miteinander in einem rhythmischen Fluß von Bewegungen zu koordinieren.

Das Tai Chi gleicht einem endlosen Fließen vieler aufeinanderfolgender Wellen, die ihre Kraft im Zentrum, im Meer des Qi (chin. Qi Hai, eine Zone 3 cm unter dem Bauchnabel), schöpfen und ins Unendliche hinausfließen; eine unendliche Folge von Yin- und Yang-Bewegungen. Dabei bedeutet eine Yin-Bewegung, daß die Bewegung zurückweicht und die Arme sich nach unten und innen bewegen; eine Yang-Bewegung, daß der Körper sich nach vorne schiebt und die Arme nach oben und außen expandieren.

Tai Chi Chuan war lange Zeit auch als das Boxen der 13 Formen bekannt; da es aus 8 Grundtechniken für die Arme und 5 Grundbewegungen besteht.

Die 5 Grundbewegungen sind Vorgehen, Zurückgehen, nach links und nach rechts Blicken und das Zentrieren des stabilen Gleichgewichts; sie sind den 5 Elementen Holz, Feuer, Erde, Metall und Wasser zugeordnet.

Die 8 Grundtechniken, Abwehren (Peng), Zurückweichen (Lu), Drücken (Chi), Stoßen (An), Ziehen (Tsai), Trennen (Lieh), Ellbogenstoß (Chou) und Schulterstoß (Kao), repräsentieren die 4 Himmelsrichtungen sowie Südwest, Nordost, Nordwest, Südost und symbolisieren das Pa Kua (die 8 Trigramme) nach dem Orakelbuch „I Ging“.

Das Üben der 4 Grundtechniken

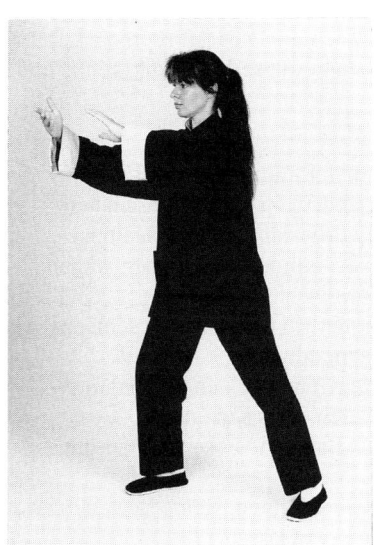

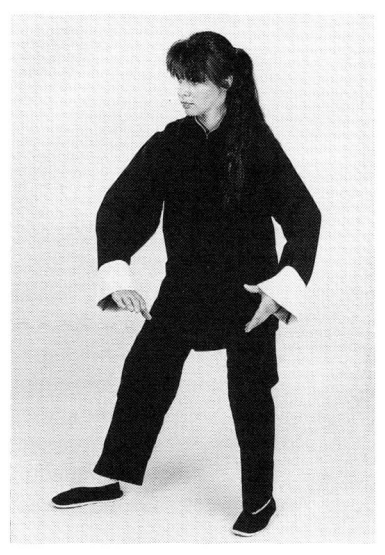

Grundtechnik 1:
Peng (Abwehr nach vorne oben)

Grundtechnik 2:   Lu (sich drehen
und nach unten ziehen)

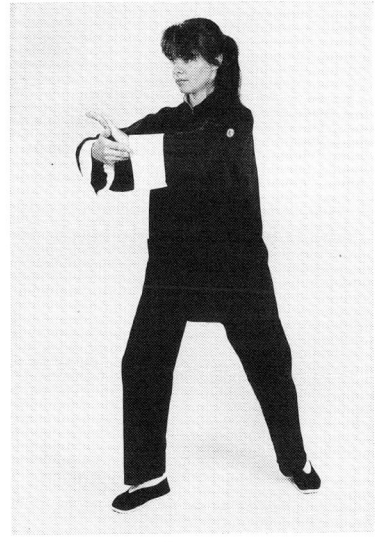

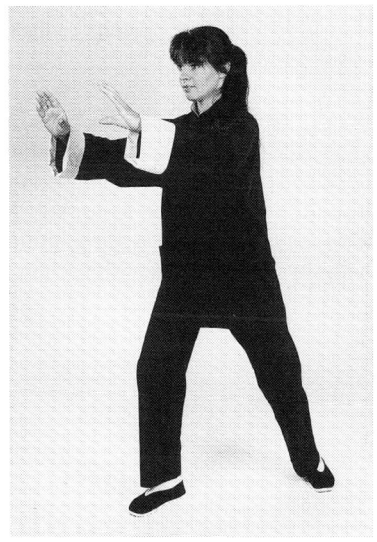

Grundtechnik 3: Chi (drücken)

Grundtechnik 4: An (stoßen)

Es ist nicht so wichtig, welchen Tai-Chi-Stil man sich ausgewählt hat, solange man das Tai Chi nicht wie ein Schauspieler nachspielt, sondern sich bemüht, sein eigenes Tai Chi bewußt zu erleben und in ihm weiter zu wachsen. Dies erfordert ein Lernen mit einer bewußten Wahrnehmung der Bewegung; diese Methodik nennt man Xinfa.

1. Still	Die Konzentration liegt auf der unmittelbaren Bewegung, auf Atmung; Nebengedanken sind auszuschalten.	
2. Aufrecht	Entwickle ein Gefühl, als würde der Kopf durch eine goldene Schnur gehalten; der Körper folgt deinen Augen und die Augen deinem Bewußtsein.	
3. Locker	Versuche, innerlich und äußerlich entspannt zu sein, um den Fluß von Blut und Qi anzuregen.	
4. Gleichmäßig	Die Bewegungen folgen dem Yin und Yang ohne Unterbrechung wie der Seidenfaden eines Kokons.	
5. Rund	Die Arme sind rund wie ein Ball ohne Ecken, Vorsprünge und Eindellungen.	
6. Ausgewogen	Große Bewegungen nicht überdehnen, kleine Bewegungen nicht zusammenschrumpfen lassen.	
7. Stabil	Die Beine stehen nie doppelgewichtig; ein ständiges Wechseln zwischen leer und fest.	
8. Sinken	Äußerlich stabil und gefestigt, innerlich flexibel und geschmeidig, so sinkt das Qi ins Tantian.	

Beachtet man diese 8 Punkte beim Üben, beginnt der Lernende in das Wesen des Tai Chi vorzudringen. Diese Lernmethodik wurde von Tai-Chi-Meistern für ihre Schüler entwickelt. Während des Übens richtet man seine Aufmerksamkeit und Konzentration auf einen der 8 Punkte. Mit der Zeit verschmelzen Körperbewegung, Atmung und geistige Wahrnehmung zu einer meditativen Bewegungstechnik, die heilsam auf den ganzen Menschen wirkt.

---

* Wenn Sie mehr über Tai Chi erfahren möchten, empfehlen wir den Ratgeber „Tai Chi für Anfänger – Illustrierte Einführung in die chinesische Bewegungsmeditation" von Thomas Methfessel, ebenfalls erschienen im Jopp-Verlag, Wiesbaden, ISBN 3-926955-23-6.

Magische Bälle –
das Geheimnis der chinesischen Gesundheitskugeln

Neben den weltweit bekannten traditionellen chinesischen Bewegungskünsten (Tai Chi Chuan) und Atemübungen (Qi Gong) gibt es seit vielen Jahrhunderten Kugeln, die massierend in den Händen gerollt werden. Ursprünglich handelte es sich dabei um große Walnüsse, inzwischen werden die Kugeln jedoch aus verschiedenen Materialien, wie Stein, Jade, Metall, Marmor oder schwerem Holz, hergestellt. Seit dem 12. Jahrhundert wurden in China Metallkugeln für Spiele und Wettkämpfe gegossen. Man höhlte sie später aus, baute eine Blechfeder und ein 2. Kügelchen ein, so daß sie zwei herrliche Glockentöne hervorbrachten. So entstanden 2 gleich große Metallkugeln (durchschnittlich etwa 5 cm Durchmesser) mit einem hellen und einem dunklen Ton, die entsprechend der taoistischen Philosophie dem weiblichen Prinzip Yin und dem männlichen Prinzip Yang zugeordnet wurden.

Ob sie nun als Glücksbringer, Geschenk, magische Kugeln oder als Handschmeichler benutzt werden, sie gelten noch heute als ein Bestandteil der chinesischen Gesundheitsfürsorge. Die Erfahrung, daß die Kugeln die geistige Konzentrationskraft, die Durchblutung und die Fingergeschmeidigkeit trainieren, wurde zunächst mündlich überliefert und später von Ärzten bestätigt.

Es gibt sehr spektakuläre Berichte über die Heilwirkung der „Qi-Gong"-Kugeln, wie sie auch manchmal genannt werden; denn viele Menschen, die die altchinesischen Atem- und Gesundheitsübungen betreiben, verwendeten die Metallkugeln auch für die Massage wichtiger Akupunkturpunkte der Hände.

Heute werden sie ganz gezielt bei der Therapie mancher Krankheiten eingesetzt. So zeigten sich positive Resultate bei zu hohem und zu niedrigem Blutdruck, was auf eine vermehrte Durchblutung und eine Beeinflussung des Gefäßdrucks schließen läßt. Entsprechend verschwinden auch Symptome, die zum Bild des Bluthochdrucks gehören, wie Schwindel, Kopfschmerz und nächtliche Schlafstörungen.

Da auch eine Zunahme der Muskulatur und der Druckkraft der Hände beobachtet werden konnten, können die Gesundheitskugeln gerade bei Folgeerkrankungen der Durchblutungsstörungen (Taubheitsgefühl bis hin zu Lähmungserscheinungen und Zittern) angewendet werden. Auch rheumatische Beschwerden, Entzündungen von Geweben, Schulter-Arm-Syndrome und neurologische Ausfälle werden gelindert; dies sind Krankheitsbilder, die in der chinesischen Diagnostik wegen ihres beweglichen, unruhigen und wechselhaften Charakters als „Windkrankheiten" bezeichnet werden.

Nach der traditionellen chinesischen Medizintheorie wird die Zirkulation von Qi (Energie, Wärme) und Xue (Blut) in den Meridianen angeregt, indem die Metallkugeln, die sich durch die Reibung aufladen, die Akupunkturfläche der Handinnenseite und die Reflexzonen der Hand massieren. Dabei werden besonders die 3 Yin-Meridiane der Handinnenfläche gereizt und aktiviert. Diese 3 Meridiane stehen mit den Funktionskreisen des Herzens und der Lunge in direkter Verbindung; sie aktivieren das Herz, welches das Blut in den gesamten Körperkreislauf verteilt. Sie regen die Atemfunktion und dadurch auch den Stoffwechsel und Kreislauf an. Es zeigt sich auch ein Einfluß auf das Bewußtsein (Shen), das sich in der Kraft der Konzentration und im Gedächtnis äußert. Durch die Aktivität des Verstandes und die Anregung des Herz-Kreislauf-Systems ergibt dies einen positiven Effekt auf die Nachtruhe und die Schlafqualität.

Die Kugeln können auch sehr gut für die Massage der Füße und der Körpermeridiane verwendet werden; denn im Zentrum der Handinnenflächen und der Fußunterseiten liegen 4 stark wirkende Akupunkturpunkte, die das Yin und Yang des Körpers stärken. Die Stelle unter dem Fußballen heißt *Yongquan* (der Ort der sprudelnden Quelle) und gehört zu den Quellpunkten, d. h., hier entspringt die Yin-Energie, die eine Verbindung zwischen Mensch und Erde herstellt. Der Punkt *Laogong* (der Arbeitsplatz) stellt dagegen den Austrittspunkt der Yang-Energie und den Vereinigungspunkt mit den kosmischen Kräften dar. Diese beiden Punkte sind für die Akupunkturbehandlung oft zu schmerzhaft, daher ist es angenehmer, die Massage durch die Behandlung mit den Kugeln durchzuführen.

Neben dem Schema der Akupunkturpunkte sind auch die Handinnenflächen (siehe Abb. rechts) und die Fußsohlen Reflexzonen für die Organe und Gewebestrukturen, die teilweise mit den Arealen der Akupunktur übereinstimmen.

Eine andere Überlegung der Chinesen war es, die elektrostatischen Kräfte, die beim Drehen der Kugeln entstehen, zu erhöhen. In China ist der Einfluß des Mondes auf das Magnetfeld der Erde seit langem bekannt; dies zeigt sich alle 6 Stunden, wenn die Gezeiten das Wasser der Meere ansteigen und abfließen lassen. In gleicher Weise wird auch der Biorhythmus des Menschen durch Voll- und Neumond beeinflußt; durch ihren Wechsel wird der Blutkreislauf angeregt bzw. geschwächt. Empfindsame Personen mit einem Überschuß an Yang, d. h. mit einer hyperaktiven Konstitution, können bei Vollmond schlecht einschlafen, da das Blut im oberen Körperbereich zu schnell bewegt wird. In der chinesischen Diagnostik spricht man hier von einer Yang-Fülle des Herzens.

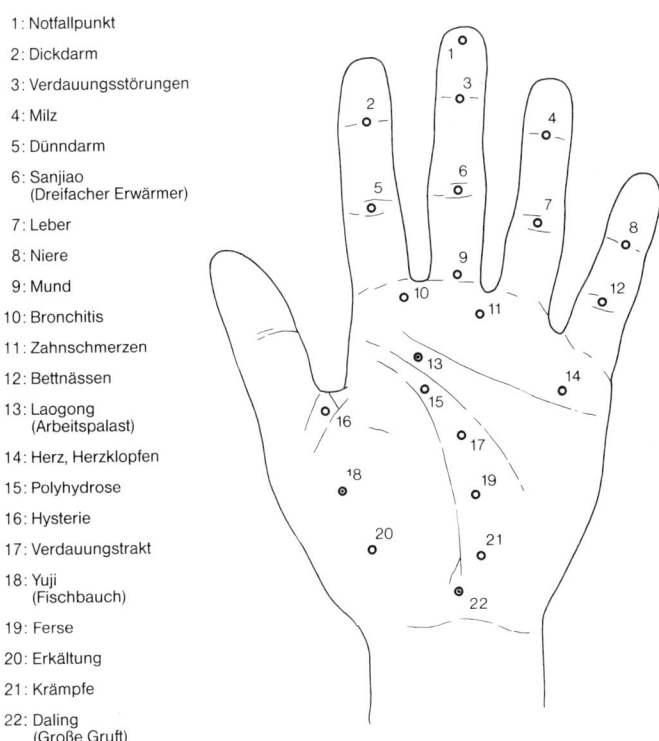

1: Notfallpunkt

2: Dickdarm

3: Verdauungsstörungen

4: Milz

5: Dünndarm

6: Sanjiao
(Dreifacher Erwärmer)

7: Leber

8: Niere

9: Mund

10: Bronchitis

11: Zahnschmerzen

12: Bettnässen

13: Laogong
(Arbeitspalast)

14: Herz, Herzklopfen

15: Polyhydrose

16: Hysterie

17: Verdauungstrakt

18: Yuji
(Fischbauch)

19: Ferse

20: Erkältung

21: Krämpfe

22: Daling
(Große Gruft)

Wir dürfen nicht vergessen, daß der Mensch aus einer Vielzahl von Atomen und Molekülen besteht, die als Zellen ein großes elektromagnetisches Kraftfeld darstellen. Die Zelle ist Masse (Yin), Energie (Yang) und Wellenfunktion (Qi) zugleich, wodurch der Körper zu einem biodynamischen Geschehen wird.

Das Qi ist die Funktion sämtlicher vitaler Reaktionen, die daran beteiligt sind, Stoffwechselvorgänge im Organismus aufrechtzuerhalten. Jede Funktion einer Struktur bedeutet, daß in ihr Leben und Qi enthalten sind, wenn Yin und Yang harmonisch ineinanderfließen.

So wie Heraklit sagte „Alles fließt", bedeutet der Fluß der Vitalenergie die Verknüpfung einer jeden Zelle mit den Kräften des Universums. Alle Kräfte des Makrokosmos spiegeln sich im funktionalen Geschehen einer Zelle, dem Mikrokosmos, wider.

Der Mensch besteht zu etwa 70 % aus Flüssigkeiten, wie Blut, Wasser und Zellplasma; dadurch unterliegt er stark den elektromagnetischen Kräften.

So war es nicht verwunderlich, daß Wissenschaftler zum Magnetismus griffen, um

Schmerzzustände, die sich als Störungen des Schwingungsgleichgewichts bemerkbar machten, abzubauen. Dies funktioniert, da die Oberflächenspannung der Zellen durch die Magnete verringert wird, so daß sich ein schmerzerzeugender Flüssigkeitsstau im Gewebe auflösen kann. Auch der Blutfluß wird durch die Magnete beeinflußt, denn der Blutfarbstoff Hämoglobin besitzt aufgrund seines Eisens als Sauerstoffträger eine magnetische Eigenschaft.

Wegen dieser Wirkung lag es nahe, die metallenen Gesundheitskugeln zu magnetisieren und ihre Feldstärke auf über 100 Gauß zu steigern, um eine starke Heilwirkung bei Neuralgien und Sensibilitätsstörungen (besonders im Bereich der Arme) zu erzielen.

Die Kugeln, die wir im Handel erhalten, sind meist normale Stahlkugeln in je nach Handfläche verschiedenen Größen (40 – 55 mm Durchmesser) und je nach Material unterschiedlichem Gewicht (250 – 500 Gramm).

Wie übt man mit den Kugeln?

Dem Spiel und Üben mit den Gesundheitskugeln ist zeitlich keine Grenze gesetzt. Zunächst muß der Übende versuchen, die beiden glitschigen Kugeln in der Hand zu halten. Dazu ist es notwendig, die Finger erst einmal zu erwärmen, indem sie fest in die Handinnenfläche gedrückt werden, was die Handdruckkraft nach einiger Zeit wesentlich verstärkt.

Nachdem die Finger erwärmt wurden und damit besser durchblutet sind, versucht man, die Kugeln abwechselnd in der linken und rechten Hand kreisen zu lassen. Da die Kugeln leicht aus der Hand rutschen können, ist es vorteilhaft, am Anfang auf einer weichen Unterlage zu üben.

Das Tempo beim Drehen der Kugeln kann verlangsamt und beschleunigt werden, doch ist es wichtig, Schwung und Berührung der Kugeln zu verringern, bis sie sicher und kontaktlos zwischen den Fingern gleiten können. Nach genügendem Training sollten 1 – 2 Fingerbreiten Platz zwischen beiden Kugeln sein. Je länger und ausdauernder man übt, desto kräftiger werden die Unterarmmuskeln rhythmisch angespannt und gekräftigt.

Beim Üben sollte auch die Drehrichtung der Kugeln öfter gewechselt werden (mit und gegen den Uhrzeigersinn).

Der Rechtshänder wird meist in der rechten Hand üben, sollte aber auch versuchen, die linke Hand zu schulen, damit die entsprechend gegenüberliegende Gehirnhälfte über die Nervenverbindungen angesprochen wird. Dies erhöht die Kapazität des Gehirns und schult das Gleichgewicht sowie die Reflexe, so daß man im Alltag viele Tätigkeiten sicher mit beiden Händen ausüben kann. Die Leistungskraft der Hände wird deutlich erhöht, wie chinesische Volleyball- und Tischtennisspieler berichten.

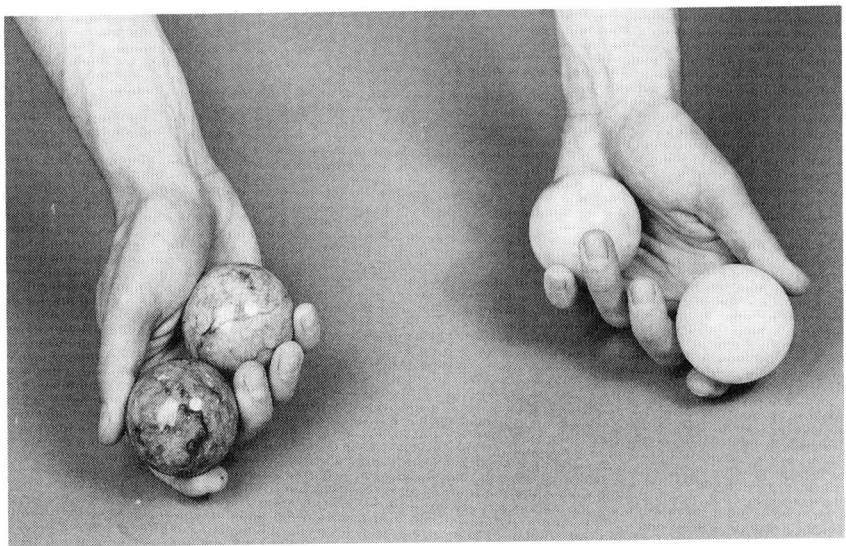

Drehen der Kugeln

Nachdem man das Reibungs- und das kontaktlose Drehen beherrscht, kann man versuchen, gleichzeitig 3 kleinere Kugeln rotieren zu lassen oder 2 Kugeln in jeder Hand zu bewegen. Mit den verschiedenen Bewegungsrichtungen sind eine Menge Kombinationen möglich, je nachdem, wie der Übende seine Geschicklichkeit beanspruchen will.

Eine weitere Möglichkeit ist es, mit den Kugeln entlang der Meridiane zu massieren oder speziell die Füße, was eine wohltuende und entspannende Wirkung auf den Gesamtorganismus hat und die Beine belebt und erfrischt. Auf diese einfache Weise ist es möglich, körperlich und geistig fit zu bleiben.

Meditation – eine Behandlungsmethode?

Der Begriff Meditation beschreibt einen Zustand von Ausgeglichenheit und Harmonie. Die Techniken, die zu innerer Ausgeglichenheit führen, sind geistige Methoden der Konzentration und Kontemplation (geführte Selbstbetrachtung) sowie das Achten auf Atem- und Körperbewegungen.

Früher galt Meditation als Form einer privaten Andacht, in der die Menschen sich in tiefer Konzentration und forcierter Disziplin in ein religiöses Thema versenkten; diese Anschauung hat sich geändert. Da der Begriff der Meditation recht abgegriffen ist, spricht man heute von Körperbewußtsein oder Wahrnehmung.

Die verschiedenen Übungswege sind vielseitig, doch versuchen sie, den Menschen, ob im Sitzen, Stehen oder Liegen, bei der Arbeit oder in abgeschlossener Stille, in sanfter Aufmerksamkeit zu geistiger Klarheit zu führen.

Die Meditationsformen des Orients wurden zwar im Westen übernommen, jedoch an die Bedürfnisse des westlichen Menschen (z. B. das Problem der Ruhelosigkeit des westlichen Verstandes) angepaßt.

Welche Attribute sind mit dem Erlangen „geistiger Klarheit" verbunden?

Die taoistischen Chinesen nannten ihren geistigen Urprung „Shen" und bezeichneten damit ein Bewußtsein, welches wächst und lernt und die Führung über den Körper und das Leben übernimmt. Sie verstanden, daß der Mensch einerseits durch Reflexe und Triebe, andererseits durch Gefühle und Erlebnisse in seinen Taten und Einsichten beeinflußt wird. Die einzelnen Einflußfaktoren, die auf das Bewußtsein und die Moral einwirken, sind sehr zahlreich und äußern sich im Verhalten, Denken und in den Gemütsbewegungen.

Wie oft werden wir von Mechanismen, z. B. durch Werbung, gelenkt oder geraten durch bestimmte Verhaltensweisen anderer in Wut, Sorge, Freude, Trauer oder Angst.

Im Kapitel über die inneren psychischen Faktoren wurde ausführlich beschrieben, wie schnell die Funktion eines Organs durch Emotionen geschwächt wird. In gleicher Weise, wie Krankheiten durch Stimmungen erzeugt werden, können Krankheitszustände mit Hilfe der Verstandeskraft auch geheilt werden.

Ein gesunder Geist gestaltet mit viel Optimismus sein Leben; da er lernt, mit Gefühlen umzugehen und sie als ein Kommunikationsspiel zu betrachten, erlangt er die Fähigkeit, Dinge zu verstehen, Erfahrungen miteinander zu verknüpfen, die zu innerer und äußerer Klarheit über den Sinn von Leben und das Wesen des Menschen führen.

Ein chinesisches Sprichwort formuliert dies so: *„Menschen, die zufrieden sind mit dem, was sie haben, auch wenn sie arm sind, sind glücklich; Menschen, die nicht zufrieden sind mit dem, was sie haben, auch wenn sie reich sind, sind unglücklich."*

Wahres Glück äußert sich in Zufriedenheit, die man nur erlernt, wenn man sich täglich eine Stunde Zeit für eine Selbstbetrachtung nimmt, um sich Gefühle, Gedanken, Träume und Lebensrhythmen bewußt zu machen.

Der Feinkörper

Dies ist die Bezeichnung für den energetischen Körperaspekt, mit dem man während einer „Sitzpraxis" (Meditation im Sitzen) arbeitet. Im einzelnen handelt es sich

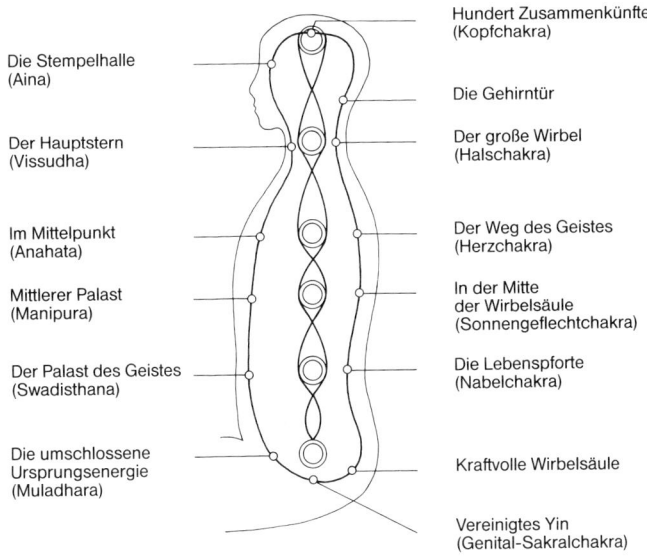

Die Stempelhalle
(Aina)

Der Hauptstern
(Vissudha)

Im Mittelpunkt
(Anahata)

Mittlerer Palast
(Manipura)

Der Palast des Geistes
(Swadisthana)

Die umschlossene
Ursprungsenergie
(Muladhara)

Hundert Zusammenkünfte
(Kopfchakra)

Die Gehirntür

Der große Wirbel
(Halschakra)

Der Weg des Geistes
(Herzchakra)

In der Mitte
der Wirbelsäule
(Sonnengeflechtchakra)

Die Lebenspforte
(Nabelchakra)

Kraftvolle Wirbelsäule

Vereinigtes Yin
(Genital-Sakralchakra)

Der Feinkörper

um die beiden Hauptmeridiane, den Ren-Mai und Du-Mai, die den Körper in 2 Achsen umkreisen und auf denen wichtige Akupunkturpunkte liegen bzw. empfindliche Areale, die man im indischen Yogasystem auch Chakren nennt. Die Beschriftungen links und rechts der beiden Hauptmeridiane sind die Übersetzungen ihrer wichtigsten Akupunkturpunkte, die Bezeichnungen in Klammern die Namen für die Chakren (in sanskrit und deutsch).

Die Arbeit mit dem Feinkörper, wie die Taoisten ihn sahen, hat sehr viel gemeinsam mit dem funktionalen Geschehen des Dreifachen Erwärmers. Es handelt sich dabei um 3 Brennräume im Körper, die zwar kein Organ darstellen, sondern eine Stätte, wo Energien verstoffwechselt werden. Im oberen Erwärmer wird die Atemluft ausgetauscht, im mittleren Erwärmer die Energie der Nahrungsmittel aufgenommen und im unteren Erwärmer die Urkräfte Yuan und Jing Qi bewahrt.

Alle 3 Erwärmer produzieren Qi, die Lebenskraft, die nun mit Hilfe der Atemregulierung im Becken gesammelt wird, um durch die beiden Energiebahnen zu steigen. Die beiden Meridiane oder Chakren, die mit allen Organen verbunden sind, werden allmählich durch die kreisende Wärme geöffnet, bis sich der ganze Körper erwärmt und von Wohlbefinden erfüllt wird. Es entsteht ein Energiekreislauf, der mit einer Yin-Natur an der vorderen Seite nach unten fließt und mit einer aufsteigenden hinteren Seite, die eine Yang-Natur hat. Sind beide Bahnen geschlossen, so daß ein Kreislauf entsteht, der letztendlich nur mit Hilfe der Gedankenkraft gesteuert wird, erlangt man ein physisches, psychisches und emotionales Gleichgewicht.

Erholsamer Schlaf

Ein Schlüssel zu langem Leben

Ist Schlafen Yin oder Yang? – Schlafen ist ein passiver Erholungsvorgang, bei dem der Körper während der Nachtruhe neue Kräfte schöpft und damit das Yin des Körpers aufbaut. Während der Mensch schläft, verrichtet der Stoffwechsel ein Minimum an Arbeit und Atmung, Herz und Kreislauf kommen zur Ruhe. Nicht nur sämtliche Organe und Muskeln vermögen sich zu erholen, auch der Verstand nimmt keine neuen Eindrücke mehr über die Augen auf und kann das Erlernte in Träumen verarbeiten und einordnen.

In der chinesischen Medizin betrachtet man das Schließen der Augen als einen wichtigen Vorgang, bei dem das Wei Qi (die Abwehrkräfte) nach innen, zu den Organen sinken kann. Tagsüber zirkuliert das Wei Qi an der Körperoberfläche unter der Haut und hat die Aufgabe, die Poren der Haut zu öffnen oder zu schließen, um so den Körper optimal auf bioklimatische Einflüsse einzustellen. Nachts sinkt es in tiefere Körperschichten, hält aber den Körper trotz Schlafs in einem gewissen Alarmzustand. Sind Sie schon einmal während des Schlafs aus dem Bett gefallen? Bestimmt nicht, wenn Ihr Wei Qi stark genug war (s. Seite 40).

Wir verbringen etwa ein Drittel des Lebens schlafend mit dem Kopf auf unserem Bettkissen. Schlafen und Essen sind zwei wichtige Schlüssel, die Gesundheit zu erhalten. Beide nähren die Essenz, das Fundament (Yin) des Körpers, damit er für den Tag genügend kreative Kräfte (Yang) zur Verfügung hat. Es gibt viele Faktoren, die die Qualität des Lebens beeinflussen. Guter Schlaf ist einer davon.

In China konnte ich beobachten, daß viele Ärzte in ihren Rezepturen Kräuter aufführten, die für Schlaflosigkeit angezeigt waren, auch wenn der Patient nicht an Schlafstörungen litt. Auf mein Nachfragen antworteten sie, daß ein Patient, der gut, ruhig und ohne Unterbrechung schläft, psychisch ausgeglichener ist, so daß er an einer Umstellung der Ernährung oder Veränderung belastender Lebensgewohnheiten aktiv mitarbeiten kann. Nur ein durch Schlaf ausgeglichener Mensch kann sein

Denken und Handeln positiv ausrichten und damit die Erfolgsaussichten einer Therapie – sei sie mit Kräutern, Medikamenten oder Akupunktur – vergrößern.

Wie kann man einen guten Schlaf fördern?

Basierend auf der Theorie, daß der Mensch mit den Kräften des Himmels in Verbindung steht, sagt die traditionelle chinesische Heilkunde, daß er sein Leben an die Gesetze des Makrokosmos anpassen solle, z. B. an die Rhythmen von Tages- und Jahreszeiten.

Grundsätzlich gilt, möglichst regelmäßig um die gleiche Zeit – angepaßt an die jeweilige Jahreszeit – aufzustehen und ins Bett zu gehen. Im Frühjahr und Sommer sind die Tageszeiten am längsten, und Tier und Mensch benötigen weniger Schlaf, im Gegensatz zu Herbst und Winter, der Yin-Phase des Jahres, wo der Mensch mehr Ruhe und Schlaf benötigt.

Landleute leben in dieser Hinsicht gesünder, während Städter manchmal durch die lockenden Angebote des Nachtlebens die Nacht zum Tage machen. Dazu äußert der deutsche Volksmund: *„Frühe nieder, frühe auf, längert deinen Lebenslauf".*

Die Schlafzeiten variieren mit dem Lebensalter, doch gelten 8 Stunden Schlaf durchschnittlich als ausreichend. Während Babys unter 1 Jahr noch 14 – 18 Stunden Schlaf benötigen, Kinder zwischen 7 und 14 Jahren etwa 10 Stunden brauchen, verringert sich die Schlafzeit ab dem 60. Lebensjahr auf 6 – 8 Stunden.

Es gibt viele Faktoren, die auf die Schlafdauer einwirken können: Körpertemperatur, Kondition, Intensität der Arbeit, Ernährung, Taijiquan und Sport, so daß jeder für sich erspüren muß, wieviel Schlaf man benötigt. Wenn die Gesundheit nicht optimal ist, schläft man länger als üblich.

Schlafstörungen gehören nach der chinesischen Medizin zum Funktionskreis Herz/Kreislauf. Eine Über- oder Unterfunktion führt zu einem energetischen Ungleichgewicht und äußert sich unter anderen Symptomen in Schlaflosigkeit oder Schlafstörungen mit Alpträumen.

Ein „Fülle-Typ", das ist jemand, der organische Überfunktionen hat, mit Neigung zu Herzrasen und Bluthochdruck, wird schlecht einschlafen können, wohingegen ein „Leere-Typ", jemand, der eine Blutschwäche besitzt mit Neigung zu Blässe und Anämie, eher zu Durchschlafstörungen neigen wird (s. Kap. Diagnose).

Die Umgebung zum Schlafen

Ein Raum, der tagsüber nicht gelüftet wird und in den die Sonne nicht scheint, hat wenig Qi. Frische Luft und viel Sauerstoff, auch während der Nacht, garantieren einen guten Schlaf.

In den Städten kann Schlafen zur Qual werden; die Luft ist stickig, voller Kohlendioxid (CO_2), starke Laternen erhellen die Räume, und bis spät in die Nacht lärmen Autos auf den Straßen. Solche Bedingungen führen zu Alpträumen, Kopfschmerzen, Schwindel und Schwäche am Morgen.

Wenn man während der Nacht das Fenster geöffnet hat, sollte man darauf achten, daß die frische Brise den Schlafenden nicht direkt ins Gesicht weht; denn sie ist kälter als die Raumtemperatur und kann leicht zur „Windkrankheit", hier Halsschmerzen und Erkältung, führen.

Schlafposition

Wenige Menschen achten darauf, auf welcher Seite sie im Bett liegen und schlafen. Schläft man auf dem Bauch, werden Magen und Brust gepreßt, was die Atmung behindert. Schläft man auf der linken Seite, wird das Herz gedrückt, was zu Alpträumen führen kann. Einige Menschen liegen auf dem Rücken mit verschränkten Händen auf der Brust; diese Position überdehnt die Bauch- und Hüftmuskeln, was ein Hohlkreuz bewirkt, und führt leicht zum Schnarchen, weil die Zunge zurückfällt. Schnarchen ist nach neuesten Erkenntnissen eine Krankheit, die durch Atemstillstand bis zum Tode führen kann.

Die richtige Position für einen guten Schlaf ist die rechte Körperseite; die Beine leicht gebeugt, ein Arm auf der Hüfte, der andere angewinkelt unter dem Kopfkissen. So ist die Wirbelsäule gerundet und entlastet, die Muskeln des gesammten Körpers sind entspannt, das Herz liegt auf der höchsten Stelle; dies hilft bei der Verteilung des Blutes und entlastet das Herz beim Schlagen. Die Leber kann mehr Blut speichern, da sie in der unteren Position liegt; auch dem Magen wird geholfen, die Nahrung in den Dünndarm zu befördern.

Guten Schlaf finden wir dann, wenn der Verstand ruhig und das Herz frei von Emotionen ist, d. h., wenn man nervös, zu konzentriert oder aufgeregt ist, kann man nicht einschlafen. Deshalb ist es besser, vor dem Schlafengehen keine Bücher oder Magazine zu lesen oder Fernsehen zu schauen, was den Verstand zu vielfältigen Gedanken anregt oder ängstigt. Besser dagegen ist es, überflüssige Gedanken durch beruhigende Methoden der Körperwahrnehmung zu zerstreuen (s. Kap. Meditation).

Anhang

WHO-Indikationsliste für Akupunktur

(Weltgesundheitsorganisation)

1. Neurologische Erkrankungen

Kopfschmerzen
Migräne
Gesichtsnervenlähmung
Gesichtsnervenneuralgie
Ischialgie
Schluckauf
Lähmungen nach Schlaganfall
Zwischenrippenneuralgie
allgemeine Neuropathien (Nervenleiden)
Epilepsie
neurogene Blasendysfunktion

2. Orthopädische Erkrankungen

Tennisellbogen
Arthritis
Lumbago (Hexenschuß)
Erkrankungen des Kniegelenks
Schulter-Arm-Syndrom

3. Gastrointestinale Erkrankungen

Schluckauf
Krämpfe der Speiseröhre und des Mageneingangs

akute und chronische Gastritis
zuviel Magensäure
Verstopfung
Durchfall
gereizter Darm

4. Hals-Nasen-Ohren-Krankheiten

Schnupfen und chronische Rhinitis
Labyrinthschwindel
Taubstummheit
Heuschnupfen
Mittelohrentzündung
allgemeine Erkältungskrankheiten
Ohrensausen

5. Innere Erkrankungen

akute Bronchitis
Asthma bronchiale
Herzinsuffizienz
Hypertonie (Bluthochdruck)
Hypotonie (niedriger Blutdruck)
Magenschmerzen
Struma (Kropf)
Hyperthyreose (Überfunktion der Schilddrüse)

6. Augenkrankheiten

Farbenblindheit
Bindehautentzündung
Retinitis (Entzündung der Netzhaut)
Katarakt (grauer Star)
Glaukom (grüner Star)
Myopie (Kurzsichtigkeit)

7. Erkrankungen der Mundhöhle

Zahnschmerzen
Schmerzen nach Zahnextraktion

Zahnfleischentzündung
akute und chronische Rachenentzündung

8. Notfallbehandlung

Hitzschlag
Krampfanfälle
Schock
Bewußtlosigkeit
Kollaps

9. Hautkrankheiten

chronisches Ekzem
Neurodermitis
allergische Dermatosen (Hautkrankheiten)
Erysipel (Wundrose)
Urtikaria (Nesselsucht)

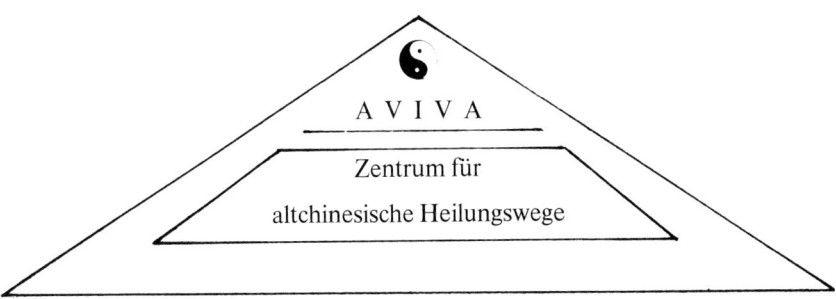

Viele der in diesem Buch vorgestellten Heilungswege lassen sich nicht aus Büchern lernen. In „AVIVA" finden regelmäßig Einführungskurse zu folgenden Themen statt: Taijiquan, Qigong, Meditation, harmonisches 5-Elemente-Kochen, Heilfasten mit Getreide, intensive Urlaubsseminare.
Für Therapeuten und Interessierte finden Kurse in traditioneller chinesischer Medizin mit Schwerpunkt auf Diagnostik, Diätetik, Pharmazie und Akupunktur statt.

Ihre Fragen werden gerne beantwortet, und Informationsmaterial über regionale und überregionale Kurse wird Ihnen zugesandt. Bitte legen Sie einen frankierten Briefumschlag bei. Schreiben Sie an:

AVIVA – Kai Uwe Frank
Am Mattengraben 15
53913 Swisttal

oder an

Neue Wege – Markus Hegemann
Niels-Bohr-Str. 22
53881 Euskirchen

Register

Gesundheit für alle

Gesamtprogramm

Herzinfarkt - *Wende zum gesünderen Leben,*
von Gerhard Leibold
2. Aufl., 111 Seiten, 4 Zeichn., kart., 1991   **DM 18,80**
ISBN 3 - 926955 - 01 - 5

Heilpflanzen - *Die wichtigsten Arten und ihre Anwendung,*
von Apotheker Mannfried Pahlow
3. Aufl., 117 Seiten, 43 Zeichn., kart., 1993   **DM 18,80**
ISBN 3 - 926955 - 03 - 1

Gesünder leben ohne Schweinefleisch,
von Dr. Gerhard Eckert
3. Aufl., 103 Seiten, 9 Zeichn., kart., 1989   **DM 18,80**
ISBN 3 - 926955 - 05 - 8

Risiko Bluthochdruck,
von Gerhard Leibold
3. Aufl., 106 Seiten, 5 Zeichn., kart., 1992   **DM 18,80**
ISBN 3 - 926955 - 06 - 6

Rheumatische Erkrankungen lindern -
Beweise für ungewöhnliche Erfolge durch Naturheilkunde,
von Gustav K. Kemperdick
114 Seiten, kart., 1990   **DM 19,80**
ISBN 3 - 926955 - 07 - 4

Krebs vorbeugen - *Strategien gegen eine vermeidbare Krankheit,*
von Gerhard Leibold
108 Seiten, 7 Zeichn., kart., 1989   **DM 18,80**
ISBN 3 - 926955 - 11 - 2

Gesunde Kost - gesunde Kinder -
Ein unterhaltsamer Ratgeber für Mütter und Kinder,
von Ilse Auerswald
92 Seiten, 19 Zeichn., kart., 1989   **DM 14,80**
ISBN 3 - 926955 - 13 - 9

Arzneigewürze - *Schmackhafte Hilfen für Ihre Gesundheit,*
von Dr. Uli Mautner und Bernd Küllenberg
2. Aufl., 128 Seiten, 50 Zeichn., kart., 1990   **DM 18,80**
ISBN 3 - 926955 - 14 - 7

Vollwerternährung für die ganze Familie - *Mit 130 Rezepten,*
von Marlis Weber
136 Seiten, 8 Farbtafeln, Zeichn., kart., 1989   **DM 18,80**
ISBN 3 - 926955 - 15 - 5

Verdauung ohne Probleme -
Störungen vorbeugen, erkennen, heilen,
von Gerhard Leibold
2. Aufl., 104 Seiten, 4 Zeichn., kart., 1992   **DM 18,80**
ISBN 3 - 926955 - 16 - 3

Ist Ihr Kind allergisch? - *Ein praktischer Leitfaden für Eltern,*
von Dr. med. Jan Kuzemko
172 Seiten, 25 Abb., kart., 1990   **DM 24,80**
ISBN 3 - 926955 - 18 - X

Klassische Homöopathie -
Heilen nach einem bewährten Naturgesetz,
von Josef Rau
2. Aufl., 102 Seiten, 1 Foto, kart., 1992   **DM 18,80**
ISBN 3 - 926955 - 19 - 8

Ärztliche Behandlungsfehler -
Geschädigte Patienten und ihre Rechtsansprüche,
von Dr. med. Karl Dupré
164 Seiten, kart., 1989   **DM 19,80**
ISBN 3 - 926955 - 20 - 1

Niedriger Blutdruck - *Hilfe durch bewährte Naturheilverfahren,*
von Gerhard Leibold
4. Aufl., 110 Seiten, 5 Zeichn., kart., 1992   **DM 18,80**
ISBN 3 - 926955 - 21 - X

Innere Harmonie als heilende Lebenskraft -
Mit Übungen zum besseren Sehen,
von Christopher Markert
168 Seiten, 20 Abb., 5 Übungskarten, kart., 1990   **DM 19,80**
ISBN 3 - 926955 - 22 - 8

Tai Chi für Anfänger -
Illustrierte Einführung in die chinesische Bewegungsmeditation,
von Thomas Methfessel
2. Aufl., 144 Seiten, 170 Fotos, 10 Zeichn., kart., 1992   **DM 24,80**
ISBN 3 - 926955 - 23 - 6

Kochen und braten ohne Schweinefleisch -
150 gesunde Rezepte beweisen, daß es schmeckt,
von Annelise und Dr. Gerhard Eckert
166 Seiten, 8 Farbtafeln, Zeichn., kart., 1990   **DM 19,80**
ISBN 3 - 926955 - 24 - 4

Dr. Werner Jopp Verlag Wiesbaden